Markus Kuntosch

Frei wie ein VOGEL

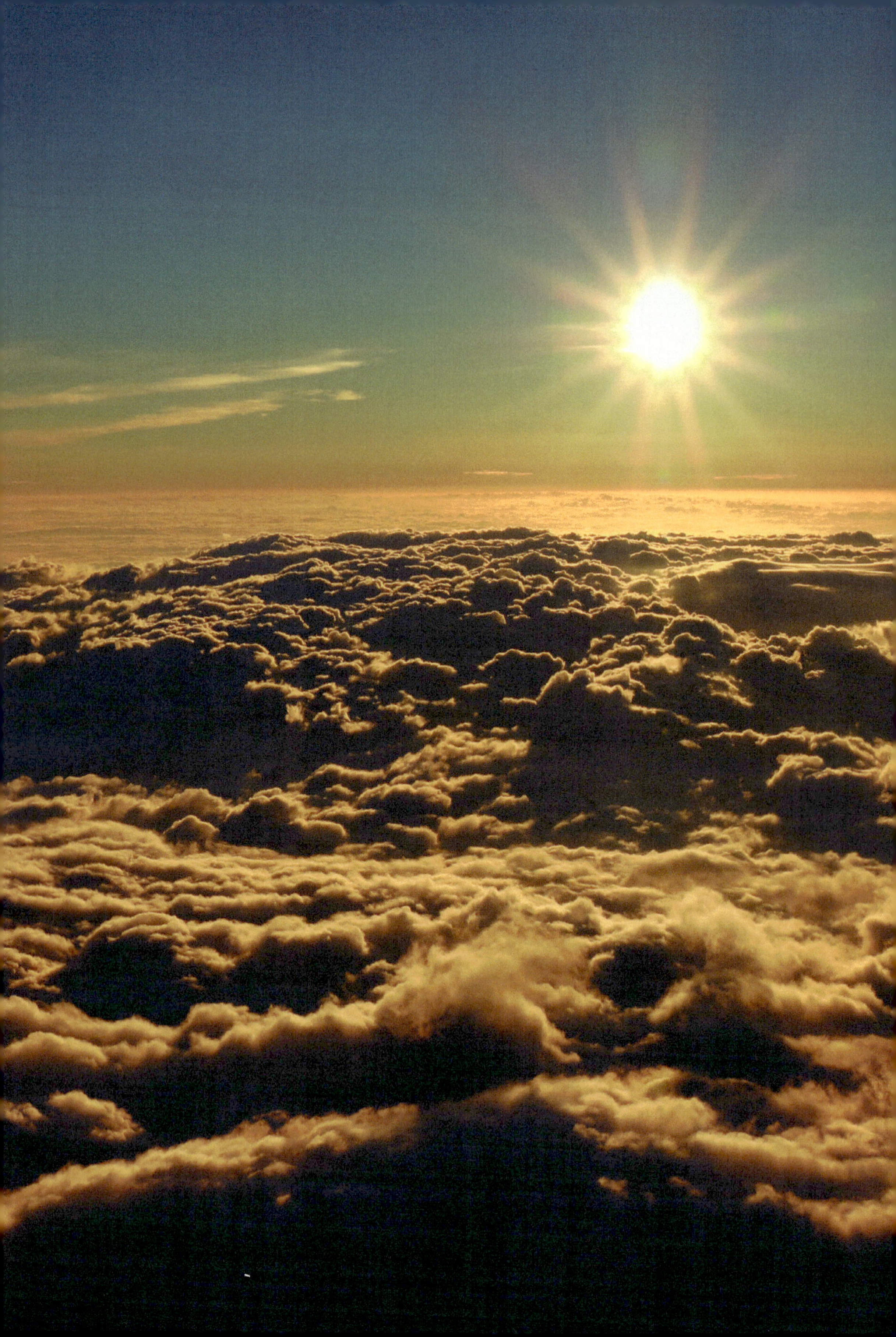

Markus Kuntosch

Frei wie ein VOGEL

Vogelmittel in der homöopathischen Praxis

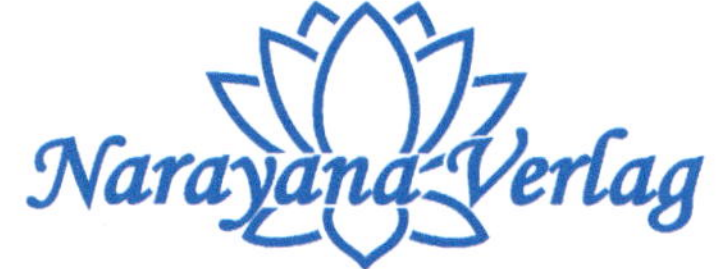

Inhaltsverzeichnis

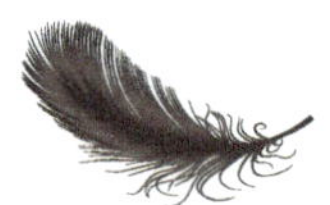

Vorwort

Markus Kuntosch hat ein wunderbares Buch über Vögel geschrieben. Es ist außergewöhnlich, besonders weil es so praxisnah ist. Diese Praxisnähe ist sein ganz persönlicher Stil, und er demonstriert ihn ausgezeichnet in seinem Buch über die Anwendung der Vogelmittel bei Patienten. Er ist ein Homöopath, der seinen Patienten helfen und sie von ihren Krankheiten heilen will. Wer das auch will, muss wissen, wie man am besten zu einer Verschreibung kommt und wie man ein gutes Mittel finden kann.

In diesem Buch über Vögel zeigt er seine Methode, oder besser gesagt, seine Methoden. Denn er verwendet verschiedene Wege, um zu einer Verschreibung zu gelangen. Als Erstes verwendet er die Essenz, also die Kombination von Themen, die alle Vögel gemeinsam haben. Die Vögel wollen vor allem frei sein und unabhängig, sie brauchen weite Sicht, Überblick und viel Freiraum um sich. Andererseits lieben sie ihre Familie und wollen Kinder. Diese allgemeinen Themen finden sich in unterschiedlichen Varianten und Ausprägungen bei allen Vogelmitteln. Dann verwendet Markus auch die Lieblingsfarbe der Patienten. Dies ist ein sehr praxisnaher und einfacher Weg zur Differenzierung. Das nächste Charakteristikum ist die Handschrift des Patienten. Aber weil es manchmal so schwierig ist, den Stil einer Handschrift zu beschreiben, so fällt es auch anfangs nicht leicht, die Handschriften anzuwenden. Man muss sich erst daran gewöhnen. Aber man kann sie sehr gut zur Bestätigung der Mittelwahl verwenden. Wenn man bei einem Patienten an ein Mittel denkt, kann man seine Handschrift mit der Handschrift von Patienten vergleichen, denen das Mittel bereits geholfen hat, und dann erkennt man im Schriftbild oft sehr schön deren Ähnlichkeit. Dies ist ein sehr verlässliches Hilfsmittel. Ferner verwendet Markus bei der Analyse auch die Empfindungen und Gesten der Patienten. Eine andere Möglichkeit, ein Mittel zu bestätigen, ist der Handtest: Lassen Sie den Patienten das Mittel in die Hand nehmen und spüren, ob es passt oder falsch ist. Besonders bei den Kindern verwendet er ihre Zeichnungen. Zuletzt nutzt er die Vorliebe der Patienten zu ihrem Lieblingsvogel oder dem Vogel, zu dem sie die meiste Affinität haben.

Die Beschreibung der allgemeinen Vogelthemen ist sehr schön gelungen, zeigen sie doch durch ihre klare Präsenz in jedem einzelnen Fall den praktischen Wert der Klassifikation in der Homöopathie. Die Vögel haben vieles gemeinsam, und diese Themen formen eine logische Einheit, eine Essenz. Mit diesem allgemeinen Bild erkennt man leicht, ob ein Vogelmittel angezeigt ist. Von da aus kann man weitergehen und das passende Vogelmittel suchen.

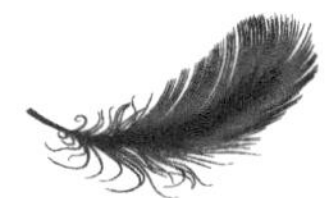

Dieses Buch zeigt sehr schön, wie man verschiedene Methoden in seiner Praxis miteinander kombinieren kann. Es zeigt, dass sich die einzelnen Techniken nicht widersprechen, sondern ganz im Gegenteil sogar ergänzen und gegenseitig absichern. Das Zusammenspiel verschiedener Methoden verwirrt uns nicht, sondern es hilft uns. Vielleicht ist diese Qualität des Buchs sogar noch wertvoller als die reine Beschreibung der Vogelmittel selbst. Ich kann dieses Buch jedem Homöopathen und sogar Laien empfehlen, gibt es doch eine Vorstellung von moderner Homöopathie und ein Verständnis von dem, was Homöopathie wirklich ist.

Jan Scholten, Utrecht im Februar 2016

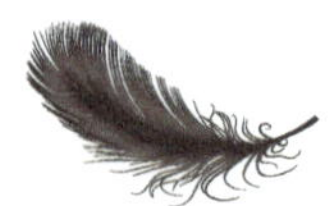

Einleitung

In den letzten Jahren hat sich die Arzneigruppe der Vogelmittel als besonders wertvoll für die homöopathische Praxis erwiesen. Wie die Lanthanide sind es Mittel unserer modernen Zeit – einer Zeit mit hohen Anforderungen im familiären und beruflichen Bereich und einem oft gleichzeitig bestehenden tiefen Wunsch nach Freiheit und Selbstverwirklichung. Vogelmittel können Menschen, die in diesem Spannungsfeld erkranken, helfen, ihr inneres Gleichgewicht und ihre Leichtigkeit wiederzufinden.

In Vogel-Patienten sind zwei entgegengesetzte Pole: Der eine Pol betrifft die weltliche Verantwortung gegenüber Familie und Beruf. Er ist eher materiell und hat etwas Schweres. Wird diese Last zu viel, kann sie einengen und erdrücken. Der andere Pol betrifft den tiefen Wunsch nach Freiheit, Beweglichkeit und unbeschwertem natürlichem Sein. Er hat etwas Leichtes und Luftiges. Zwischen den Polen Erde und Himmel, unten und oben, schwer und leicht spielt sich das Dilemma dieser Menschen ab.

Sie beneiden Vögel um ihre Fähigkeit zu fliegen und die Welt von oben zu betrachten. Über den Wolken sieht alles klein und nichtig aus, wie schon Reinhard May in seinem wohl bekanntesten Lied treffend beschreibt. Dort aus der Vogelperspektive hat man den Überblick, kann alles aus der Distanz in Ruhe betrachten und spürt den Wind unter den Flügeln. Man fühlt sich wie getragen, federleicht, unbeschwert und grenzenlos. Man ist dem Himmel nahe und kann sich frei und ungehindert bewegen. Nichts hält einen zurück. Auf der Erde ist man dagegen eingebunden in die Pflichten des Alltags. Alles drückt einen auf den Boden. Man fühlt sich gar angebunden oder wie in einen Käfig eingesperrt. Es fehlt einem die Luft und der Freiraum, tief durchzuatmen.

Vögel haben sich fast alle Bereiche unserer Welt erobert. Man findet sie zu Lande, zu Wasser und natürlich und vor allem in der Luft. Hier sind sie in ihrem Element, sind frei und können sich jederzeit dort hinbewegen, wohin sie wollen. Es sind faszinierende Wesen. Ihre Arme wurden zu Flügelschwingen, die Knochen haben Luftkammern und als einzige Tiere haben sie Federn. Vögel erfreuen uns mit ihrem Gesang und ihren vielseitigen Flugfähigkeiten.

Viele von ihnen haben ein ausgesprochen buntes Gefieder, wobei meist das Männchen auffallender gefärbt ist. Um die Gunst der Weibchen zu gewinnen, vollführen sie zum Teil bizarre Balzrituale. Wie bei den Spinnen sind die Weibchen meist größer.

Bisher sind weltweit über 10 000 verschiedene Vogelarten bekannt. Für die homöopathische Praxis sind davon inzwischen bereits über 100 Mittel verfügbar. Meistens werden zur Verreibung die Federn verwendet. Es gibt aber auch Mittel, die aus Blut (Wanderfalke, Weißkopfseeadler), Ei (Glanzkrähe, Kanadagans, Stockente), Fettgewebe (Vogel Strauß) oder z. B. aus dem Abrieb von Schnabel und Krallen hergestellt wurden.

Homöopathische Arzneiprüfungen geben uns das Rohmaterial an die Hand, mit dessen Hilfe wir an bestimmte Arzneien denken und sie auch erfolgreich verschreiben können. Unsere Patienten hingegen können mit ihren Fallgeschichten und der Beschreibung ihrer individuellen Lebenssituation aber oft am besten ausdrücken, wie sie einen bestimmten Arzneizustand erleben. Besonders die Reaktion auf ein verabreichtes homöopathisches Mittel, die Träume oder die Änderung der Sichtweise geben uns einen guten Einblick in die Dynamik und die eigentliche Kernproblematik des verabreichten Mittels.

Es ist nicht die Absicht dieses Buches, eine umfassende Übersicht aller derzeit für die Homöopathie verfügbaren Vogelmittel zu geben. Hierzu gibt es bereits umfangreiche Literatur zum Selbststudium. Vielmehr soll aus den eigenen Erfahrungen mit Verschreibungen und Prüfungen von Vogelmitteln in den letzten Jahren ein kleiner Einblick in die homöopathische Vogelwelt gewährt werden. Hierfür wurden möglichst aussagekräftige Patienten-Kasuistiken ausgewählt. Denn niemand anderes als unsere Patienten können besser berichten, wie es sich anfühlt, wenn man in einem „Vogelzustand" ist, und was sich nach Gabe der ihrem Zustand möglichst ähnlichen Vogelarznei verändert. So ist es vor allem ein Buch über Patientengeschichten geworden.

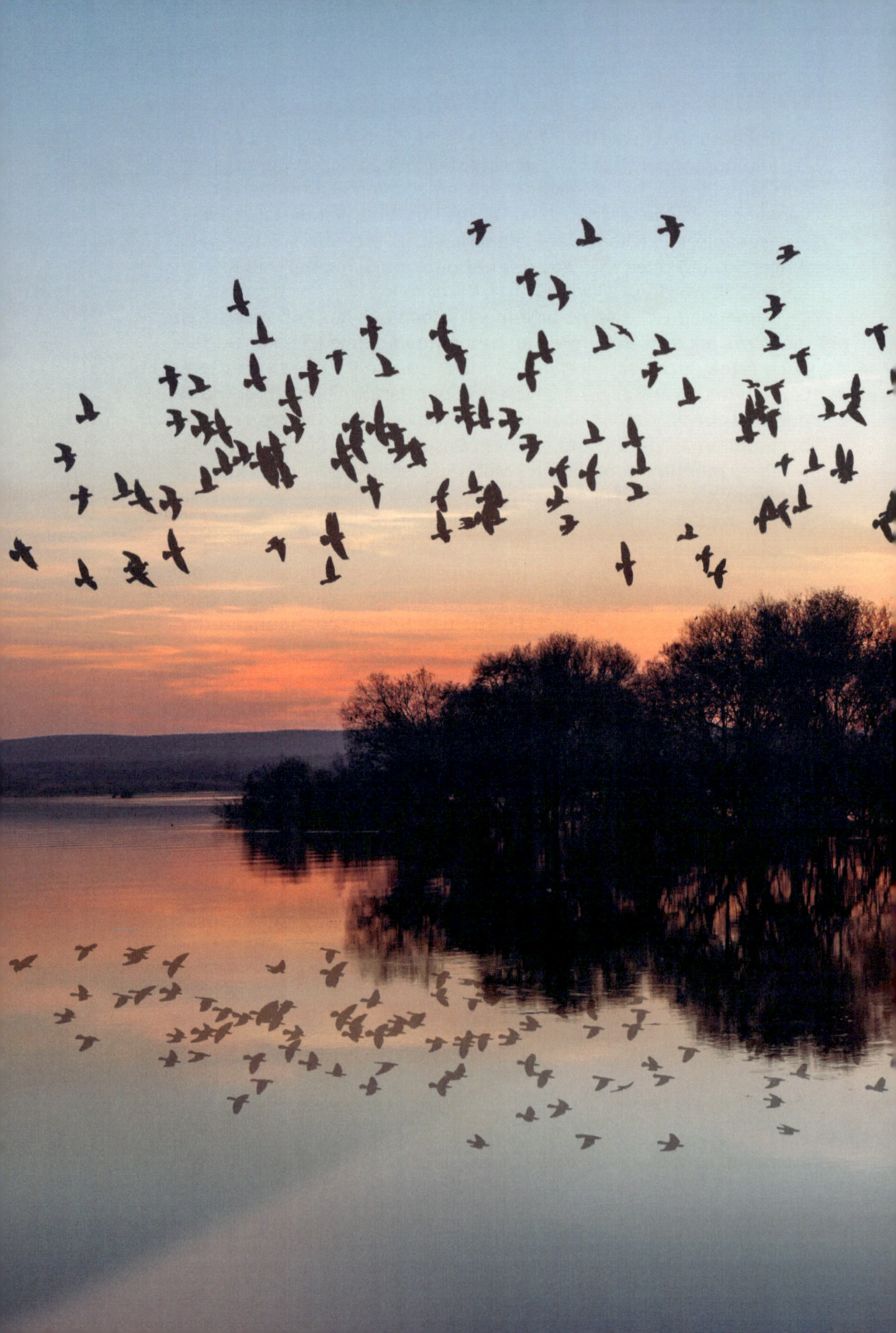

1 Allgemeine Vogelthemen

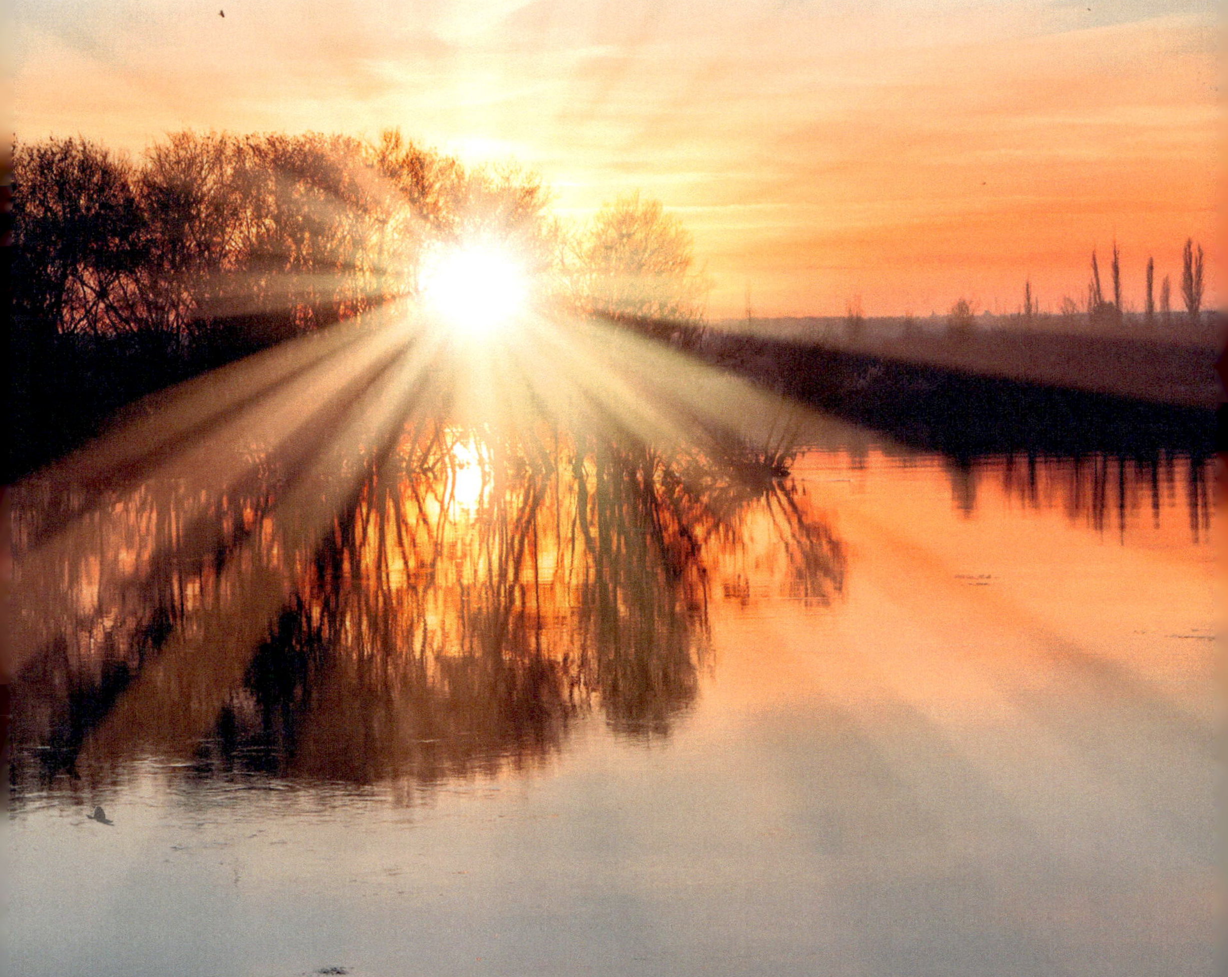

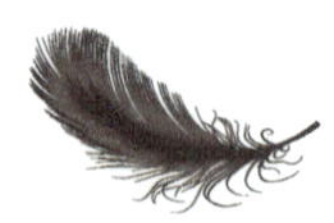

Vögel und ihre biologischen Merkmale

Federn

Vögel sind die einzigen Lebewesen, die Federn haben. Man geht heute davon aus, dass sie sich aus den Hautschuppen der Reptilien entwickelt haben. Wie ihre Krallen und Schnäbel bestehen auch die Federn aus Horn. Sie sind äußerst leicht und innen hohl. Ohne Federn könnten Vögel nicht fliegen. Vogelfedern gibt es in den unterschiedlichsten Formen und Farben und sie dienen neben der Wärmehaltung und Tarnung auch dem Balzverhalten. Männchen haben dabei oft das auffälligere Federkleid, man denke zum Beispiel an den Pfau oder den Fasan. Federn werden von Patienten mit Leichtigkeit und Fliegen assoziiert. Sich leicht wie eine Feder fühlen und fliegen können, wurde als Wunsch geäußert, um der Erdenschwere zu entkommen. Manche Patientinnen trugen Federn als Schmuck oder als Muster auf der Kleidung. Vögel tauschen einzelne Federn ihres Gefieders immer wieder aus.

Flügel

Die vorderen Gliedmaßen sind bei Vögeln zu Flügeln ausgebildet. Mit ihren Flügeln können sich die meisten Vögel in die Lüfte erheben. Bei den Pinguinen hingegen dienen sie als Ruder zum geschickten Schwimmen unter Wasser.

Viele Patienten hatten Probleme mit ihren Armen und Schultern oder klagten über schmerzhafte Verspannungen im Brust- und Nackenbereich. Körperlich erlebten sie ihre Einschränkung dort und wünschten sich im Gegensatz dazu die uneingeschränkte Beweglichkeit eines Vogels. Eine Patientin mit schmerzhafter Schultersteife kam mit den Worten „mein Flügel ist lahm" in die Praxis. Flügel finden wir natürlich auch bei den Insekten, die allerdings über einen Chitinpanzer mit Einschnürungen verfügen. Insekten-Patienten erleben ihre Einschränkung eher durch eine von innen ausgehende Begrenzung, während sich Vogel-Patienten eher durch äußere Umstände gehindert fühlen.

Luftkammern in den Knochen

Um überhaupt fliegen zu können, spielt das Gewicht eine große Rolle. Die Knochen der Vögel sind wie die Knochen der Säugetiere innen hohl, enthalten aber statt des Knochenmarks Luftkammern. Diese Leichtbauweise verschafft ihnen den für das Fliegen erforderlichen Gewichtsvorteil. Ein kleiner Singvogel wie z. B. eine Meise, wiegt gerade einmal so viel wie ein Brief, nämlich etwa 25 g. Machen die Knochen bei Säugetieren etwa 30 % des Gesamtgewichtes aus, sind es bei den Vögeln nur etwa 10 %.

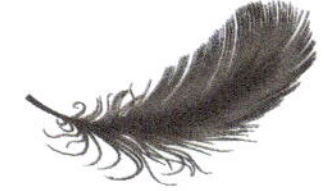

Vögel haben Luftsäcke als Anhängsel an die Lungen und Knochen. Dieses aus mehreren Luftkammern bestehende System ist an der Atemmotorik, aber nicht am Gasaustausch beteiligt.

Schnabel

Alle Vögel verfügen über einen Schnabel. Die sehr unterschiedliche Form hängt im Wesentlichen von der Art der Nahrung und Aufnahme derselben ab. Kleinere Vögel wie Finken und Meisen, deren Hauptnahrung aus Samen und Kleininsekten besteht, haben einen kleinen, fast dreieckigen Schnabel, mit dem sie ähnlich wie mit einer Pinzette Körner aufpicken können. Störche und Reiher haben lange Schnäbel, mit denen sie ihre Beute packen und als Ganzes verschlingen können. Der Schnabel von Raubvögeln ist dagegen nach unten gekrümmt. Sie können damit ihre Beute zerrupfen.

Füße

Je nach Lebensweise sind die Füße bei Vögeln unterschiedlich ausgebildet. Eher platte Füße mit Schwimmhäuten zwischen den Zehen dienen den Wasservögeln wie Flossen zum Schwimmen. Die Füße der Sperlingsvögel sind schlank und sehr beweglich, so dass sie sich damit sehr gut auch an kleinen Ästen festhalten können. Raubvögel haben starke Krallen mit denen sie lebendige Beute greifen und töten können.

Übergreifende Themen der Vogelarzneien

Wie bei anderen Mittelgruppen auch findet man in Vogelfällen gemeinsame übergreifende Themen.

Freiheit und Einschränkung

In fast allen unseren „Vogelfällen" tauchte dieses Thema auf. Die Freiheit als recht allgemeiner Begriff wird meist mit Vögeln assoziiert: sich ungehindert frei bewegen können, fliegen können wie ein Vogel. Die Welt uneingeschränkt von oben aus der Vogelperspektive betrachten zu können, fern von allen Ängsten, weltlichen Sorgen, Begrenzungen und Verpflichtungen.

Im Gegensatz dazu werden das alltägliche Leben auf der Erde oder die körperlichen Beschwerden als einschränkend und beschwerlich erlebt. Patienten äußerten die Empfindung, als seien sie eingesperrt, angekettet, angebunden, auf dem Boden festgenagelt, oder sie hatten das Gefühl, etwas Schweres, wie ein Eisenschuh, würde sie nach unten ziehen. Der Wunsch nach Freiheit kann sich auch durch eine Sehnsucht nach spiritueller Entwicklung ausdrücken. Die Patienten fühlen sich

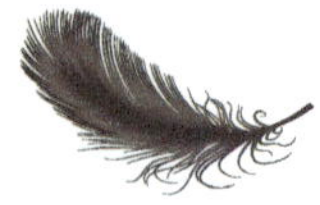

dann durch ihre irdischen Verpflichtungen in Familie oder Beruf daran gehindert, diesem Wunsch nachzugehen.

Patienten, die Zugvögel als homöopathisches Mittel benötigen, können unter Fernweh leiden und spüren den ständigen Drang abzuheben, in weit entfernte Länder zu fliegen und dem Alltag zu entfliehen.

Seevögel und Wasservögel können ihre Freiheit im Wasser suchen durch Schwimmen und Tauchen. Im Wasser fühlen sie sich leichter und beweglicher.

Ausdehnung und Einengung

Diese Themen zeigen sich nicht nur in den Empfindungen der Patienten, sondern auch in deren Gesten. Die Einengung kann als Einschnürung im Brustbereich erlebt werden, wie ein Korsett, das immer enger geschnürt wird. Bei Greifvogel-Patienten sieht man immer wieder die Geste einer Hand, die sich immer fester zusammenkrallt (Krallenhand). Im Gegensatz dazu steht das Gefühl der Ausdehnung und des Weitwerdens. Manche Patienten breiten dabei ihre Arme seitlich vom Körper weit aus wie Flügel und machen sogar Bewegungen, als würden sie fliegen oder segeln. Dabei spiegeln sich in der Gestik der Patienten die gegensätzlichen Pole des Vogels wieder.

- Auf der einen Seite stehen die Krallen, mit denen die Raubvögel ihre Beute packen, erdolchen oder auf den Boden drücken oder mit denen sich die Vögel auf einem Ast festkrallen. Die Patienten formen ihre Hände bei der Beschreibung ihrer Beschwerden zu Krallenhänden, als würden sie etwas packen.

- Auf der anderen Seite können sich die meisten Vögel mit ihren Flügeln in die Luft erheben. Bei manchen Patienten kann man wirklich ein Ausbreiten der Arme beobachten, was sie häufig mit Empfindungen von Leichtigkeit verbinden. Sie beschreiben es als ein Schweben oder sich von der Luft treiben lassen.

Körperlich spiegeln sich diese Themen im Bereich der Brust und der Lunge mit ihren beiden Lungenflügeln wieder. Die Einengung ähnelt dabei der Ausatmung, der Brustkorb zieht sich zusammen, die Luft strömt aus. Bei der Einatmung hingegen strömt die Luft hinein und der Brustkorb weitet sich. Dies kann auch in der Körperhaltung der Patienten zum Ausdruck kommen. Bei der Ausatmung sacken sie in sich zusammen, fühlen sich eingeengt, gedrückt oder haben ein Gefühl, als könnten sie nicht richtig durchatmen, so als sei etwas verstopft oder es würde etwas die Lunge und den Brustkorb an deren vollen Entfaltung und Ausdehnung hindern. Sie verschränken die Arme vor der Brust oder formen mit ihren beiden zu Krallen geformten Händen vor der Brust eine kleiner werdende Kugel. Beim Einatmen hingegen werden sie weit, richten sich auf und fühlen sich frei, erleichtert, lösen die vor der Brust verschränkten Arme und breiten sie seitlich neben dem Körper weit aus.

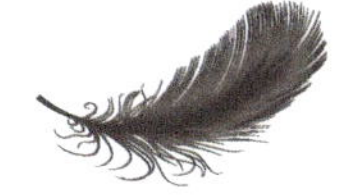

- DD: Euphorbiaceae: Auch bei den Wolfsmilchgewächsen findet man die Empfindung von Einschnürung, als stecke man in einer Zwangsjacke oder einem nassen Stück Leder, was sich immer enger um einen legt. Körperliche Symptome sind oft herpesartige Hautausschläge und auf der psychischen Ebene liegt dem meist ein Loyalitätskonflikt zugrunde. Die individuellen Bedürfnisse müssen denen einer Gruppe untergeordnet werden.

- Cactaceae: Auch bei den Kaktusgewächsen gibt es die Empfindung von Ausdehnung und Einengung in Verbindung mit stechenden Schmerzen, als würde man von einem Dolch durchbohrt. Von *Cactus grandiflorus* kennt man die Empfindung, als stecke das Herz in einem Drahtkäfig, der immer enger wird, oder als würde es von einer eisernen Faust zusammengedrückt.

Autonom und soziale Bindungen

Ähnlich wie Lanthaniden-Patienten streben Vogel-Patienten nach Unabhängigkeit, Autonomie und Selbstverwirklichung. Meist fühlen sie sich durch ihre sozialen Bindungen in Familie und Beruf aber daran gehindert. Ihr Verantwortungsbewusstsein kann so weit gehen, dass sie sich in diesen Aufgaben völlig verausgaben, erschöpfen und sich selbst und ihre eigene Entwicklung vernachlässigen. Sie können den Wunsch haben, diesen Verpflichtungen zu entfliehen. Eine Patientin, die vom Zeit- und Termindruck ihrer alltäglichen Aufgaben in Familie und Job völlig erschöpft war, äußerte dies so: „Könnte ich dem doch einmal entfliehen und gegen die Zeitgrenzen fliegen, sodass die Zeit stillsteht und nicht mehr wichtig ist."

Fliegen und Schweben

Dieses Thema taucht in Träumen, Wünschen oder in den Hobbys der Patienten fast in allen Fällen auf. Unter unseren Vogelpatienten sind Segelflieger, Paraglider, Piloten und Fallschirmspringer. Meist ist es eine Faszination oder Sehnsucht, wie ein Vogel fliegen zu können. Seltener treten aber auch Flugangst und Träume von Flugzeugabstürzen auf. Ein Patient träumte, er fliege zwischen Häusern hindurch und mache dabei Kunststücke. Ein anderer liebte das Gefühl im Bauch beim

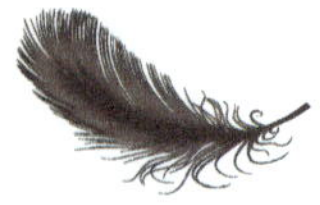

Abheben eines Düsenjets. Eng verbunden damit ist auch ein Gefühl des Schwebens. Eine Empfindung, als würde man von der Luft getragen und als ob der Wind um die Ohren weht. Ein ähnliches Gefühl, wie wenn man mit dem Rad schnell einen Berg hinunterfährt und der Wind ins Gesicht bläst.

Überblick, Weite, Distanz

Viele Patienten äußerten, es gehe ihnen besser auf einem erhöhten Punkt, wie einem Berg hoch oben im Gebirge oder auf einem Aussichtsturm, wo sie den Überblick hatten und weit in die Ferne sehen und alles überblicken konnten. Dieses Bedürfnis nach Überblick kann sich auch äußern in dem Wunsch, klarer zu sehen, das gesamte, größere Bild im Auge zu haben oder Dinge aus der Vogelperspektive zu betrachten. Im Gegensatz dazu kann das Abheben in die Weiten des Himmels und das Sich-Distanzieren und Entfliehen von den weltlichen Problemen aber auch dazu führen, dass Vogel-Patienten entrückt, distanziert und im zwischenmenschlichen Bereich sogar abgehoben und arrogant erscheinen.

Freiheit in der Natur

Vogel-Patienten halten sich meist gerne in der grenzenlosen Weite der Natur auf. Dort fühlen sie sich frei. Sie beobachten wilde Tiere, vor allem aber Vögel, wie sie fliegen und sich um ihren Nachwuchs kümmern, sei es im eigenen Garten am Vogelhaus oder in Naturschutzgebieten. Sie erfreuen sich an den Flugkapriolen der kleinen Piepmätze und beobachten sehnsüchtig den Vogelzug oder das Kreisen der Raubvögel, die sich in der warmen Thermik immer höher in die Luft schrauben. Vogel-Patienten haben Mitleid mit Tieren, die im Zoo leben, weil sie in ihren Käfigen und Gehegen eingesperrt sind.

Singen

Einige unserer Vogel-Patienten sangen und singen gerne. Entweder für sich zu Hause oder in einem Chor. Und es waren nicht nur, wie man annehmen könnte, Patienten, denen Singvögel-Mittel halfen. Eine Patientin musste, wenn sie von der Schule nach Hause kam, immer erst einmal eine Stunde Gitarre spielen. Ihr Lieblingslied ist „Über den Wolken" von Reinhard Mey. Dort, wo die Freiheit wohl grenzenlos ist. Vögel fliegen über Grenzen einfach hinweg.

Tanzen

Wie *Sepia* und *Carcinosinum* haben viele Vogel-Patienten eine Vorliebe fürs Tanzen. Beim Tanzen fühlen sie sich leicht und frei. Es ist als würden sie schweben oder fliegen.

Kindliche Lebensfreude

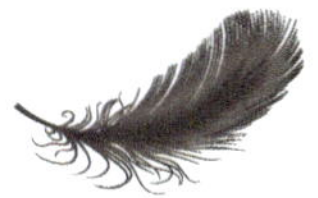

Am deutlichsten ist dieses Thema bei den kleinen Singvögeln. Unbekümmert zu spielen, zu lachen, zu planschen oder einfach nur Kind sein zu dürfen. Ein Patient wollte nie erwachsen werden. Eine andere Patientin hatte ihre kindliche Lebensfreude verloren. Nach Mittelgabe träumten Patientinnen, wie Kinder gerettet werden oder wieder erwachen.

Hacken, Picken, Hackordnung

Nicht nur bei den Patienten, die Arzneimittel der Hühnervögel brauchten, zeigten sich diese Themen. Entweder sie haben selbst erlebt, wie andere auf ihnen herumhackten, oder sie finden es ungerecht, wie auf Schwächeren herumgehackt wird.

Hartnäckigkeit, Steifer Nacken

Die mit Abstand häufigste und fast bei allen Vogel-Patienten anzutreffe Problemzone ist der Schultergürtel und der Nacken. Man findet schmerzhafte Nackenverspannungen, Schulter-Arm-Syndrome und Schultersteife. Bei entwickelten, selbstbestimmten *Lanthaniden*-Patienten sind hier Vogelarzneien die Mittel 1.Wahl. Pflichtbewusste Arbeiter, die den gängigen Normen folgen, profitieren dagegen eher von Mitteln aus der Eisenserie, vor allem von Ferrum- und Cobaltsalzen.

Vibrieren, Flattern, innere Unruhe

Viele Vogel-Patienten berichteten über ein inneres Vibrieren, eine innere Unruhe. Sie können sich flattrig fühlen, der Puls kann rasen oder sie beschreiben es so, als seien sie ständig unter Strom. Vögel haben eine Körpertemperatur von 40°C und eine deutlich höhere Herzfrequenz als Menschen. Überträgt man dies auf uns Menschen, ähnelt es einem Zustand wie bei Fieber oder bei Schilddrüsenüberfunktion.

Aussehen

Viele Vogel-Patienten sind schlank, groß gewachsen und zartgliedrig. Manche sind sogar fast hager und drahtig. Im Gegensatz dazu waren die Patientinnen denen Haushuhn half übergewichtig und hatten eine Neigung aus Frust Essen in sich hinein zu stopfen. Die Mäusebussard-Patienten waren schwerfällig und hatten eine gedrungene, kräftige Statur. In mehreren Fällen war eine auffallende Faltenbildung seitlich der Augen, sogenannte Krähenfüße, zu beobachten. Häufig sind Vogel-Patienten kommunikativ und um einen guten Kontakt bemüht, wie *Phosphorus*, oder sie reisen gerne, wie *Tuberkulinum*.

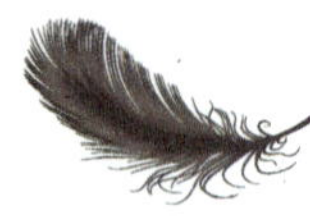

Methoden der Mittelfindung

Bevor wir zu den einzelnen Vogelmitteln und den Fallgeschichten der Patienten kommen, möchte ich die angewendeten Methoden zur Mittelfindung kurz erläutern.

Übergreifende Vogelthemen

Die übergreifenden Vogelthemen, die im ersten Kapitel aufgeführt sind, haben sich aus der Analyse eigener und von Kollegen veröffentlichter Fälle und Prüfungen herauskristallisiert. Sie sind oft der erste Hinweis, während der Anamnese an ein Vogelmittel zu denken. Hat man sich diese Grundcharakteristiken einmal verinnerlicht, ist es nicht mehr schwer, sie bei den Patienten zu erkennen. Viel schwieriger ist es aber oft das genaue Vogelmittel herauszufinden.

Prüfungen

Homöopathische Prüfungen bieten nach wie vor die Basis und das Rohmaterial zum Verständnis der Vogelmittel. Jonathan Shore hat hier Pionierarbeit geleistet. Das genaue Studium dieser Prüfungen ist unerlässlich für ein tieferes Verständnis und gibt oft einen entscheidenden Hinweis auf das gesuchte Vogelmittel. Als Beispiel sei hier der Pelikanfall genannt, in dem die Patientin die Angst zu erblinden, schilderte. Dieses Thema tauchte in der Prüfung des Braunpelikans auf. Dabei sind nicht so sehr die Art und der Umfang der Prüfungen entscheidend, sondern die Qualität der einzelnen Beobachtungen. Ein einziger guter Prüfer kann mehr zum Arzneibild beitragen als viele Prüfer, die nur ungenaue Aufzeichnungen machen.

Die von mir selbst durchgeführten Vogelprüfungen in diesem Buch waren Kontaktprüfungen. Dies ist eine Art Meditationsprüfung. Das Röhrchen mit den Globuli der jeweiligen Vogelarznei wird in die Hand genommen und die innere Aufmerksamkeit wird darauf gerichtet. Die beobachteten körperlichen Empfindungen und inneren Bilder werden notiert. Der Vorteil dieser Art von Prüfung ist, dass man in relativ kurzer Zeit einen Eindruck des Mittels bekommen kann. Es funktioniert nur, wenn man sich ganz frei von störenden Einflüssen machen kann und sich ganz unvoreingenommen auf die Energie des Mittel einlässt.

Repertorien

Viele gute Vogelprüfungen haben bereits Eingang in die großen Repertorien gefunden, wie etwa die Prüfungen des Wanderfalken (*Falco peregrinus disciplinatus*) von Misha Norland oder die des Weißkopfseeadlers (*Haliaeetus leucocephalus*) von Jeremy Sherr. Wie bei allen Mitteln, die gut repräsentiert sind, tauchen diese beiden Vögel bei der Repertorisation am häufigsten auf. Man kann es als allgemeinen Hinweis verstehen, überhaupt an ein Vogelmittel zu denken. Dasselbe gilt für *Tarantula* als Prototyp der Spinnenmittel und *Lachesis* bei den Schlangenmitteln. Nach meiner persönlichen Erfahrung war das Repertorium als Ideengeber zur Verschreibung einer Vogelarznei aber nur in wenigen Fällen hilfreich.

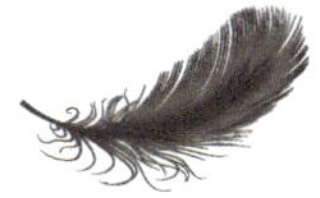

Gesten

In sehr vielen Fällen gaben die Handgesten der Patienten den Hinweis in Richtung Vogelarznei. Besonders wenn sie sich in den verschiedenen Bereichen der Patientenbeschreibungen (körperliche Symptome, Empfindungen, Hobbys und Träume) wiederholten. Die am häufigsten zu beobachtenden Gesten sind die Krallenhand und das Ausbreiten der Arme. Patienten, denen große Vögel halfen, die sich in der Thermik nach oben schrauben, ahmten diese Bewegung mit einer Hand nach, indem sie die Hand spiralförmig in größer werdenden Kreisen nach oben führten. Bei Falken-Patienten kann man beobachten, wie eine Faust schnell von oben nach schräg unten geführt wird. Dies ähnelt dem Sturzflug des Falken, wenn er seine Beute schlägt.

Empfindungen

Das genaue Nachspüren der Hauptbeschwerden und die dabei geschilderten Empfindungen führen manchmal erstaunlich schnell zum Ziel. Als Beispiel sei hier die *Haliaeetus*-Patientin genannt, die sagte, dass ihr Flügel lahm sei. Die Hauptempfindungen von Vogelpatienten ist die auf der Erde empfundene Einschränkung und die in der Luft empfundene Freiheit, Weite und Leichtigkeit. Folgt man geduldig diesen Empfindungen und bittet die Patienten, die von ihnen selbst gewählten Ausdrücke näher zu erläutern, führen sie einen manchmal bis zum Mittel selbst, wie in der zweiten Fallgeschichte des Haushuhnes.

Lieblingsfarbe

Für viele Vogelmittel ist inzwischen auch die Lieblingsfarbe bekannt. Mithilfe der Farbtafeln von Ulrich Welte lässt sich die Lieblingsfarbe einfach und schnell bestimmen. Die Farbe entspricht der inneren Grundstimmung der Patienten und ist somit ein hoch wertvolles Allgemeinsymptom. Mit der Lieblingsfarbe kann man einen Hinweis auf ein bestimmtes Vogelmittel bekommen oder verschiedene Vogelmittel voneinander differenzieren. Die Farbliste ist unter www.homeo.de frei verfügbar. Hat man z. B. zwei Patienten, denen dasselbe Vogelmittel half, schaut man, ob sich eine gemeinsame Lieblingsfarbe unter den von den Patienten ausgewählten Farben findet. Man bildet sozusagen die Schnittmenge beider Fälle. Je mehr Fälle dies bestätigen, desto

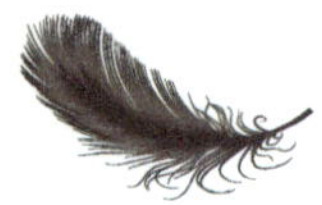

sicherer ist die Zuordnung, und das Mittel wird, wie in den gängigen Repertorien, im Grad aufgewertet. Die Patientin, der *Ara macao* half, wählte z. B. als Lieblingsfarben Schwarz und Türkis (19C), welche beide unter Verdacht in die Liste aufgenommen wurden. Vor Kurzem berichtete mir eine Kollegin einen eigenen *Ara*-Fall eines Kindes, das sich Magenta (11C) und Türkis (17C, 18C und 19C) aussuchte. Türkis (19C) haben beide gemeinsam und dies dürfte somit die Lieblingsfarbe von *Ara macao* sein. Lässt sich dies durch weitere Fälle bestätigen, wird es im Grad weiter aufgewertet.

Handschrift

Entspricht die Farbe der Grundschwingung der Lebenskraft, so ist die Handschrift die zur Form gewordene Persönlichkeits- und Charakterstruktur. Es braucht etwas Übung, um mit den Handschriften zu arbeiten. Hat man aber mehrere Patienten, denen dasselbe Mittel half, finden sich oft überraschende Übereinstimmungen der Handschriften. Als Beispiel sind in diesem Buch die Handschriften von zwei Patientinnen abgebildet, denen der Habicht (*Accipiter gentilis*) half. Hierfür legt man die Patientenhandschrift und die Referenzschrift am besten nebeneinander und vergleicht die Schriften nach Ähnlichkeiten, wie Größe und Ausrichtung. Im optimalen Fall hat man den Eindruck, dass beide Schriften von derselben Person geschrieben wurden und dass man nahtlos weiterlesen kann. Die Handschriften lassen sich auch zur Mitteldifferenzierung heranziehen. Wir verdanken die Analyse nach Lieblingsfarbe und Patientenhandschrift Dr. Hugbald Volker Müller. Er hat uns damit einen wunderbaren Schatz hinterlassen. Einen Grundstock von über 700 Handschriftenproben zu 315 homöopathischen Mitteln findet man in dem Buch *Handschrift und Homöopathie* von Ulrich Welte. Zu den Vogelmitteln müssen noch weitere Vergleichsschriften gesammelt werden.

Zeichnungen

Besonders Kinder können uns in ihren Zeichnungen manchmal direkt einen Hinweis auf ihr Arzneimittel geben, wie in der Fallgeschichte des Jungen, der sich selbst als Adler malte. Haben sie verschiedene Farben zur Auswahl, bevorzugen sie häufig auch ihre Lieblingsfarbe beim Ausgestalten ihrer Bilder. Nicht weniger eindrücklich ist die Zeichnung der Patientin, wie sie einen Adler umarmt.

Handtest

In einigen Fällen habe ich den Patienten nach der Anamnese verschiedene Vogelmittel in die Hand gegeben. Können sie sich unvoreingenommen darauf einlassen, spüren viele Patienten intuitiv, welches

Mittel ihnen ähnlich ist. Es kann sein, dass sie es einfach nur als angenehm empfinden, es in der Hand zu halten oder ein warmes Pulsieren in der Hand spüren. Manche Patienten erleben sogar eine unmittelbare Heilreaktion im Bereich ihrer Hauptbeschwerden.

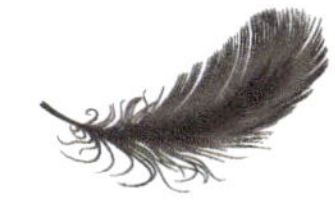

Die Auswahl der Mittel ergibt sich aus den Hinweisen aus der Anamnese, wie z. B. aus den Ähnlichkeiten zu geprüften Vogelmitteln oder genannten Lieblingsvögeln. Es sollten dabei nicht zu viele Mittel getestet werden, da dies die Patienten eher verwirrt. Bewährt haben sich drei bis fünf verschiedene Vogelmittel.

Lieblingsvogel

Die Frage nach dem Lieblingsvogel kann, wie bei anderen Tieren auch, ebenfalls ein wichtiger Hinweis sein. Es kann aber auch eine ausgesprochene Abneigung oder Angst vor einem bestimmten Vogel bestehen. Insbesondere, wenn die Patienten mit innerer Anteilnahme berichten und dies mit Gesten untermalen, ist diese Information wertvoll. Man kann auch fragen, in welchen Vogel sie sich gerne verwandeln würden, könnten sie einmal in seine Rolle schlüpfen. Sehr häufig wird der Adler genannt. Man darf sich hiervon nicht in die Irre leiten lassen. Diese Aussage alleine reicht nicht aus für eine erfolgreiche Verschreibung. Es müssen weitere bestätigende Symptome vorliegen, wie im *Aquila heliaca*-Fall, bei der die Frau ihren Schmerz mit der typischen Krallenhand verdeutlichte.

Vogelbegriffe

Verwenden Patienten während der Anamnese Begriffe aus der Vogelwelt, lohnt es sich meist, genauer nachzufragen. Sie können wie Türöffner zu einer tieferen Erlebnisebene und zu den Empfindungen der Patienten sein. In den nachfolgenden Fällen sprachen die Patienten zum Beispiel von „Gänsehaut bekommen“, „sich wie eine Glucke fühlen“, „flattrig oder flügellahm zu sein“.

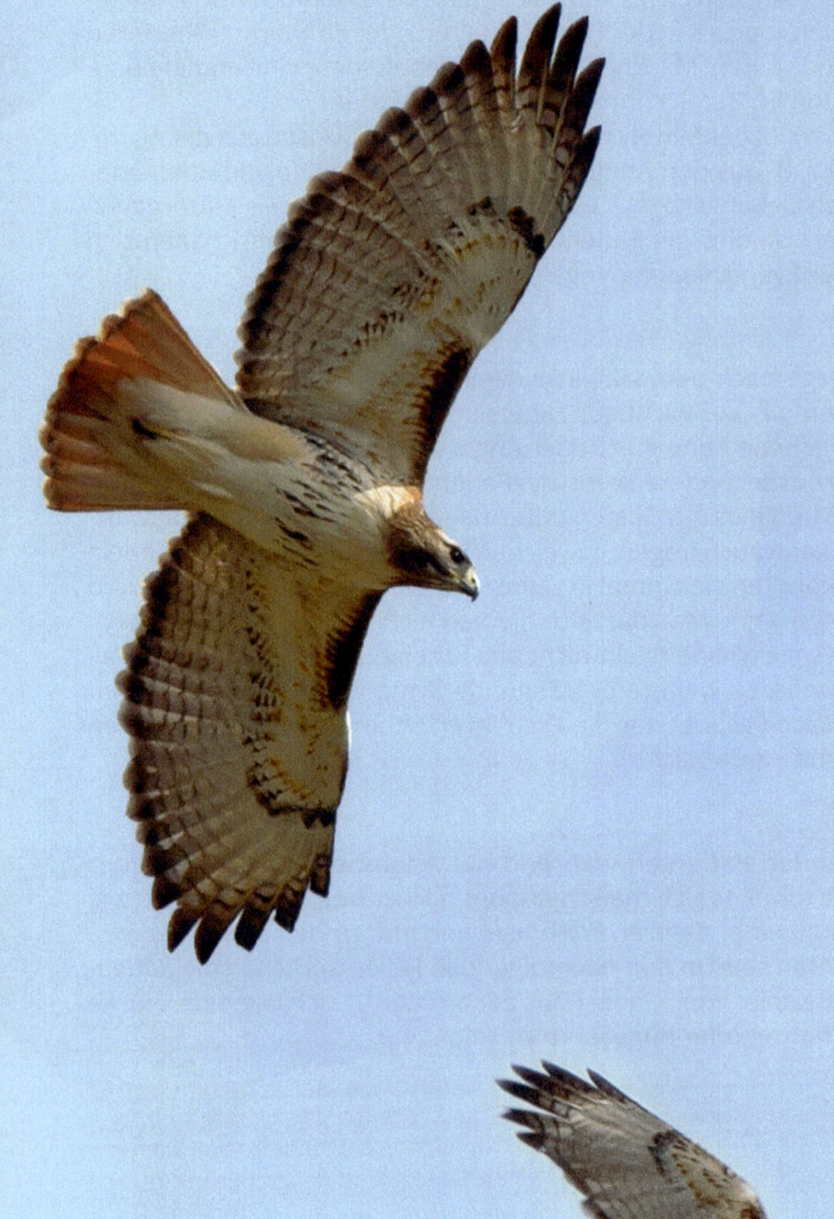

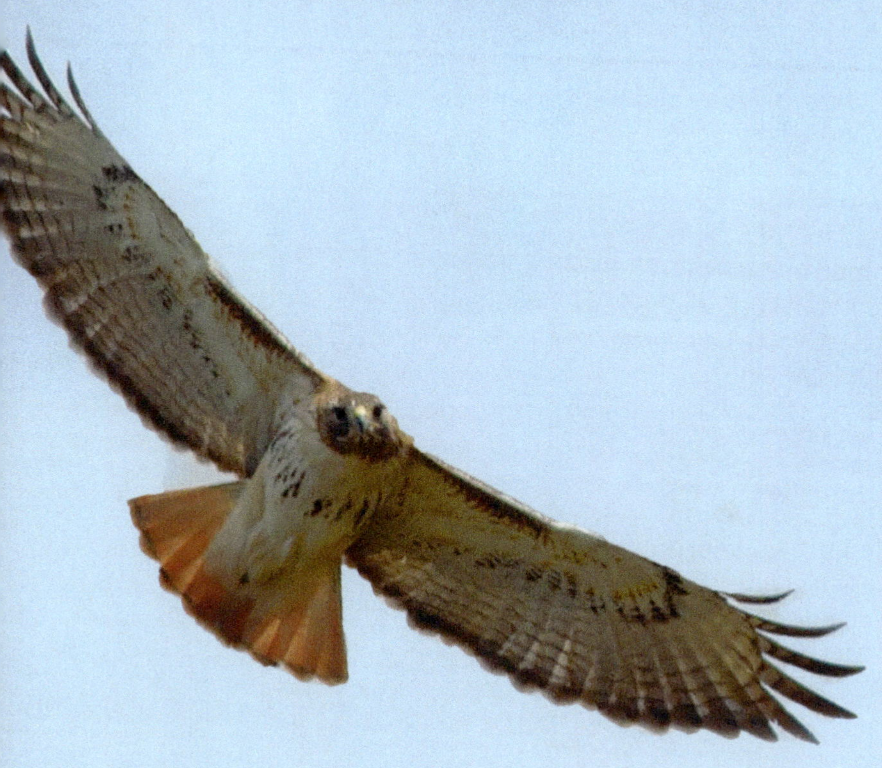

2 Greifvögel: Adler, Falken, Geier

Greifvögel sind die Herren der Lüfte und die Adler sind ihre Könige. Sie stehen ganz oben an der Spitze der Nahrungskette. Seit Jahrhunderten ist der Adler ein Symbol der Macht.

Es sind kräftige, majestätische Raubvögel. Viele Menschen sind von ihnen fasziniert, wie sie hoch oben in der Luft ihre Kreise ziehen. Sie haben große Augen, mit denen sie sehr scharf sehen können, einen Hakenschnabel und scharfe Krallen.

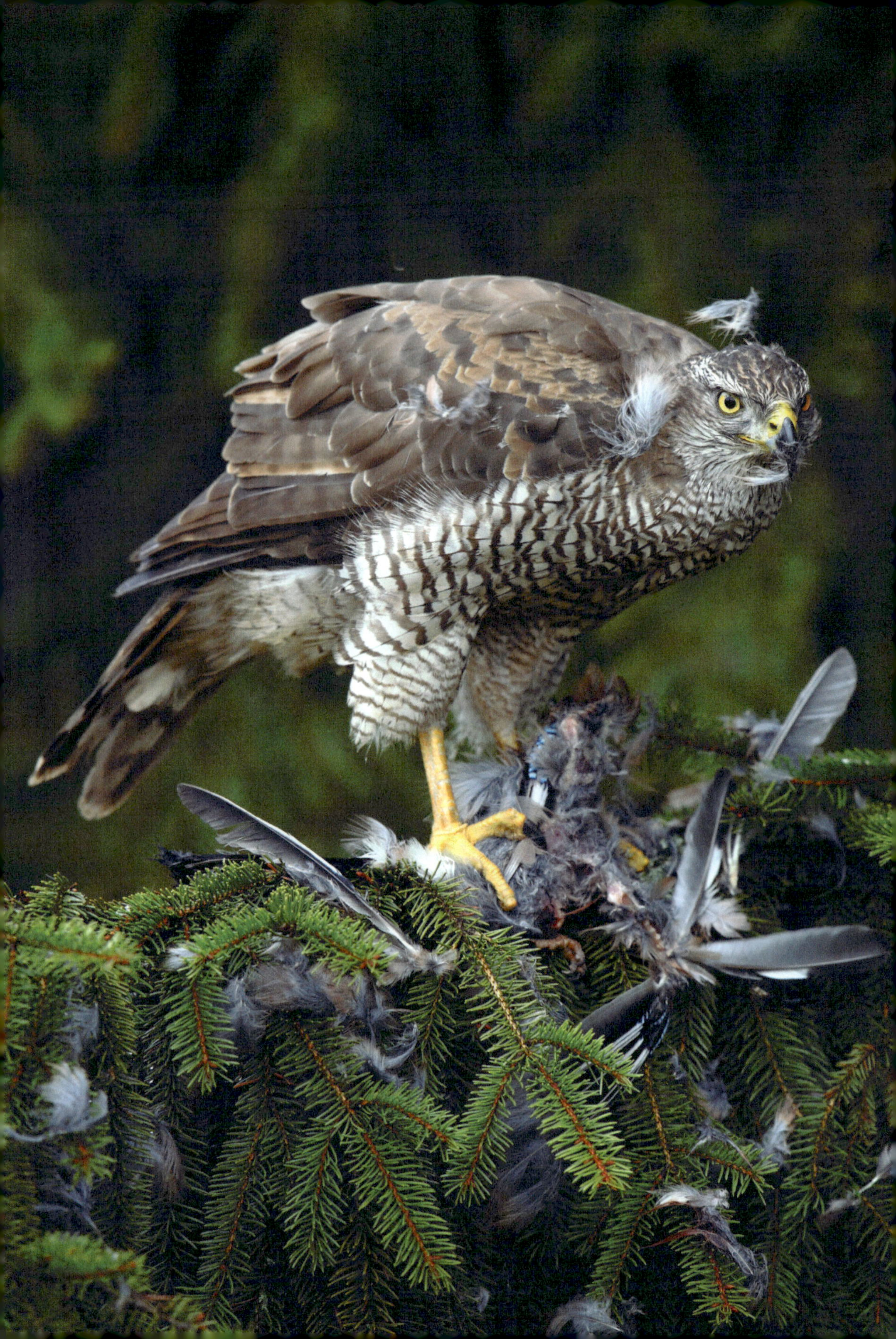

2.1 Habicht

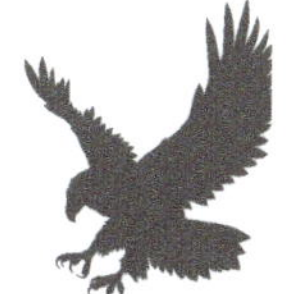

Accipiter gentilis *Accip-g.*

Familie: Habichartige (Accipitridae)

Die Zeit sitzt mir im Nacken und bestimmt mein Leben. Getrieben von der knappen Zeit ständig wie unter Strom und in Habachtstellung.

Fall: 43-jährige Frau – Erschöpfung, Depression, Schlafstörung

Die Patientin beginnt die Anamnese mit den Worten: „Die Brutpflege hat mir alle Kraft abgerungen.“ Sie wirkt müde, ausgezehrt, angespannt und sitzt zunächst mit beiden Armen vor der Brust verschränkt da. Ihr etwas blasses Gesicht ist markant, die Augen sind klar und fest auf ein Ziel gerichtet, wirken aber müde und traurig. Sie wirkt selbstbewusst und entschlossen. Den Termin hat sie vereinbart, weil sie schon seit vielen Wochen chronisch erschöpft ist: Nachts schläft sie sehr schlecht und ist dann tagsüber extrem müde. Da der Schlaf nur oberflächlich ist und sie sehr leicht erwacht, hat sie die Standuhr extra angehalten, da sie sonst von ihrem Glockenschlag erwacht.

In den letzten zwei Jahren hat die Patientin nur noch gearbeitet. Als ihre Kinder aus dem Gröbsten heraus waren, erkrankte ihr Vater schwer. Sie hat ihn noch ein Jahr bis zu seinem Tod begleitet und dann den Nachlass geregelt. Alles sei an ihr hängen geblieben. Neben ihrem Haushalt, den Kindern und ihrem Job als Sachbearbeiterin hat sie mit ihrem Mann auch das komplette alte Haus renoviert. Es sei einfach zu viel gewesen und für sich selbst blieb ihr keine Zeit mehr. Sie kommt einfach nicht zur Ruhe. Sie hat bereits Johanniskraut und Baldrian eingenommen und wenn es gar nicht anders ging, auch mal eine Schlaftablette.

Die Patientin kennt sich selbst nicht mehr und will nicht mehr so weitermachen. Über eineinhalb Jahre sei sie immer in Habachtstellung gewesen, ob es Fehler beim Umbau gibt und ob das knappe Geld reicht. Es musste alles glattgehen und es durfte keine Verzögerungen geben. In dieser Zeit reagierte sie oft sehr gereizt auf ihre Kinder.

Sie bekommt ihren Akku einfach nicht geladen. Die erhoffte Kur wurde abgelehnt und eine Psychotherapie brachte auch keinen Erfolg. Sie weiß ja, dass es an ihr selbst liegt. Seit dem Hausbau hat sie fast zehn Kilogramm abgenommen. Der größte Stress ist, dass sie 1000 Dinge gleichzeitig koordinieren muss und Angst hat, den Überblick zu verlieren. Ständig sei sie am Rennen oder schaue auf die Uhr. Sie kann nicht still sitzen und sich ausruhen, weil sie keine Zeit verlieren will. In einer Schlange stehen und warten müssen ist Zeitverschwendung und macht sie innerlich wütend. Es ist, als ob sie das Gras wachsen hört. Innerlich fühlt sie sich wie kurz vor dem Explodieren. Dies wird schlimmer, wenn sie irgendwo warten oder zu einer bestimmten Zeit an einem bestimmten Ort sein muss. Nachts sitzt sie heulend im Bett, weil sie keinen Schlaf findet. Sie befindet sich wie in einer Art Schock- oder Alarmzustand, sie muss doch schlafen, weil es am nächsten Tag weitergeht. Wenn dann morgens der Wecker klingelt, steht sie sofort unter Strom.

Der Kopf der Patientin drückt. Ihre Augen sind gereizt und lichtempfindlich. Die Haut an den oberen Augenlidern und am Hals ist gereizt. Morgens erwacht die Patientin mit steifen Gliedern und Rückenschmerzen und sie braucht dann fast eine Stunde, bis sie sich richtig bewegen kann. Sie hat immer nur funktioniert und sich selbst außer Acht gelassen. Für Sport bleibt einfach keine Zeit, oft ist sie am Abend einfach total „platt“. Selbst am Wochenende, wenn die Sonne scheint, schafft sie es nicht, sich Zeit zu nehmen und eine Runde spazieren zu gehen. Es ist, als hätte sie sich selbst total verloren. Bei der Arbeit ist sie wegen eines Großprojektes ebenfalls unter enormen Termindruck. Sie hat auch immer das Gefühl, als liege ein schwerer Stein auf ihrer Brust.

Auf meine Frage, was für sie denn entspannt sein bedeutet, antwortet sie: „Keine Verpflichtungen haben, keine Kinder, keinen Mann, nichts, worum ich mich kümmern muss.“ Es sei dann alles leichter, unbeschwerter, und sie würde nicht dauernd auf die Uhr schauen müssen.

In einem Traum zerbröseln ihre Zähne, sie spuckt sie aus und hat einen Haufen von Zahnsplittern in ihrer Hand. In einem anderen Traum rennt sie einem Zug hinterher und so sehr sie auch rennt, sie erreicht ihn einfach nicht.

Wegen einer Pferdehaarallergie hat sie keine eigenen Haustiere. Gerne mag sie Eidechsen, Schmetterlinge und Vögel, außer Raben und Elstern. Und sie mag auch den Pfau und Kolibris.

Nach der Geburt ihres zweiten Kindes war sie in einem ähnlichen Zustand. Sie fühlte sich überfordert mit der Versorgung zweier so unterschiedlicher Kinder und reagierte damals mit einem heftigen

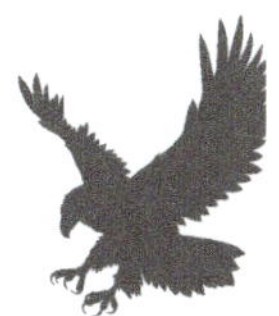

Herpesausschlag an der linken Halsseite. Damals war sie auch extrem angespannt.

Als Lieblingsfarbe wählte sie Blautürkis (17C) und Magenta (11C) aus.

Zuletzt sagt sie, dass sie den Bezug zu sich komplett verloren hat.

Analyse

Das Hauptproblem der Patient sind die vielen Dinge, um die sie sich sorgt und um die sie sich unter großem Zeitdruck kümmern muss. Permanent ist sie am Rennen, will keine Zeit verlieren und ertappt sich dabei, wie sie ständig auf die Uhr schaut. Nichts darf mehr dazwischenkommen. Es gilt durchzuhalten, denn am nächsten Tag muss es weitergehen. Diese Merkmale sprechen für das Stadium 8 nach Jan Scholten.

Die Patientin ist selbstkritisch, versucht zunächst, sich selbst zu behandeln, und sie hat das Gefühl, den Bezug zu sich selbst, ihre Selbstwahrnehmung und ihre Selbstheilungsmechanismen verloren zu haben. Diese Themen sprechen für ein Lanthanid. In einer ähnlichen Stresssituation nach der Geburt ihres zweiten Kindes reagierte die Patientin vor lauter Sorgen mit einem heftigen Herpesausschlag. In Verbindung mit ihrer Farbvorliebe führte mich all dies zu *Samarium muriaticum*.

- *Lanthanid*: entwickelt, selbst reflektiert, Selbstwahrnehmung, Bezug zu sich selbst, alles selber regeln, Interesse für Naturheilverfahren und Homöopathie.

- *Stadium 8*: Zeitdruck, Termindruck, ständig wie am Rennen, es muss weitergehen, nichts darf dazwischenkommen, die Zeit wird knapp. Warten verschlimmert. Traum: rennt hinter einem Zug her und erreicht ihn nicht.

- *Muriaticum (Chlor):* Muttersorgen, sich um alles kümmern, Herpes

- Stadium 8 + Lanthanid + Chlor = *Samarium muriaticum*

Samarium muriaticum haben wir mehrfach in unserer Praxis bei selbstbewussten, oft alleinerziehenden Müttern gesehen, die sich vor lauter Aufgaben, um die sie sich kümmern müssen, selbst vergessen haben. Sie sind in der Regel gut strukturiert, sehr leistungs- und durchsetzungsfähig. Es kann leicht mit Raubvogelarzneien wie

Habicht (*Accipiter gentilis*) und Rotschwanzbussard (*Buteo jamaicensis*) verwechselt werden. Die Patientin erhielt also zunächst *Samarium muriaticum* M nach der Plussing-Methode nach Ramakrishnan.

Verlauf

Am ersten Tag nach Einnahme des homöopathischen Arzneimittels war sie nur am Gähnen, sie schlief dann „wie ein Stein" und erwachte nicht so oft wie sonst immer. Morgens dauerte die Steifigkeit der Gelenke aber noch eine halbe Stunde länger als sonst, zudem war ihre Haut noch gereizter. Sie erwachte in der Folgezeit jeden Morgen mit Herzrasen und ihre Ohren vibrierten wie ein Lautsprecher. Sie fühlte sich „wie ein Hamster im Käfig" und hatte immer noch das Gefühl, einfach nicht zur Ruhe zu kommen. Zwei Wochen später bestanden die Symptom der Schlafstörung wie vor der Behandlung. Die anfängliche Müdigkeit ist meist eine gute Allgemeinreaktion auf dem Weg zur Besserung, bietet sie den Patienten noch die Möglichkeit, sich zu regenerieren und aus der tiefen Erschöpfung herauszukommen. Da *Samarium muriaticum* die Patientin aber sonst nur aufgewühlt hatte, suchte ich nach einer besseren Arznei.

Sie sagte, es wäre doch so schön, wenn sie einmal Zeit nur für sich hätte und keiner etwas von ihr wollen würde. Sie beobachtet gerne die Zugvögel, wenn sie nach Süden ziehen. Gerne würde sie einmal eine Weltreise machen oder in die Südsee über die Datumsgrenze fliegen und die Zeit austricksen. Nichts planen und nur schauen, wo es einen hin verschlägt. Sie sei einfach „zu sehr von der Zeit getaktet und fremdbestimmt". Das Gegenteil davon sei fliegen, frei sein, selber entscheiden können. Früher hat sie gerne in einem Chor gesungen.

Diese Informationen lenkten meine Aufmerksamkeit in Richtung einer Vogelarznei mit folgenden Themen: inneres Vibrieren, fliegen, frei sein und selbst entscheiden und als Gegensatz dazu – sich wie in einem Käfig gefangen und fremdbestimmt fühlen. Die mir bis dahin bekannten Vogelarzneien schienen die Themen allerdings nicht richtig abzubilden. Deshalb fragte ich sie, ob sie lieber den Pfau oder den Kolibri mag, die beiden Vögel, die sie beim Erstgespräch genannt hatte. Sie entschied sich für den Pfau und erhielt eine Einmalgabe *Pavo christatus* MK.

Zwei Tage nach der Arzneigabe konnte sie besser schlafen und hatte morgens keine Rückenschmerzen mehr. Danach war es wie zuvor. Sie träumte wieder, wie sie vergebens einem Zug hinterherrennt. Neu kam hinzu, dass sie sehr fror und sie das Gefühl hatte,

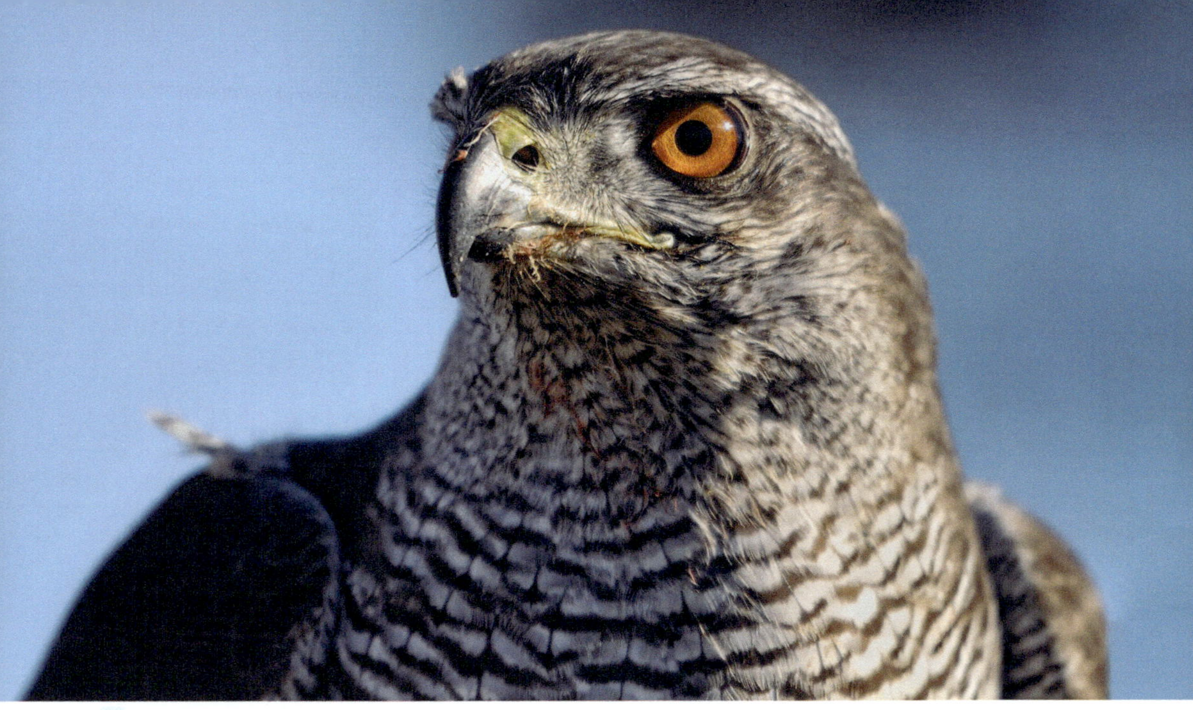

dass ihr Herz heftig bis über beide Ohren schlug. Ihr Kopf war wie zu klein und sie schaffte es einfach nicht, Aufgaben zu delegieren. Bei der Arbeit war sie in ständiger Eile und getrieben. Immer hatte sie die Zeit im Nacken und das Gefühl, auf gar keinen Fall einen Fehler machen zu dürfen.

Ihre innere Getriebenheit, der oberflächliche Schlaf und ihre anderen Symptome waren beim Folgetermin nach vier Wochen immer noch vorhanden. Was also tun? Plötzlich erinnerte ich mich an eine Patientin, die ein ähnliches Problem geschildert hatte. Sie litt ebenfalls unter dem Gefühl, zu sehr von Terminen bestimmt zu sein und dann keine Zeit mehr für sich selbst zu haben. Ihr hatte der Habicht (*Accipiter gentilis*) geholfen. Beim Vergleich der Handschriften beider Patienten fiel mir deren erstaunliche Ähnlichkeit auf. Auch die Lieblingsfarbe der Patientin war ähnlich. Sie wählte türkisblau (18C).

Die Patientin erhielt also *Accipiter gentilis* MK einmal pro Woche eine Gabe. Nach weiteren vier Wochen ging es ihr viel besser. Sie sah viel gesünder aus und ihre Augen leuchteten wieder. Die Energie war um die Hälfte besser. Sie schlief meist auch viel besser und hatte schöne Träume. Sie war wesentlich gelassener und rannte nicht mehr die ganze Zeit durch die Gegend. Sie konnte auch mal etwas liegen lassen, was zuvor unmöglich gewesen war und musste auch nicht ständig auf die Uhr schauen. Inzwischen hatte sie auch wieder etwas Gewicht zugenommen. Nach einem Jahr schläft sie meist gut durch. Sie braucht keine Schlaftabletten mehr und merkt viel früher, wenn sie an ihre Grenzen kommt. Sie achtet mehr auf sich und macht wieder mehr Sport.

Ich kann mittlerweile nur noch ganz schlecht
meine innere Ruhe finden und denke,
das ist so eine Art „Burn-Out“-Problem
Mir wird schnell alles zu viel, im Büro
kann ich mich schlecht konzentrieren und ich
bin meistens eher gereizt als zufrieden
und glücklich.
Am Morgen nehme ich Johanniskraut
für meine Nerven, am Abend Baldrian
(oder auch ab und zu nötige Schlaftabletten)
zum Einschlafen.
Das alles will ich nicht mehr, deshalb bin
ich hier!

17C / 24C

Abb. 2.1: Handschrift der 43-jährigen Patientin – Erschöpfung, Depression, Schlafstörung

Fall: 40-jährige Frau – Thyreoiditis

Eine selbstständige, selbstbewusste, emanzipierte Therapeutin Mitte 40. Ihr Hauptproblem ist wie im obigen Fall der ständige Zeitdruck mit innerer Hektik und einem Gefühl, nie genug Zeit zu haben. Sie selber bleibt meist auf der Strecke. Vor lauter Hektik vergisst sie dann manchmal sogar Termine. Vor Prüfungen sind ihre Nerven immer „angespannt wie Drahtseile“. Selbst ihren Hochzeitstermin musste sie irgendwie „dazwischen quetschen“. Wiederholt war bei ihr die Geste der Krallenhände und das Ausbreiten ihrer Arme wie Flügel zu beobachten.

Mit Habicht (*Accipiter gentilis*) besserte sich ihre innere Anspannung und ihre nervösen Symptome wie Muskelzucken um die Augen. Sie wurde ruhiger und nahm sich wieder mehr Freiräume.

Die gesamte Anamnese und die Folgetermine zu berichten, würde den Rahmen dieses Buches sprengen. Sehr eindrücklich waren aber ihre Aussagen, die den Hinweis auf eine Raubvogel-

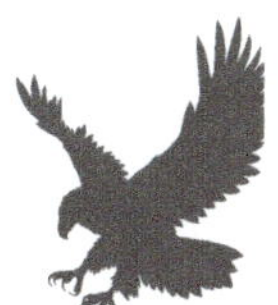

Ich komme, weil ich homöopathische Unterstützung suche für Beschwerden, die mich schon länger begleiten. Ich habe seit einigen Jahren eine Hashimoto-Thyreoiditis, starken Heuschnupfen + zunehmend andere Allergien auf Lebensmittel. Z.Zt. fühle ich mich sehr erschöpft & überlastet. Ich habe immer wieder Probleme mit meiner Haut (Pickel), meinem Gewicht und leide unter häufigen Blähungen. Ich wünsche mir wieder voll in Balance zu kommen.

18C

Abb. 2.2: Handschrift der 40-jährigen Patientin – Thyreoiditis

arznei gaben. Nachfolgend werden einige beispielhafte Auszüge geschildert und in kursiver Schrift darunter kommentiert.

- Ein wiederkehrender Traum: Sie läuft und schlägt mit den Armen, wie mit Flügeln. Sie hebt sogar leicht ab. Plötzlich greift jemand nach ihrem Fuß und hindert sie daran, davonzufliegen.

  Vogelthema: Die Patientin will fliegen und bewegt ihre Arme wie Flügel, wird aber von einer äußeren Kraft daran gehindert und auf der Erde zurückgehalten.

- Es darf keine Störung geben, sie hetzt von einem Termin zum anderen. Sie hat keine Zeit zu warten. Dabei formt sie ihre Hände wie zu Krallen, ballt dann die Fäuste und zieht sie an den Körper, so als würde sie fest die Zügel anziehen.

  Keine Zeit verlieren, Warten verschlimmert, es darf keine Störungen geben, sind Hinweise auf Stadium 8.

- Es gibt keine Pausen, keinen freien Tag (Stadium 8), ständig innerlich wie auf „high speed"...

  Raubvogel.

- Wie ein großer Vogel vom Luftstrom getragen, ich brauche die Sonne, die Freiheit und den blauen Himmel.

- Aus den Schultern kommen Flügel eines großen Vogels, der gleich abheben will.

- Ich bin wie ein verwundeter Vogel im Käfig im Zoo, der vom Fliegen träumt. Die Flügel sind lahm, der Fuß ist angekettet. Es kommt nur noch ein Krächzen.

- Er sitzt auf einem hohen Aussichtspunkt.

- Es steckt etwas im Hals, man muss viel schlucken, etwas stört, man möchte es hochwürgen, es will raus.

  Raubvögel würgen Unverdauliches als Gewölle wieder heraus.

- Ich fühle mich wie ein Raubvogel, der etwas in Stücke reißt.

Prüfungssymptome

Gemüt

- Ärger hinunterschlucken, der Ärger bleibt im Hals stecken. Schwertschlucker.

- Keine Rückendeckung haben.

- Stolz, aristokratisch, aufrecht, erhaben, von oben herabblicken, steif sein. Aufrecht und gerade sitzen, als hätte man einen Spazierstock verschluckt. Anstand, Etikette, Adel verpflichtet – man darf sich nicht gehen lassen. Fassade eines Gentleman aufrechterhalten, hohl, leer. Stocksteif, unbeweglich, fehlende Leichtigkeit.

- Hart, herzlos, gnadenlos.

Körper

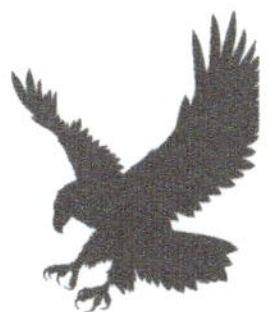

- Trockene Kehle, Gefühl, etwas bleibt im Hals stecken.
- Reißende Schmerzen hinter dem Brustbein, durchbohrend bis zum Rücken.

Empfindungen

- Als ob ein Schwert durch den Kopf entlang der Wirbelsäule geschoben würde.
- Als ob der Kopf aufgespießt wird.
- Als ob man zwischen den Schulterblättern aufgerissen werden würde.
- Als ob das Brustbein aufgerissen und wie mit einem Brustspreizer auseinandergezogen werden würde.
- Als ob das Brustbein zur Wirbelsäule gezogen wird.
- Als ob ein Schwert den Körper in zwei Hälften spalten würde.
- Als ob der Wirbelkanal offen liegt und die Nervenstränge und das Rückenmark freiliegen würde.
- Als ob jemand die Knie aufschneiden und die Kniescheibe mitsamt der Sehne herausziehen würde.
- Als ob jemand den Fuß packen und gewaltsam nach hinten verdrehen würde. Es tut seltsamerweise nicht weh.
- Als würde der ganze Unterschenkel nach hinten verdreht werden.
- Leicht, unbeschwert, fliegen.

Allgemeines zum Habicht

Der Habicht ist ein eher versteckt lebender, in Europa weit verbreiteter Raubvogel. Er ist deutlich größer als der ähnlich gefärbte Sperber. Die ausgewachsenen Vögel haben eine auffallende Querbänderung auf der Unterseite und einen hellen Streifen über den Augen. Das

Weibchen ist größer als das Männchen. Die Paare bleiben lebenslang zusammen und sind auch ihrem Standort treu. Den Horst bauen sie in eine Astgabel in Stammnähe auf hohen alten Bäumen. Bedingt durch Umweltgifte und Verfolgung durch den Menschen stand der Habicht kurz vor der Ausrottung. Der Bestand hat sich mittlerweile aber erholt. Der Habicht bevorzugt lichte Hochwälder, lebt inzwischen aber auch in Grünanlagen und Friedhöfen von Großstädten. In Berlin soll es allein etwa 100 Habichtpaare geben.

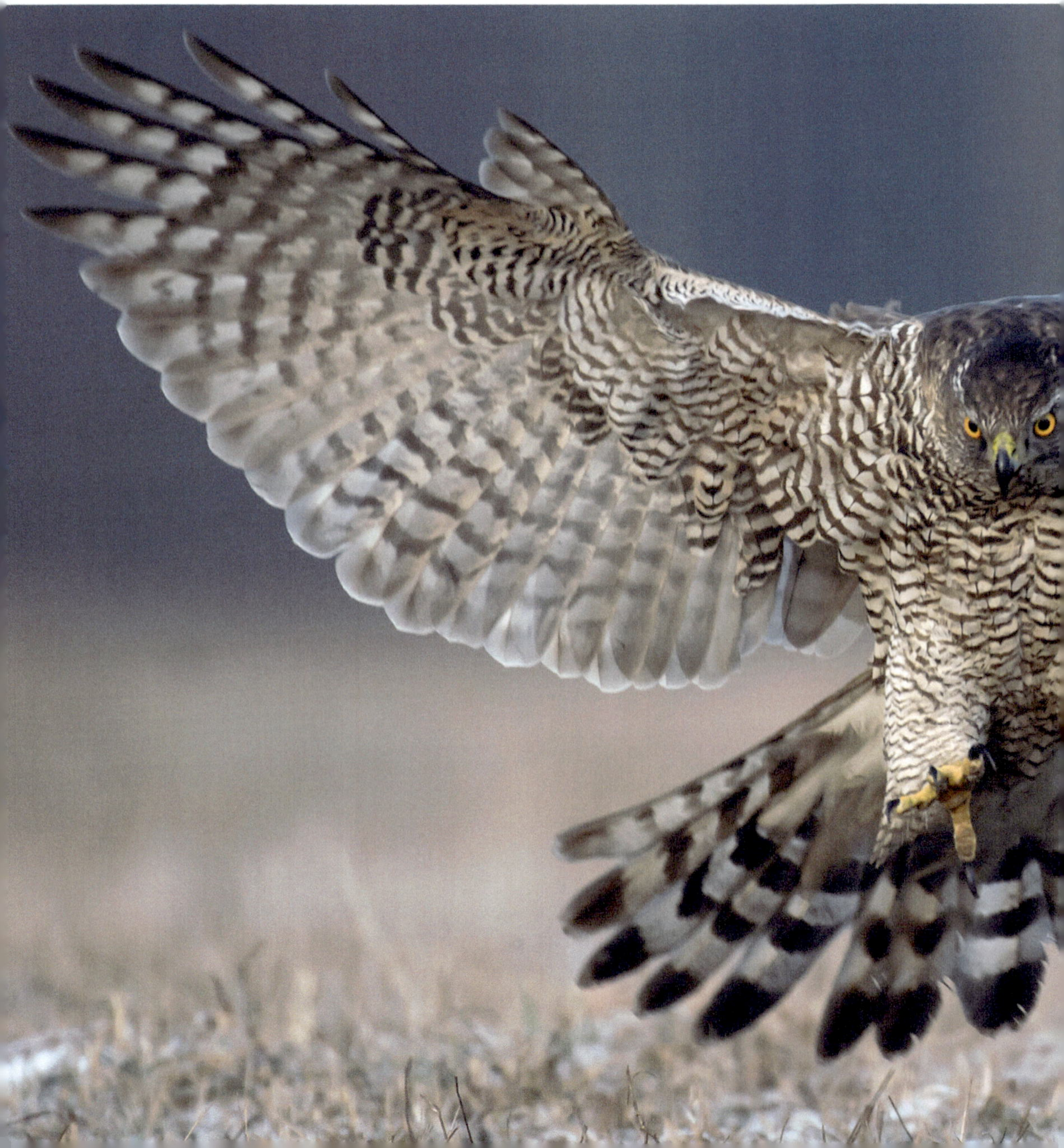

Habichte sind geschickte und wendige Jäger, die aus einer versteckten Warte überraschend schnell zuschlagen können. So jagen sie auf Lichtungen Vögel, Kaninchen und Eichhörnchen. Haben sie ihre Beute, die sie entweder auf dem Boden oder im Flug schlagen, einmal gepackt, lassen sie nicht mehr los. Sie können zur Beizjagd abgerichtet werden. Von machen Falknern werden sie für die Jagd auf Krähen eingesetzt.

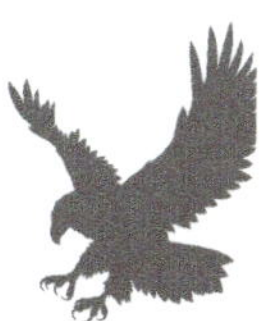

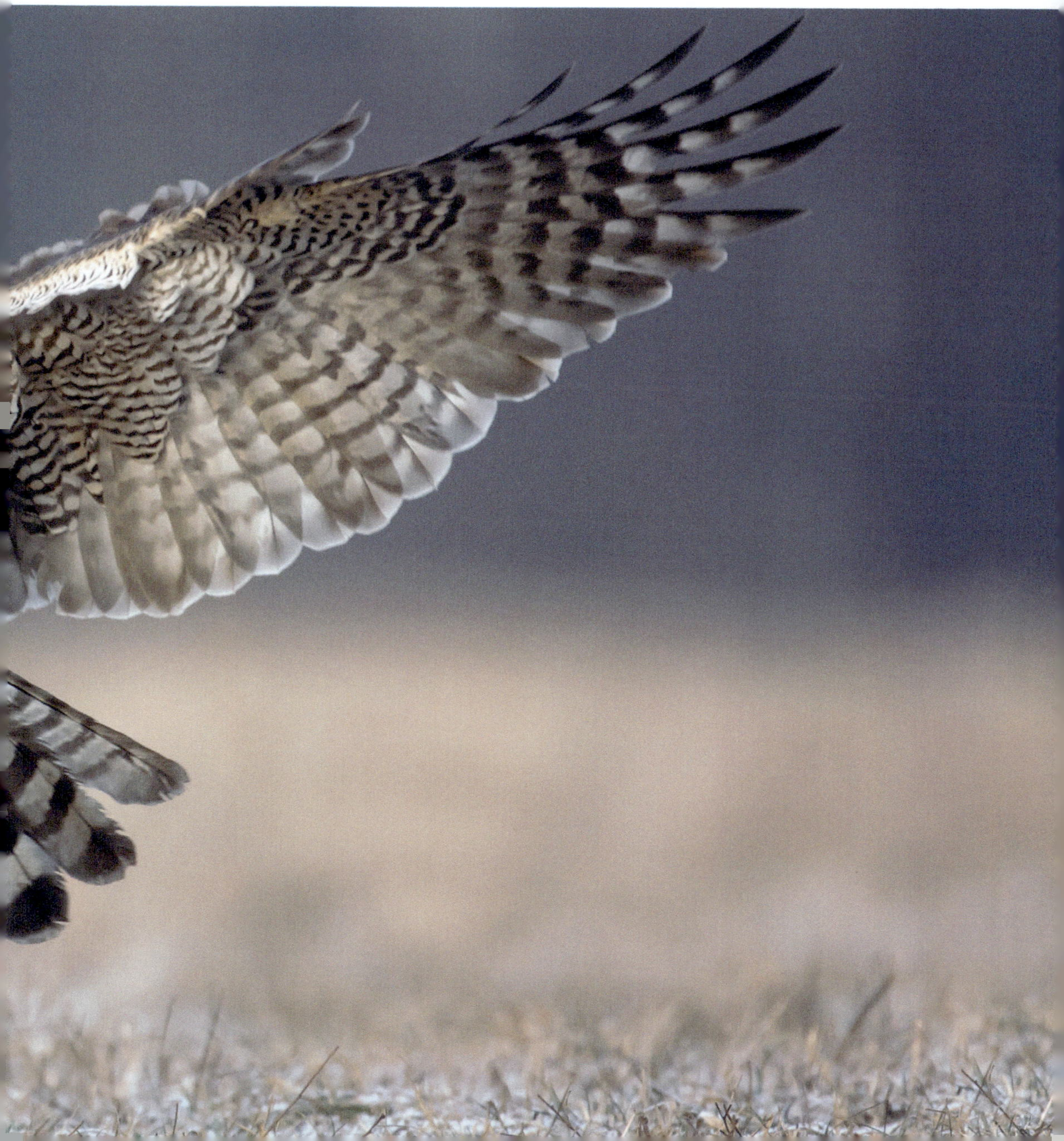

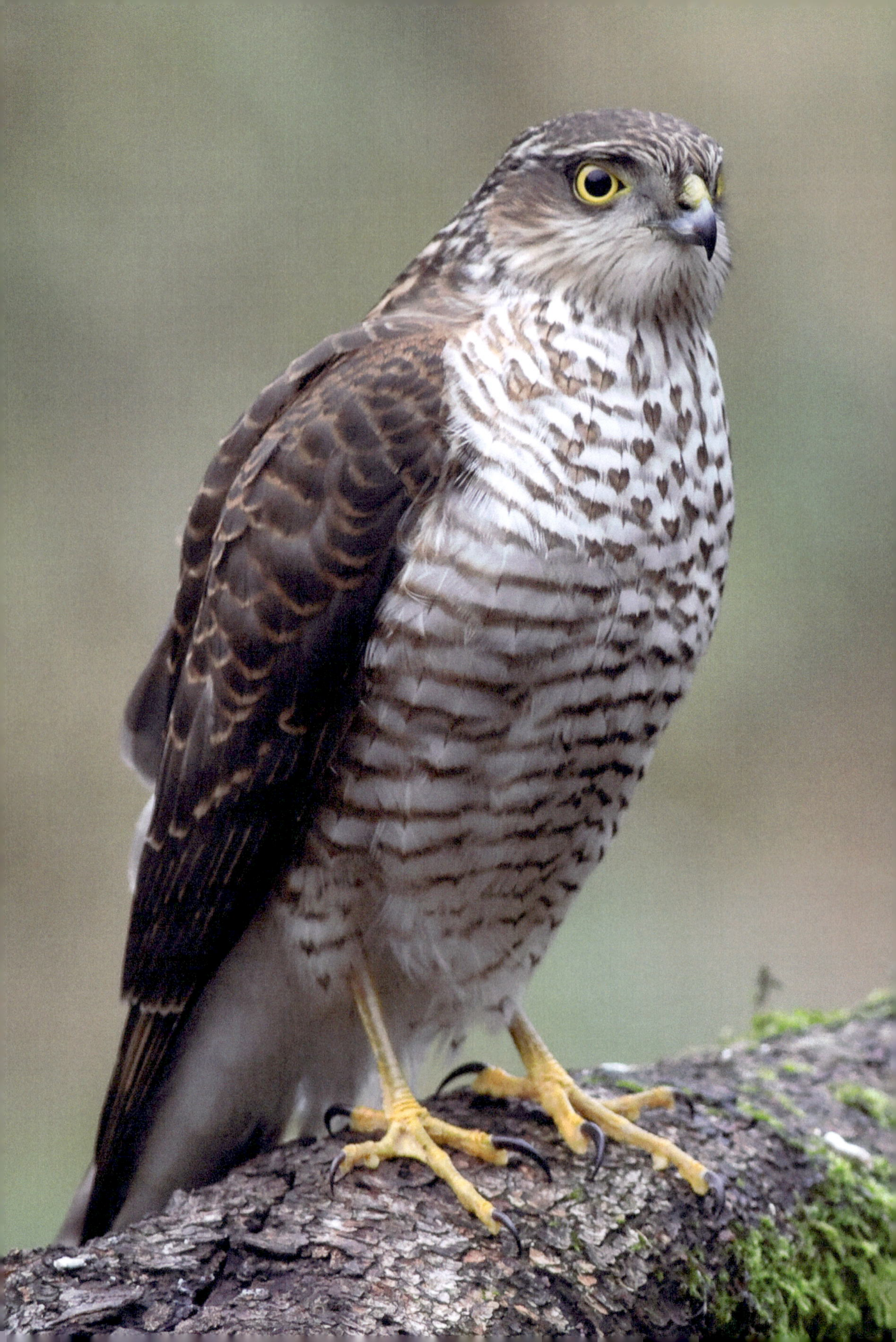

2.2 Sperber

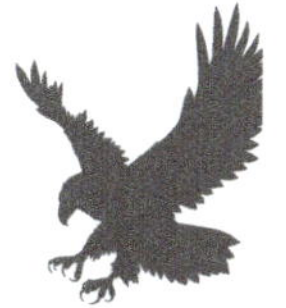

Accipiter nisus *Accip-n.*

Familie: Habichtartige (Accipitridae)

Versucht krampfhaft, die Kontrolle über die Versorgung Angehöriger aufrechtzuerhalten und schränkt sich dabei selbst immer mehr ein. In ihren Fängen zu sein, bedeutet, dass sie nicht locker lassen kann und alle Hebel in Bewegung setzt, bis alles mehrfach kontrolliert und abgeklärt ist.

Fall: 40-jährige Frau – systemischer Lupus erythematodes

Die Patientin ist hager, klein gewachsen und hat scharf geschnittene Gesichtszüge. Sie vermittelt den Eindruck einer gespannten Unruhe und bringt ihre Beschwerden oft in übersteigerter Art vor, dabei vibrieren die Lider und das Kinn. Schmerzen werden als „hammerstark", „brutal", „abartig" oder „wahnsinnig" beschrieben. Die Patientin hat ein fast zwanghaftes Bedürfnis, sich um Familienangehörige und Bekannte zu kümmern, die sie manchmal auch gegen deren Willen zum Arzt schleppt. Hat sie ein „Opfer" erst einmal in ihren „Fängen", kann sie nicht locker lassen und setzt alle Hebel in Bewegung, bis bei der vermeintlich kranken Person alles mehrfach kontrolliert und abgeklärt ist. Sie kann dann sehr eigenwillig und rechthaberisch werden und hat allerlei Einwände gegen die Vorschläge, die man ihr unterbreitet.

Beim Bügeln führt sie Selbstgespräche und überlegt laut die nächsten Schritte. Am Schlimmsten findet sie Notfälle, da sich diese nicht planen lassen und man helfen muss. Von der Schwiegermutter sieht sie sich trotz ihrer wohlgemeinten Bemühungen betrogen, da diese ihr immer wieder in den Rücken falle.

Sie kommt wegen wiederholten Kehlkopfentzündungen in die Praxis, die mit Heiserkeit bis hin zum Verlust der Stimme sowie diffusen Schmerzen vor allem im Bereich des Nackens, beider Arme und des Bauches einhergehen. Im Bauch hat sie ein Gefühl „wie tot", als würde jemand mit einem Messer reinstechen oder als sei unterhalb des linken Rippenbogens etwas eingeklemmt oder angespannt wie

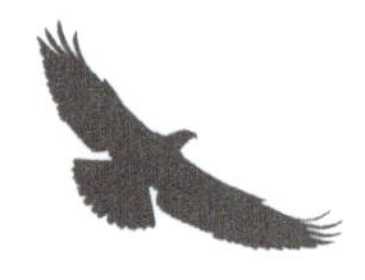

ein harte Blase. Der Oberbauch kann sich bretthart anspannen oder zusammenziehen wie ein Sack, der immer enger zugezogen wird. Verspannung und Verkrampfungen treten auch im Nacken, Brustbereich und Unterleib auf. Wandernde Gelenkschmerzen machen in Hüfte, Knie und Schulter Beschwerden.

Die Mittel- bis Kleinfinger der linken Hand sind nachts oft taub, wie leblos. Der Nacken ist häufig steinhart verspannt. Der Neurologe diagnostiziert ein Wurzelreizsyndrom bei gesicherter Foraminalstenose HWK 6/7.

Bei Stress reißen die Mundwinkel ein, sie bekommt Aphthen, Herpesblasen und Durchfall.

Innerlich fühlt sie sich gejagt und getrieben, wie ein Hamster in seinem Rad. Sie öffnet die geschlossenen Hände dabei mehrfach wie geöffnete Krallen.

Die Patientin ist verfroren, sie sagt, im Winter gehe es ihr schlechter, sie sei dann wie in einer Winterstarre. Oft hat sie zu Winteranfang eine Kehlkopfentzündung mit lang anhaltender Heiserkeit.

Als sie immer weiter abnimmt und sich nur noch von Haferschleim ernährt, wird sie ins Krankenhaus zur Abklärung eingewiesen, doch Sonografie, Magen- und Darmspiegelung führen zu keiner wirklichen Klärung. Von den Schmerzmitteln schwillt nur die Zunge an, die Bauchkrämpfe bleiben. Die Rheumaambulanz der Uniklinik vermutet wegen der wechselnden Arthralgien, der Nachtschweiße, der beginnenden Kachexie und des Nachweises von antinukleären (max 1:1600 [Norm < 1:100]) und Antiphospholipid-Antikörpern in Verbindung mit einer beschleunigten Blutsenkung einen beginnenden systemischen Lupus erythematodes. Einen Therapieversuch mit Cortison oder anderen Immunsuppressiva lehnt sie aus Angst vor den Nebenwirkungen ab.

So hält sich die Patientin vier Jahre lang mit den homöopathischen Arzneimitteln *Cactus* und *Muriaticum acidum* einigermaßen über Wasser. *Dysprosium* verschlimmerte vor allem psychisch.

„Ich bekam einen absoluten inneren Hass auf alle. Wurde mit allem unzufrieden und konnte es absolut nicht steuern."

Im Januar 2009 kommt sie wieder in die Praxis mit dem Gefühl eines großen harten Ballons im linken Oberbauch, der nach außen drückt und ein Engegefühl erzeugt. Gegendruck und Liegen bessern. Auf die Frage nach dem gegenteiligen Gefühl antwortet sie: „Etwas, was nicht einengt, was sich frei entfalten kann ... es ist leicht, frei ... es schwebt irgendwie im freien Raum zwischen Erde und Himmel, kann sich entfalten ... nichts tangiert einen, nichts engt mehr ein oder hängt einem im Nacken ... keine Schmerzen mehr ... wie im luftleeren Raum, ohne anzuecken ... man ist frei und kann

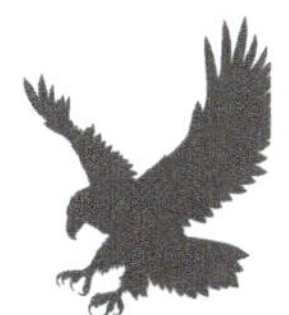

grundsätzlich selbst entscheiden ... es ist wie ein Schweben ... frei wie eine Feder, leicht, der Druck fehlt, nichts schränkt ein, nichts, was man machen muss ... man wird nicht gesteuert, nur vom Wind getrieben. Auf der Erde bin ich festgemacht. Es ist wie im absolut leeren Raum, nichts drückt, nirgends stößt man an seine Grenzen. Nichts korrigiert einen. Man schaut in den Horizont in die Weite, wie am Meer oder in einer Wüste. Bis auf den Wind ist es dort absolut ruhig und zeitlos. Man schaut nicht auf eine Grenze oder Wand, es geht unendlich weiter."

In der Natur erlebt sie diese Empfindung bei Vögeln. Sie ist fasziniert von Greifvögeln und besonders von den Milanen und Sperbern.

„Ich könnte stundenlang zusehen, wenn sie sich in der Thermik hochschrauben ... es ist nicht wie im Flugzeug, da bin ich eingesperrt."

Was ist eingesperrt?

„Eingesperrt heißt eingekapselt sein, man hockt wie im Käfig. Man ist verantwortlich für seine Jungen und ist Gefahren und Hunger ausgesetzt."

Der Sperber ist ein Greifvogel und gehört zur Familie der Habichtartigen (Accipitridae). Diese sind neben den Falken die zweite große Gruppe der Raubvögel (dazu gehören u. a. Adler, Bussarde, Geier, Habichte, Milane). Die Weibchen sind fast doppelt so groß und schwer wie die Männchen. Sie wagen sich an vergleichsweise viel größere und wehrhafte Beutetiere und gehen dabei mit äußerster Entschlossenheit vor.

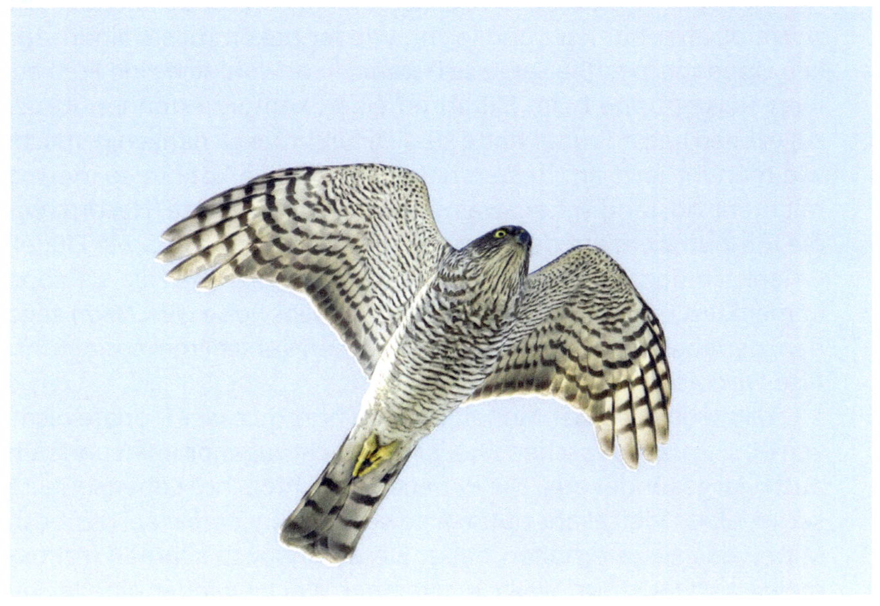

Sperber (*Accipiter nisus*)

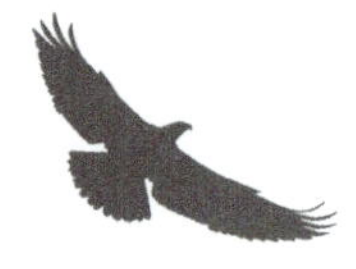

Analyse

Im Nachspüren der gegenteiligen Empfindung ihrer Hauptbeschwerde führte mich die Patientin eindrücklich zu einem Vogelmittel und ihrem Grundkonflikt. Einerseits fühlt sie sich eingesperrt wie in einem Käfig durch die Sorgepflicht (in diesem Fall die Sorge um die Schwiegermutter, sie selbst ist kinderlos) und hat andererseits den unbewussten Wunsch nach Überblick und dem freien Schweben wie eine Feder. In der Beschreibung ihrer Bauchkrämpfe formte sie immer wieder die Hände wie zu Krallen. Bei der Schilderung der Weite, die sie empfindet, wenn sie von einer Anhöhe in die Wüste schaut, oder beim Blick über die Berge breitete sie die Arme aus wie zu Flügeln. Eigentlich wollte ich ihr Milan geben, da sie diesen zuerst nannte und er mir passender schien wegen des Segelns und Hochschraubens in der Thermik. Milan hatten wir aber nicht vorrätig und so gab ich zuerst Sperber. Im Januar 2009 erhielt sie erstmalig *Accipiter nisus* MK (Pharm. Goyens Belgien).

Verlauf

Follow-up nach zwei Wochen: Schon am selben Tag verspürt sie eine Leichtigkeit in ihrem Leben, als ob sie getragen würde. Nach einer Woche träumt sie von ihrer Grundschullehrerin, die ausgerechnet Sperber hieß. Das Druckgefühl im Oberbauch meldet sich zweimal, aber nur kurz und leicht. Wieder bekommt sie einen starken Lippenherpes. Sie sorge sich weniger, obwohl sich eine Frau aus ihrer Reisegruppe beim Skifahren einen komplizierten Beinbruch zugezogen hatte. Früher hätte sie sich furchtbar Gedanken gemacht, wie man ihr jetzt am besten helfen könne. Sie konnte es diesmal mit mehr Abstand sehen, was sie selbst verwunderte. Herrlich war die Rundumsicht auf den Bergen (breitet die Arme aus wie Flügel). Gelenkschmerzen und Nackenverspannungen, über die sie sonst immer klagt, sind kein Thema mehr. Versuchsweise wird *Milan* gegeben, der aber wieder zu einer allgemeinen Verschlimmerung führt. Also wird *Accipiter nisus* MK wiederholt.

Follow-up nach vier Monaten: Dann hört man vier Monate nichts von ihr. Sie hat inzwischen zwei Kilo Gewicht zugenommen und sieht auch viel gesünder aus. Die Patientin berichtet, ihre Lebensqualität sei im letzen Vierteljahr optimal gewesen. Der *Sperber* sei das beste Mittel, das sie je erhalten habe. Sie war nahezu schmerzfrei und melde sich jetzt nur, weil sie seit einer Woche wieder eine leichte Brustbeklemmung verspüre. In dieser Zeit waren weder Herpes,

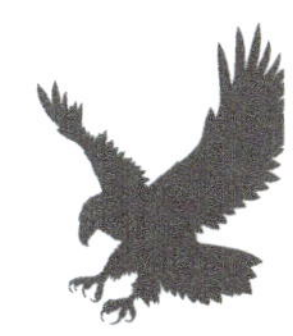

Aphthen, Durchfälle, Magenkrämpfe noch Nackenverspannungen aufgetreten. Vor allem aber sei sie besser gelaunt. Ihre ständige Unzufriedenheit und das dauernde, fast zwanghafte Bedürfnis, anderen helfen zu müssen (formt die Hände wieder wie zu Krallen) seien weg. Sie könne die Versorgungsprobleme von Vater und Schwiegermutter mit mehr Abstand sehen und sei dadurch nicht mehr so gelähmt.

Follow-up nach sechs Monaten: Ich sah die Patientin nach einem halben Jahr wieder. Sie sagt, diese Zeit sei so gut gewesen wie seit Jahren nicht. Der Nacken war meist schmerzfrei. Sie konnte sogar bei umfangreichen Renovierungen im Haus tatkräftig mithelfen. Vor allem plagt sie aber nicht immer das ständige schlechte Gewissen, wenn sie sich nicht dauernd um die Eltern oder die Schwiegermutter kümmert. Das habe ihr sonst meist auf den Magen geschlagen. Früher habe sie sie dann regelrecht bedrängt und nicht locker gelassen und hätte es erzwungen, dass sie ihre Hilfe annehmen. Schlimm war vor der Arznei auch die innere Unruhe: „Ich konnte keine Sekunde ruhig sein und hatte das Gefühl, jeder greift mich an ... ein falsches Wort und ich hätte zum Mörder werden können." All dies sei seit dem letzten halben Jahr besser. Sie kümmere sich immer noch gerne um andere, aber nur, wenn sie dies auch selbst wollten.

Inzwischen sind weitere fünf Jahre vergangen. Bis auf kleinere Infekte und eine Phlebitis, bei der ihr *Vipera berus* gut half, geht es ihr recht gut.

Kommentar zum Sperber

- Versucht krampfhaft die Kontrolle über die Versorgung Angehöriger aufrechtzuerhalten und schränkt sich dabei selbst immer mehr ein. Hat sie einen mal in ihren Fängen, kann sie nicht locker lassen und setzt alle Hebel in Bewegung, bis alles mehrfach kontrolliert und abgeklärt ist.

- Differentialdiagnose: Stadium 12 im Periodensystem nach Jan Scholten + muriaticum.

- In all den Jahren war die Lieblingsfarbe der Patientin orange (4/5C).

Differenzialdiagnose: Vogelmittel und Lanthanide

Vor allem bei den Greifvögeln lässt sich eine auffallende Ähnlichkeit zu den Lanthaniden beobachten. Beide Arzneimittelgruppen haben ein großes Bedürfnis, über sich selbst frei und ungebunden entscheiden zu können und alles zu überblicken. Einmischung in die Entscheidungsfreiheit und jede Einengung wird als Angriff auf das eigene Selbst empfunden. Bei den Vogelmitteln finden sich dabei Formulierungen „wie in einem Käfig eingesperrt" oder „an den Boden gebunden" zu sein. Bei den Lanthaniden drückt sich dies eher subtiler, durch die Tendenz aus, sich innerlich zurückzuziehen. Lanthaniden-Patienten sind eher Einzelgänger. Sie genügen sich selbst und brauchen nicht unbedingt jemanden, mit dem sie zusammenleben. Letztlich entscheiden sie doch alles selbst. Bei den Vögeln findet man dagegen einen starken Familienbezug und die Verpflichtung, sich um die Angehörigen zu kümmern, was sie dann in ihrer eigenen Freiheit einschränkt. Insbesondere die Notwendigkeit, zur Nahrungsbeschaffung auf die Erde zurückkehren zu müssen, um neue Kraft für ein Aufschwingen in die Lüfte zu tanken, wird oft als schmerzlich empfunden. Bei Autoimmunerkrankungen wie im oben beschriebenen Fall, bei denen man primär an Lanthanide denkt, können auch Vogelmittel hilfreich sein. Bisher sind Fälle von Multipler Sklerose, Rheumatoider Arthritis und Lupus erythematodes und deren erfolgreiche Behandlung mit Vogelmitteln beschrieben worden.

In diesem Fall kann man auch an die Mittel *Terbium* und *Dysprosium* denken, die auch beide versucht wurden. Die Patientin leidet an einer Art Autoimmunkrankheit und kann ihren Hass nicht mehr selbst steuern (Lanthanid), kann aber die Spannung nicht loslassen und verkrampft sich dabei (Stadium 11, *Terbium*).

Das Gefühl, von jedem angegriffen zu werden, die Empfindung von einem Messer sowie der Eindruck, dass ihr die Schwiegermutter in den Rücken fällt, sprechen für Stadium 12, *Dysprosium*.

Allgemeines zum Sperber

Sperber sind eng an den Wald gebunden, sie brüten heute in vielen Teilen Europas, aber auch in städtischen Grünanlagen. Sie ernähren sich überwiegend von kleinen und mittelgroßen Vögeln, gelegentlich werden auch kleine Säugetiere wie Mäuse oder Fledermäuse, kleine Reptilien und Wirbellose erbeutet. Männchen schlagen überwiegend Vögel von Meisen- und Sperlingsgröße, maximal etwa bis zur Größe

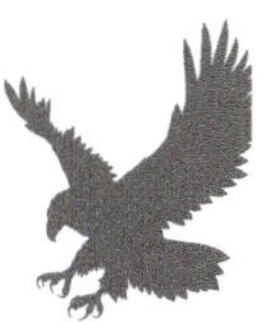

einer Amsel. Weibchen können auch noch Vögel von der Größe eines Eichelhähers oder einer Ringeltaube und Elster überwältigen. Überwiegend jagen sie aus dem bodennahen Flug oder vom Ansitz aus in einem kurzen, schnellen Verfolgungsflug. Dabei werden natürliche Strukturen wie Hecken, Bäume, im Siedlungsraum auch Häuser sehr geschickt für einen gedeckten Anflug genutzt. Sperber sind bei der Jagd außerordentlich wendig. Vögel werden häufig bis in Sträucher und Hecken hinein oder in geschlossene Räume verfolgt. An klassisch gebauten Futterhäuschen für Singvögel wurden schon häufig Sperber beobachtet, die bei der Jagd durch das Futterhaus flogen.

Die Beute wird mit den Fängen gegriffen und getötet, die Krallen werden dabei so lange in die Beute gebohrt, bis diese sich nicht mehr bewegt. Im Zusammenwirken mit den relativ langen Beinen ermöglicht diese Tötungsmethode dem Sperber die Nutzung von vergleichsweise sehr großen und wehrhaften Beutetieren.

Den Sperber kann man vor allem beim Fliegen leicht mit dem Habicht verwechseln, wobei dieser aber größer und kräftiger ist und niemals eine orangefarbene Zeichnung auf Brust und Bauch hat.

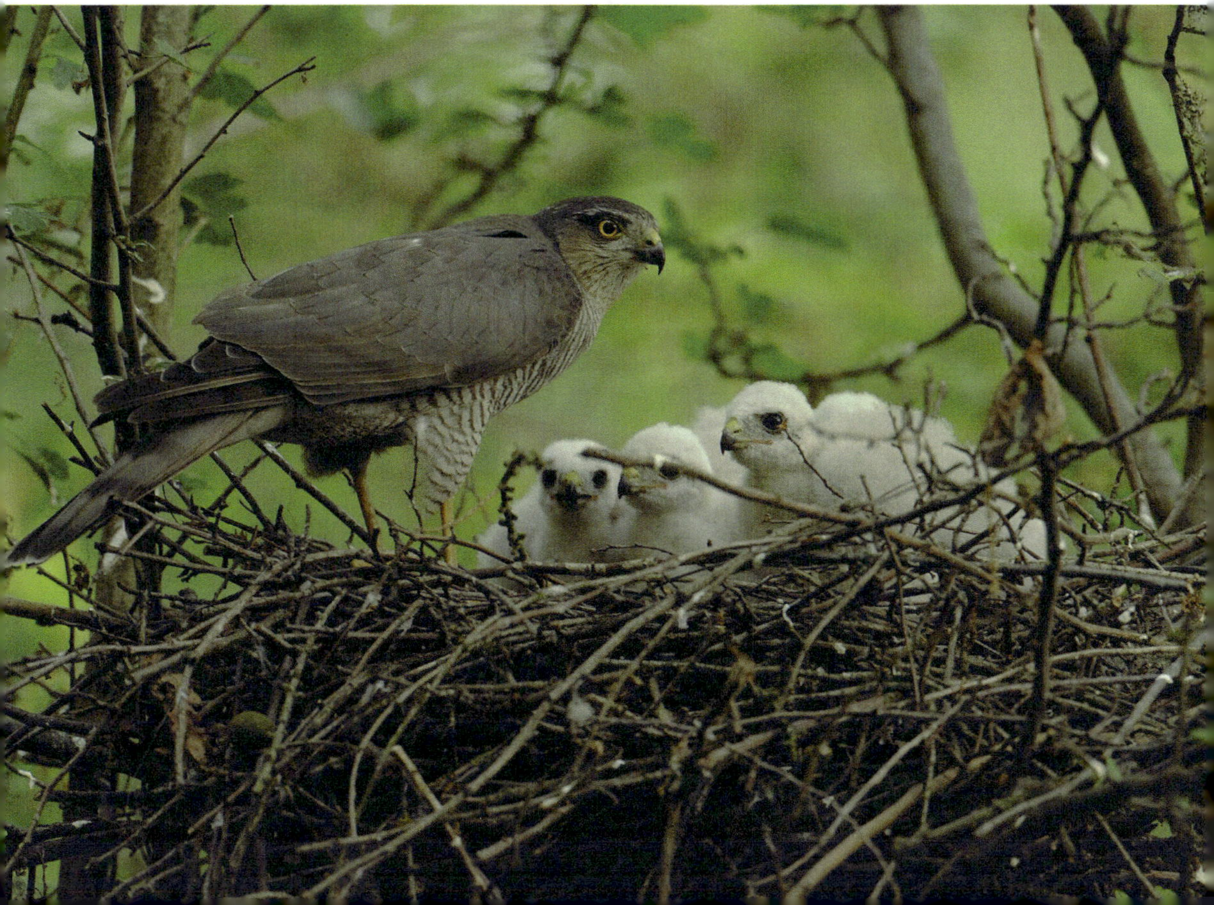

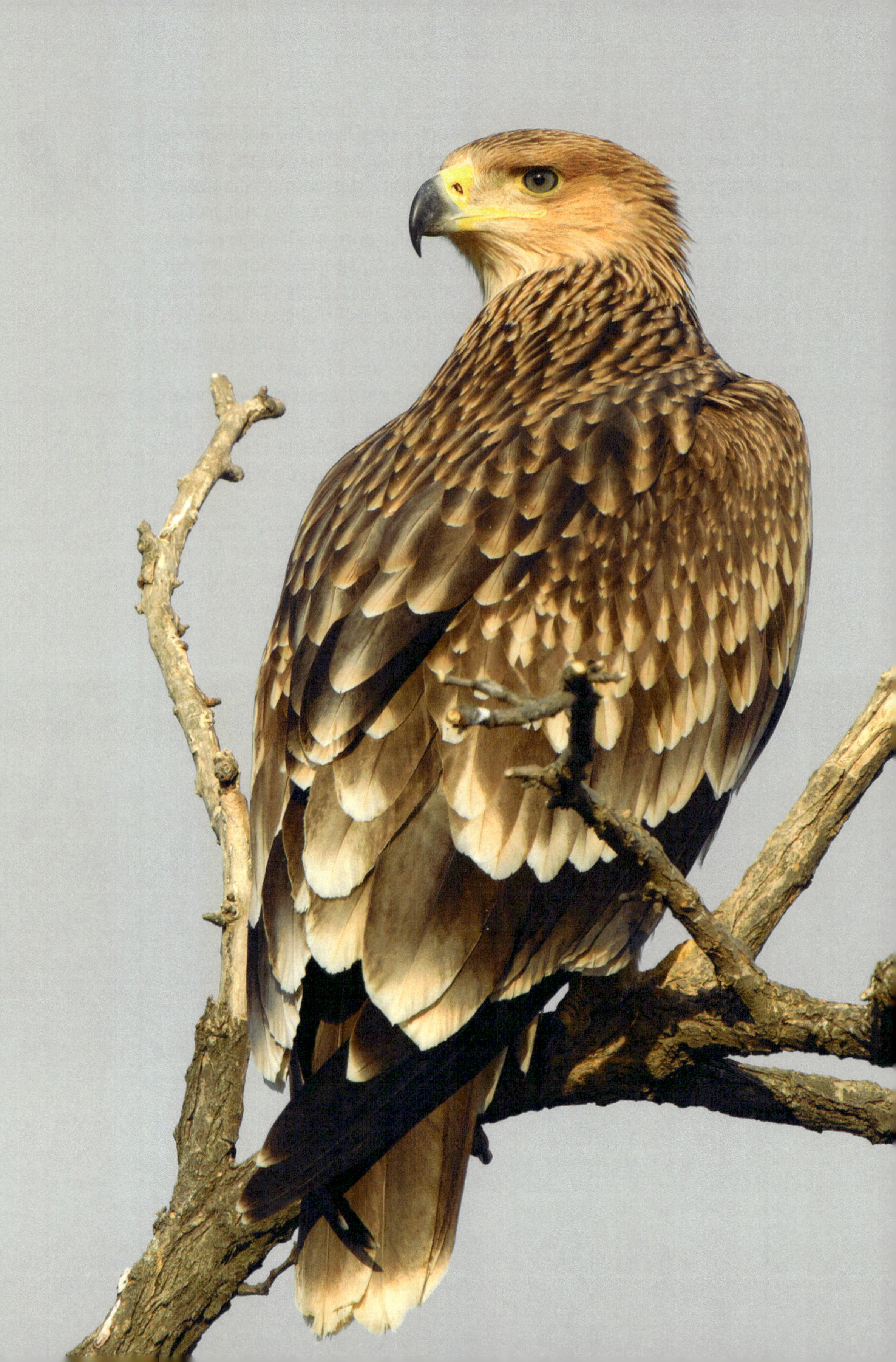

2.3 Kaiseradler

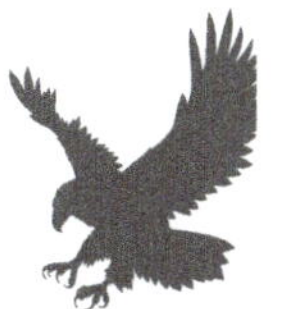

Aquila heliaca *Aquil-h.*

Östlicher Kaiseradler

Familie: Habichtartige (Accipitridae)

Gattung: Echte Adler (Aquila)

Fall: 51-jährige Frau – steife Schulter

Die Patientin tritt selbstbewusst auf. Sie weiß, was sie will und verfolgt geradlinig die Ziele, die sie ins Auge gefasst hat. Sie wirkt sehr angespannt. Seit drei Monaten hat sie Probleme mit ihrer rechten Schulter. Diese ist entzündet und sie kann nicht mehr auf der rechten Seite liegen und den Arm nur noch etwa 45 Grad anheben. Dann hat sie in der Schulter eine Blockade und einschießende Schmerzen, die so stark sind, dass sie ein Schmerzmittel nehmen muss, sonst hält sie es nicht aus. Das passt ihr eigentlich gar nicht, weil sie nicht gerne Tabletten einnimmt. Sie wird dann innerlich angespannt und verbissen. Ein Satz aus ihrer Kindheit kommt ihr in Erinnerung. Bei Schmerzen muss man die Zähne zusammenbeißen.

Die Beschwerden sind schlimmer morgens nach dem Aufstehen und besser, wenn sie den Arm langsam immer mehr bewegt. Seit ihrer Jugend hat sie einschießende Schmerzen im Nacken, wenn sie den Kopf zu schnell dreht. Sie fühlt sich wie ausgebremst, gestoppt und behindert, weil sie nicht mehr selbst bestimmen kann. Es fällt ihr schwer, andere um Hilfe bitten zu müssen, da sie gewohnt ist, alles alleine im Griff zu haben. Andererseits hat sie oft den Eindruck letztlich eh alles alleine machen zu müssen. Wegen schlechter Erfahrungen bei der Behandlung ihrer schwerkranken Mutter ist sie wütend auf das Gesundheitssystem. Auf die Frage, was das Gegenteil von ausgebremst, gestoppt und behindert sei, antwortet sie: „Sich frei bewegen können“. Sie freut sich schon auf eine Auszeit im nächsten Jahr, wo sie eine größere Reise geplant hat. Dann wird sie endlich frei sein von familiären Verpflichtungen und kann tun und lassen, was sie möchte. Das werde herrlich sein. In der Natur assoziiert sie zu „frei bewegen“ eine Wildschweinrotte und einen Steinadler. Als Vögel mag sie gerne den Reiher und den Kernbeißer. Sie liebt auch Hunde. Mit Katzen kann sie nicht so gut und Ratten findet sie eklig. Am meisten gefällt ihr aber der Adler,

der majestätisch und selbstbestimmt alles von oben beobachten kann. Plötzlich entdeckt sie im Regal das Buch über die Vögel in der Homöopathie von Jonathan Shore und spricht mich darauf an. Sie ist erstaunt, als ich ihr erzähle, dass inzwischen auch die Vögel Einzug in die Homöopathie gefunden haben und in den letzten Jahren erfolgreich verschrieben werden.

Sie verträgt keine fetten Sachen und Schokolade und mag keine Innereien und rohes Fleisch. Sehr gerne isst sie Hühnchen, Ei, Spaghetti mit Soße und Schnitzel mit Pommes und Salat.

Als Lieblingsfarben wählte sie Violett (11C), Grün (21C), später wählte sie noch Orange (4/5C), Rot (9C) und Dunkelviolett (19E). Sie wechselte somit jedes Mal die Farbe, was häufig ein Hinweis auf Grün als ihre eigentliche Lieblingsfarbe ist. In die Fallanalyse wurde die Farbe dann auch nicht einbezogen.

Analyse

Die Patientin bestimmt gerne selbst und fühlt sich durch die familiären Anforderungen in ihrer Bewegungsfreiheit eingeschränkt. Der Zusammenhang zwischen diesem Thema und Schulterbeschwerden war aus anderen Vogelfällen bereits bekannt und lenkte schnell die Aufmerksamkeit auf diese Mittelgruppe. Den Adler nannte sie dann als ihren Lieblingsvogel und assoziierte ihn auch mit der polaren Empfindung der Bewegungsfreiheit: Er ist majestätisch, selbstbestimmt und betrachtet alles aus der Distanz von oben. Aus vier Vogelmitteln suchte sie sich dann den Kaiseradler (*Aquila heliaca*) aus, weil sie das Gefühl hatte, er würde ihr Energie geben. Beim Weißkopfseeadler (*Haliaeetus leucocephalus*) und beim Rotschwanzbussard (*Buteo jamaicensis*) spürte sie nichts. Der Wanderfalke (*Falco peregrinus*) war ihr unangenehm.

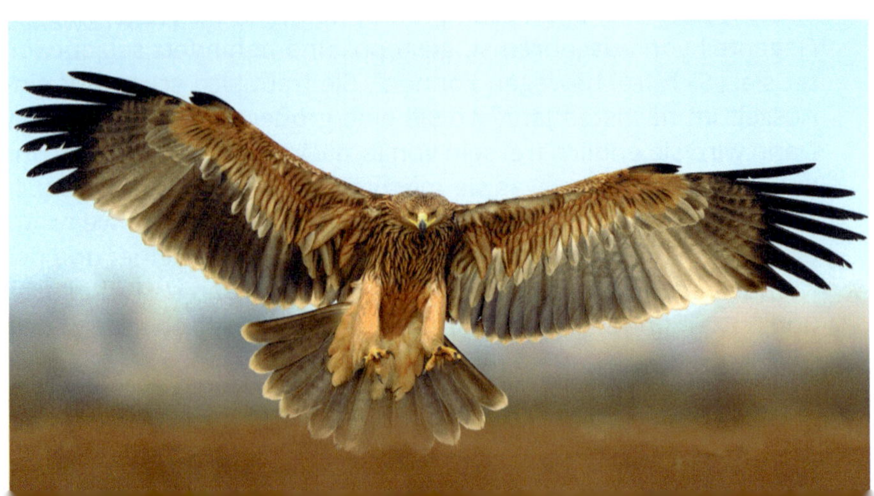

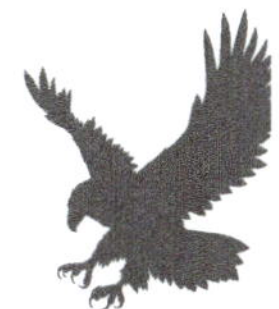

- Lanthanid: Sie ist selbstbewusst, bestimmt selbst und nimmt nicht gerne Tabletten. Vom Gesundheitssystem ist sie enttäuscht.
- Vogel: eingeschränkt durch Familienpflichten. Schultersteife. Isst gerne Hühnerfleisch und Eier.
- Adler: Lieblingsvogel, majestätisch und selbstbestimmt betrachtet er alles von oben. Anführer.

Verlauf

Sie erhielt *Aquila heliaca* MK nach der Plussing-Methode, d. h. jeweils drei Tage pro Woche mehrmals täglich einen Schluck in Wasser gelöst. Bei schweren akuten Zuständen ist dieses Vorgehen ähnlich bewährt wie bei hartnäckigen chronischen Beschwerden, weil mehrmals täglich ein Arzneireiz gesetzt wird. Die ersten beiden Tage war die Schulter noch steifer, die Patientin war sehr gereizt und niemand durfte sie berühren. Danach besserten sich die Schmerzen kontinuierlich. Statt mehrmals täglich traten die einschießenden stechenden Schmerz nur noch selten auf. Nach drei Wochen waren sie um etwa 60 % besser. Sie konnte den Arm besser anheben, er war nicht mehr so steif und sie selbst wirkte auch deutlich entspannter, weicher und lächelte auch zwischendurch. Sie merkte, wie ihr das Mittel auch allgemein guttat. Den Arm konnte sie schnell wieder fast frei bewegen. Seit drei Jahren nimmt sie *Aquila heliaca* MK meist zwei- bis dreimal jährlich ein, wenn sie merkt, dass sie sich innerlich wieder verspannt und die Schulter anspannt. Meist geht es ihr binnen weniger Tage besser.

Fall: **60-jährige Frau – somatisierte Depression, Bluthochdruck**

Die Patientin leitete einen eigenen Betrieb und kommt wegen einer seit über zehn Jahren bestehenden Fibromyalgie. Sie wirkt äußert angespannt und niedergeschlagen. Ihr Gesicht wirkt maskenartig, die Mundwinkel sind tief nach unten gezogen, ihr Blick ist hart und starr. Ihre Hände und Füße zittern. Früher sei sie eine Powerfrau gewesen, heute aber nur noch ein Häufchen Elend. Über viele Jahre hat sie ihren schwer kranken Mann gepflegt und nebenher noch den Betrieb geführt. Sie habe Tag und Nacht gearbeitet. Selbst als ihr der Arzt nach einer schweren Leberentzündung nahelegte, das Geschäft aufzugeben, hat sie weitergemacht. So etwas wie Aufgeben

gab es für sie nicht. Sie sei ein sehr disziplinierter Mensch und habe alles im Griff gehabt, jetzt traue sie sich nicht einmal mehr alleine in die nächste Stadt zu fahren. Die Pflege ihres Mannes habe sie völlig ausgesaugt, sie fühle sich leer und habe inzwischen fast sieben Kilo abgenommen. Seit Langem nimmt sie ein Antidepressivum und einen Blutdrucksenker ein. Jetzt müsse sie auch noch wegen dem zu hohen Blutzucker eine Diät halten.

Die Patientin leidet immer wieder an starken Nacken- und Schulterschmerzen. Die Kopfhaut ist dann sehr berührungsempfindlich. Es ist, als würde sich jemand festkrallen, wie ein Greifvogel. Sie formt zur Verdeutlichung ihre Hände wie zu Krallen. Er picke ihr von hinten auf den Kopf und kralle sich in ihrer Schulter fest. Sie kann sich dann nicht dagegen wehren. Es ist, als ob etwas von ihr Besitz ergreift und sie kann nichts dagegen tun. Auch in ihren Alpträumen hat sie das Gefühl, jemand verfolgt sie und will etwas von ihr, sodass sie fliehen muss. Sie schreit dann, wacht mehrmals auf und kann dann nur schwer wieder einschlafen. Ihr Leben lang schon musste sie durchhalten. Sie kam mehr nach ihrem Vater und dachte immer, die Mutter mag sie nicht.

Sie mag kein Schweinefleisch und keine Austern, isst aber gerne Wild und Fisch.

Sie schaut gerne Raubvögeln zu, wenn sie am Himmel ihre Kreise ziehen. Am liebsten mag sie den Adler. Als sie dies erzählt, lächelt sie zum ersten Mal und ihr Gesicht entspannt sich etwas.

Als Lieblingsfarbe sucht sie sich ein kräftiges Orange (5CD) aus.

Analyse

Die Patientin war eine Powerfrau in leitender Position im eigenen Betrieb und war es gewohnt, alles selbst im Griff zu haben. Die Doppelbelastung von der Pflege ihres schwer kranken Mannes und die Führung eines eigenen Betriebes haben sie total ausgelaugt. Jetzt hat sie der Schmerz fest im Griff, der ihr wie ein Greifvogel im Nacken sitzt und ihr außerdem auch noch auf dem Kopf herumpickt. Sie isst gerne Wild und Fisch. Während sie mit innerer Anteilnahme von den Raubvögeln und vom Adler berichtete, entspannten sich zum ersten Mal während der Anamnese ihre verhärteten Gesichtszüge und sie lächelte sogar. Sie erhielt den Kaiseradler (*Aquila heliaca*) als MK.

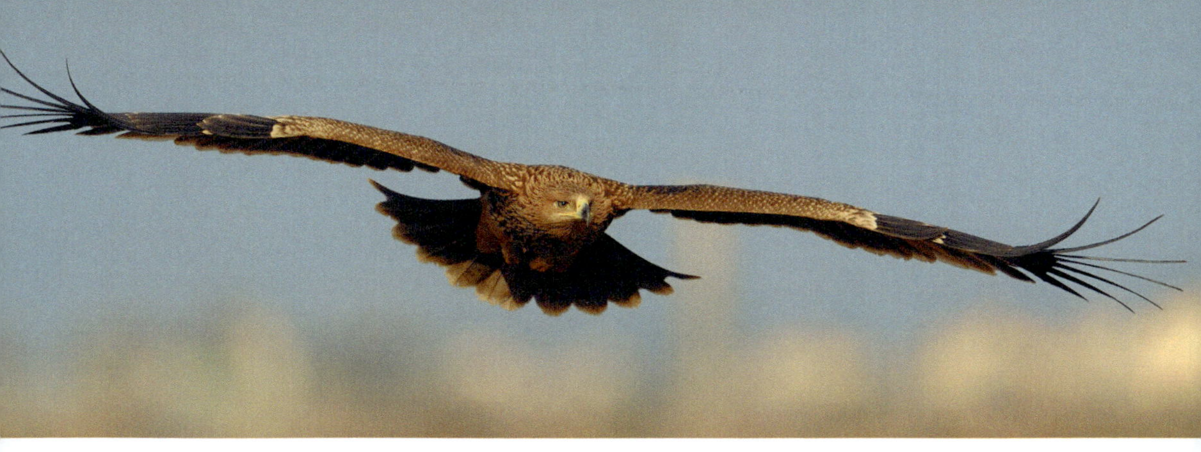

Verlauf

Schon nach zwei Tagen war sie viel ruhiger. Es war, als würde etwas aus ihr herausströmen, wie ein elektrischer Strom. Sie war plötzlich wieder sie selbst. Sie hatte normale Blutdruckwerte und ein Facharzt sagte, sie bräuchte keine Blutdruckmittel mehr einzunehmen. Das Gefühl der krallenden Hand in ihrer Schulter war viel schwächer – sie konnte es kaum glauben. Über viele Jahre war sie regelmäßig zu einem Manualtherapeuten gegangen und die Schmerzen waren nicht besser geworden. Jetzt konnte sie fast schmerzfrei einfach auch mal auf dem Sofa sitzen und in Ruhe Zeitung lesen. Nach weiteren 6 Wochen geht es ihr viel besser. Sie schläft meist durch und hat keine Alpträume mehr. Die Kopfhaut ist nicht mehr berührungsempfindlich und der Nacken und die Schultern sind schmerzfrei. Sie hat nicht mehr das Gefühl der Kralle. Sie redet mehr, und ihre Bekannten sagen, sie sei nicht mehr so traurig, obwohl sie inzwischen nur noch die Hälfte des Antidepressivums nimmt. Sie hat auch wieder fünf Kilogramm zugenommen.

Kommentar

Beide Patientinnen sind und waren selbstbewusste „Anführerinnen", die im kranken Zustand steif, angespannt und kühl wirkten. Wie bei anderen Raubvogelmittel auch zeigte sich diese innere Anspannung durch hartnäckige Muskelverspannung im Bereich von Nacken und Schultern. Auslöser waren ebenfalls die „weltlichen" Verpflichtungen wie Haushalt und Pflege kranker Angehöriger. Im Vergleich zu anderen Raubvogel-Patienten hatten sie ein Auftreten von selbstverständlicher Autorität, das an Stadium 10 und an *Platin* erinnert. Es fehlte das Thema der Geschwindigkeit wie bei *Falco* und sie hatten kein Verlangen nach Lachs, wie bei *Haliaeetus*. Beide Patientinnen wählten unter anderem Orange als ihre Lieblingsfarbe. (5C)

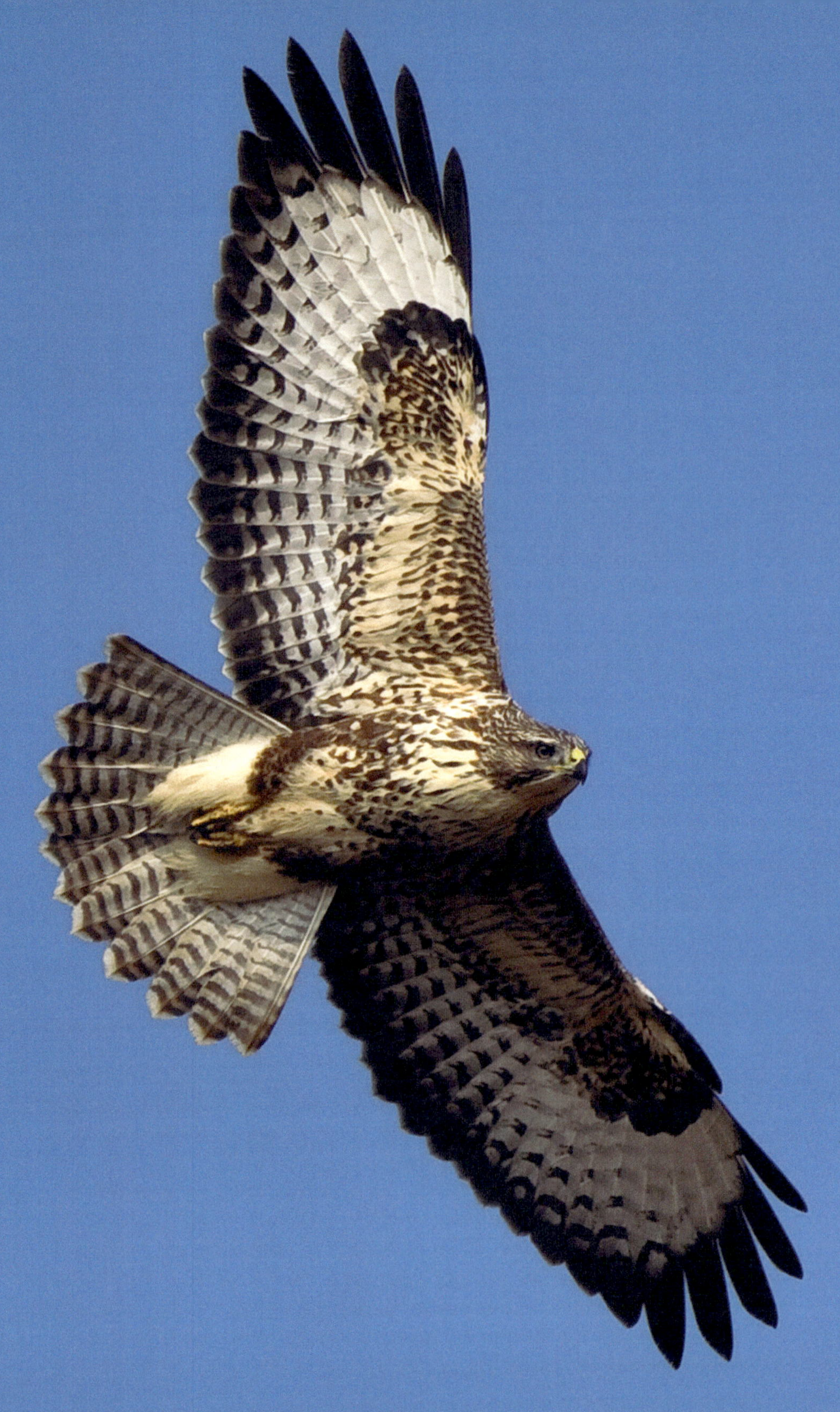

2.4 Mäusebussard

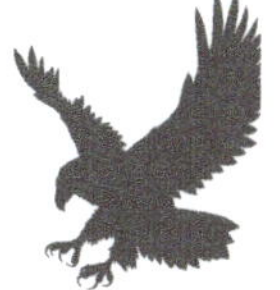

Buteo buteo *Buteo-b.*

Familie: Habichtartige (Accipitridae)
Unterfamilie: Bussardartige (Buteoninae)

Die Sorge um den schwermütigen Mann macht die Patientin unbeweglich und zieht sie herunter, als hätte sie schwere Eisenschuhe an.

Fall: 54-jährige Frau – Fersensporn und Depression

Die Patientin ist Mitte 50 und arbeitet als Arzthelferin. Sie ist von kräftiger Statur und hat durch ihr Übergewicht immer wieder Probleme mit ihrem Rücken und ihren Gelenken. Sie hat in ihrem Leben schon viel Schwieriges ertragen müssen, kann darin aber auch etwas Gutes sehen, wie sie es in ihrer Schriftprobe formuliert.

„Man muss durch viele Tiefen und Höhen gehen im Leben. Aber alle Erfahrungen, die man im Laufe der Jahre macht, seien sie nun erfreulich oder schicksalsträchtig, formen den Menschen an sich. Deshalb kann man auch aus Negativem etwas Positives für sich herausziehen. Auch eine Fahrt durch einen dunklen Tunnel führt uns irgendwann wieder ans Tageslicht. Genauso begegnet uns im Leben die Dunkelheit in Form von Krankheit und Depression, damit wir das Licht wieder schätzen lernen und alles viel intensiver wahrnehmen."

Ihre Hauptbelastung ist ihr Mann, ein wahres Schwergewicht. Er hat wiederholt schwere depressive Phasen mit Suizidgedanken und war deshalb auch schon in einer psychiatrischen Klinik. Bei ihren wiederkehrenden Rückenschmerzen und Verspannungen im Lendenbereich halfen ihr früher am besten *Chamomilla* und *Follikulinum*.

Dieses Mal kommt sie mit Fersenbeschwerden zu einem Kurztermin in die Praxis. Nach längerem Sitzen oder Liegen sticht es in die Fersen, so als würde ein Dorn hineingestochen. Es sei, als habe sie einen schweren Eisenschuh an, der sie am Gehen hindert. Sie kann kaum auf ihren Fersen stehen. Ihre Glieder sind steif und sie fühlt sich in ihrer Beweglichkeit eingeschränkt. Ihr fällt auf, dass sie

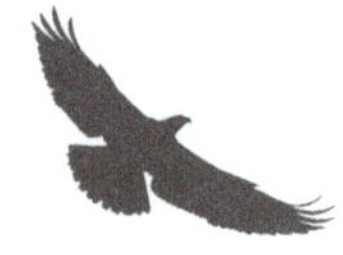

sich viel freier und aktiver fühlte, als ihr Mann wegen seiner Depressionen in der Klink war. Wenn er zu Hause ist, hat sie ein ähnliches Gefühl. Sie fühlt sich unfrei, so als ziehe sie jemand runter. Wieder sagt sie, es ist, als hätte sie schwere Eisenschuhe an und käme nicht vom Fleck. Ihr Mann sitzt abends meist vorm Fernseher oder Computer. Ihm zuliebe setzt sie sich dazu, obwohl sie viel lieber ein Buch lesen würde. Oft fühlt sie sich für seine gedrückte Stimmung mit verantwortlich.

Danach gefragt, was sie mit frei sein assoziiert, sagte sie: „Frei sein ist leicht sein, wie ein Vogel. Ungebunden sein und nur schweben. Keine Verpflichtungen haben." Gerne wäre sie mal so frei wie ein Adler.

Analyse

Die Patientin war als Kurztermin in die laufende Sprechstunde „eingeschoben" worden. Es war also nicht viel Zeit für eine ausführliche Anamnese. Doch in der kurzen Zeit brachte sie das Thema vieler Vogelmittel zum Ausdruck: die Bewegungseinschränkung durch familiäre Verpflichtungen. Sie fühlt sich, als hätte sie schwere Eisenschuhe an, die sie auf die Erde herunterziehen. Dieselbe Empfindung tritt während ihrer körperlichen Hauptbeschwerden auf, den stechenden Fersenschmerzen. Es sind Schmerzen, als ob etwas Spitzes in den Körper hineingebohrt wird, wie ein Dorn oder Messer. So beschrieben auch andere Patienten, die gut auf Raubvögel ansprachen, ihre Schmerzen. Viele Raubvögel töten ihre Beute, indem sie ihre scharfen Krallen in die Opfer bohren.

Mit der gegenteiligen Empfindung von „eingeschränkt" verband sie das freie Schweben der Vögel. Sie wünschte sich, frei von Verpflichtungen zu sein und wäre gerne einmal ein Adler.

Es ist meist irreführend, wenn man ein Mittel nur nach dem Verwandlungswunsch, wie hier dem Adler, verschreiben würde. Obwohl für den Adler auch die Schmerzempfindung von etwas Bohrendem, Stechendem zutrifft. Fast alle Patienten, denen wir in unserer Praxis erfolgreich Adlermittel und *Buteo jamaicensis* verschrieben haben, sind im Gegensatz zur Patientin eher hager, haben scharfe markante Gesichtszüge und einen stechenden Blick. Die Patientin hingegen ist eher stämmig und untersetzt, wie die andere Patientin aus dem nachfolgenden Fall.

Um das infrage kommende Mittel näher zu bestimmen, gab ich ihr die Mittel *Aquila chrysaetos* (Steinadler), Weißkopfseeadler (*Haliaeetus leucocephalus*), Mäusebussard (*Buteo buteo*) und Rotschwanzbussard (*Buteo jamaicensis*) in die Hand, um zu sehen, ob sie einen Unterschied bemerkte. Beim Stein- und Weißkopfseeadler spürte sie nichts. Der Rotschwanzbussard war unangenehm in der Hand und der Mäusebussard fühlte sich gut und leicht an. Also erhielt sie eine Gabe *Buteo buteo* M.

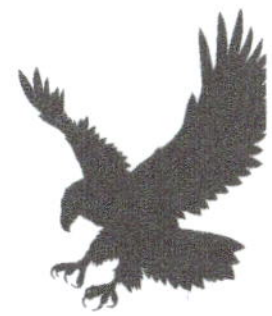

Verlauf

Vier Wochen später kam sie mit ihrer schwarzen Harley zum Termin. Sie hatte einen schwarzen Rucksack dabei, auf dem ein Weißkopfseeadler abgebildet war. Nach einem Tag sei ein Ruck durch ihren Körper gegangen. Schon am zweiten Tag spürte sie ihre langjährigen Rückenschmerzen nicht mehr. Eine Woche nach *Buteo buteo* M wachte sie jeden Morgen mit Schmerzen in ihrer linken Hand auf, als hätte sie die ganze Nacht die Faust geballt. Dies war ein altes Symptom, das sie von früher her kannte. Es blieb fünf Tage und verschwand dann wieder Die Fersenschmerzen waren inzwischen um 60 % gebessert. Auf die Frage, ob sich seither sonst etwas geändert hätte, sagte sie, dass sie sich die ganzen Jahre nur angepasst hätte. Der Verantwortungsdruck, für Mann und Eltern sorgen zu müssen, sei jetzt von ihr abgefallen. Es sei immer auf ihre Kosten gegangen. Jetzt achte sie mehr auf sich und ihre Bedürfnisse. Sie mache nun mehr Sport, fühle sich leichter und befreiter. *Buteo buteo* wurde in der C 200 wiederholt. Auch die zweite Gabe ging wie durch den ganzen Körper hindurch. Ihre Stimmung war weiterhin sehr gut, obwohl ihr Mann inzwischen wieder aus der Klinik zurückgekehrt war. Sie hatte angefangen in einem Chor zu singen. Durch das Singen spürte sie, wie sich ihr Herz öffnete. Menschen aus ihrem Umfeld bemerkten ihre positivere Ausstrahlung und ihre leuchtenden Augen. Sie fühlte sich leichter und hatte ein paar Kilo abgenommen. Essen war nicht mehr so wichtig, dass sie ständig daran denken musste.

Fall: **54-jährige Frau – Schulter-Arm-Syndrom**

Die Patientin hat einen gedrungenen, untersetzten Körperbau und wirkt körperlich schwerfällig, obwohl sie regelmäßig Sport treibt. Ihre Augen haben schon viel Leid gesehen und wirken tiefgründig und traurig. Selbst bezeichnet sie sich als ehrlich und verantwortungsvoll. Sie engagiert sich ehrenamtlich in Hilfsprojekten für die Dritte Welt und hat eine therapeutische Ausbildung.

Drei Jahre zuvor kam sie erstmals wegen Wechseljahresbeschwerden und Depression zu mir in die Praxis. Ihr Hormonhaushalt war durcheinander und sie hatte das Gefühl, dass sie den Kontakt zu sich verloren hatte. Sie träumte von ihrem eigenen Tod. Damals half ihr *Thulium muriaticum*, um ihre innere Mitte wiederzufinden.

Im Frühjahr 2013 suchte sie mich dann erneut auf. Dieses Mal wegen massiver Nacken- und Schulterverspannungen. Sie sei wie „flügellahm", hätte kaum mehr Kraft in den Händen und Probleme einen Flaschendeckel aufzuschrauben. Ihre Arme fühlten sich so schwer an, dass sie diese kaum mehr hochheben konnte. Um es zu verdeutlichen, breitete sie ihre Arme wie Flügel aus und versuchte sie hochzuheben, schafft es aber nur mit Mühe, diese etwa 45 Grad zu abduzieren. Sie und ihr Mann hätten es immer mit den Vögeln. Erstaunt frage ich nach, und die Patientin sagte, er würde ihr nicht die Flügel stutzen und sie fliegen lassen. Trotzdem habe sie das Gefühl, die Zeit würde ihr davonrennen und sie käme nicht mehr vom Boden los, alles sei so schwer. Sie habe zu viele Ideen, würde alles zigmal überdenken und könne so die Tage nicht mehr einfach nur genießen. Schönes würde sie schlechtreden. Auf die Frage, wie sich denn das Gegenteil dieser Schwere anfühlen würde, breitet sie wiederum die Arme aus und bewegt sie wie Flügel auf und ab. Es sei wie auf Wolke sieben zu schweben, leicht und locker. Es sei wie fliegen oder das Schweben einer Feder. Man könne alles von oben betrachten und würde es nicht so schwernehmen. Man würde es nicht kritisieren, sondern leichtnehmen. Man komme in eine Luftströmung, aus der man nicht mehr heraus will, so wie ein Mäusebussard, der sich in der Thermik hochschraubt. Sichtlich innerlich berührt und mit feuchten Augen sagt sie: „Ich möchte nur einmal im Leben fünf Minuten so schweben können und mich treiben lassen, ohne mich zu bewegen, das wäre wunderbar." Sie hält inne und scheint für einige Augenblicke ganz in dieser tiefen Empfindung versunken. Sie liebt es, mit dem Flugzeug zu fliegen und die Power beim Start zu spüren. Sie tanzt gerne Foxtrott und Swing. Das sei wie Abheben, als würde man sich aus seinem schweren Körper lösen und schweben. Sie tanzt lieber, als nur auf dem Boden Gymnastik zu machen. In Entspannung kommt sie, wenn sie progressive Muskelrelaxation praktiziert. Autogenes Training hingegen sei nichts für sie.

Ihre Lieblingsfarben sind Hellblau (15B), Apricot (4B), Türkisblau (19C), verschiedene Grüntöne (21A, 22E, 23C).

Ich gab ihr nacheinander *Buteo buteo* (Mäusebussard), dann *Buteo jamaicensis* (Rotschwanzbussard) und *Milvus milvus* (Rotmilan) in die Hand. Bei *Buteo jamaicensis* bekam sie Schmerzen, die vom Nacken in den Hinterkopf zogen. Bei *Milvus milvus* bekam sie heftiges Herzklopfen und *Buteo buteo* war einfach nur angenehm.

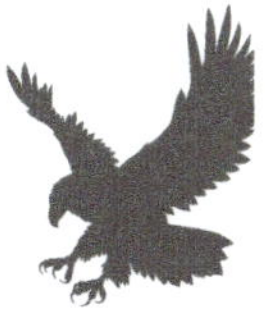

Analyse

Sie hat eine therapeutische Ausbildung und engagiert sich ehrenamtlich für Menschen in der Dritten Welt. Wir sehen hier wieder das Lanthaniden-Thema, die Welt zu einem besseren Ort zu machen. Sie braucht ihre eigene Freiheit und ist froh darüber, dass ihr Mann ihr diese auch lässt. Bei der Schilderung ihrer Armbeschwerden bezeichnet sie sich selbst als „flügellahm" und stellt direkt einen Bezug zu Vögeln und schließlich zum Mäusebussard her. Ihr Mann stutzt ihr nicht die Flügel und lässt sie fliegen und sich frei entfalten. Sie hingegen fühlt sich derzeit schwer, die Zeit rennt ihr davon und sie kommt nicht mehr vom Boden los, würde aber doch so gerne einmal fliegen können und sich in der Luft treiben lassen wie ein Bussard.

Unter den drei angebotenen Vögeln sucht sie sich dann selbst den Mäusebussard aus. Im Vergleich zu den *Buteo jamaicensis*- und *Milvus*-Patientinnen wirkt sie viel schwerer und auch ihr Körperbau ist gedrungener und schwerer. Da sie bei verschiedenen Konsultationen meist eine andere Farbe aussuchte, wurde die Farbwahl bei der Arzneimittelwahl nicht berücksichtigt. Apricot (4B) war die einzige Farbe, die sie zweimal nannte. Sie mag aber wie die Patientin im vorangehenden Fall auch Hellblau (15/16B).

Verlauf

Zwei Wochen nach der Einnahme von *Buteo buteo* C 200 sieht sie viel vitaler aus. Am ersten Tag nach der Einnahme seien die Schulterschmerzen schlimmer, ab dem zweiten Tag aber viel besser geworden. Inzwischen war sie fast schmerzfrei und konnte die Arme besser bewegen und anheben. Sie konnte wieder ohne Probleme Flaschendeckel öffnen.

Der Patientin wurde klar, dass sie sich durch einen anstehenden Verwandtenbesuch selbst total unter Druck gesetzt hatte. Sie wollte starten, fühlte sich aber total am Boden festgehalten. In einem Traum flog sie mit silbernen Flügeln, plötzlich wurde die Situation bedrohlich und eine Stimme mahnte sie, du kannst das doch nicht. *Buteo* C 200 wurde noch zweimal wiederholt. Inzwischen kann sie

ihre Arme wieder frei bewegen und die Nackenverspannungen sind seither nicht mehr aufgetreten.

Materia Medica

- Vogelthemen allgemein: Bewegungseinschränkung durch Verantwortungslast und Pflichtgefühl gegenüber der Familie, Sehnsucht nach Leichtigkeit und Fliegen.
- Greifvogelthemen: stechende, bohrende Schmerzen wie von einem scharfen Gegenstand (Messer, Dorn, Kralle).
- *Buteo buteo*: Flügellahm und schwerfällig.
- Lieblingsfarbe wie *Buteo jamaicensis* 15/16B.
- Allen unseren Patienten, denen *Buteo buteo* half, waren im Gegensatz zu anderen Raubvogelfällen von kräftiger, stämmiger Statur.

Prüfungssymptome

- Als ob jemand das rechte Knie umgreift und zusammendrückt, wie mit einer Klammer mit dünnen festen Ausläufern.
- Das rechte Bein ist unterhalb des Knies bleischwer und lahm, als hätte man schwere Eisenschuhe an und würde nur sehr langsam vorankommen und das rechte Bein mühsam nachschleifen.
- Gefühl von einem schweren Gewicht um die rechte Fußfessel, das am unbeschwerten Gehen hindert.
- Der rechte Knöchel fühlt sich an, als würde er von einem Eisenring eingeschnürt.
- Der Körper lastet schwer, etwas zieht den Schädel nach oben, so als würde ein schweres, dunkles braunes altes Tuch von einem Möbelstück oder einer Statue weggezogen. Das Tuch erhebt sich wie ein fliegender Teppich in die Luft. Anfangs bewegt er sich nur schwerfällig und langsam. Dann wird er immer heller und leichter und bewegt sich nach oben. Der Körper fühlt sich nun leicht und unbeschwert an.

Allgemeines zum Mäusebussard

Der Mäusebussard ist der häufigste Raubvogel in Mitteleuropa. Sein Gefieder kann recht unterschiedlich gefärbt sein von weißbraun gefleckt bis fast dunkelbraun, was sich auch in seinem französischen Namen (Buse variable) niederschlägt. Hauptsächlich besteht seine Nahrung aus Mäusen und Amphibien (Frösche, Lurche), aber auch Laufkäfer, Regenwürmer und Nacktschnecken. Wie bei den Falken auch sind die Bussardweibchen größer als die Männchen. Bussarde werden bis zu 1,3 kg schwer, haben eine Spannweite von nicht ganz 1,5 Meter und können bis zu 25 Jahren alt werden.

Man sieht den Bussard häufig auf Zaunpfosten und Masten sitzen, manchmal sogar direkt neben der Straße oder auf Mittelleitplanken an der Autobahn, was ihm aber auch selbst zum Verhängnis werden kann. Es ist offensichtlich, dass er sich dem Menschen und dem zunehmenden Verkehr angepasst hat, da er sich gerne auch vom Aas überfahrener Tiere ernährt. In letzter Zeit hört und liest man immer wieder von Angriffen von Bussardweibchen auf Jogger in der Nähe ihrer Nester, die manchmal auch blutig ausgehen.

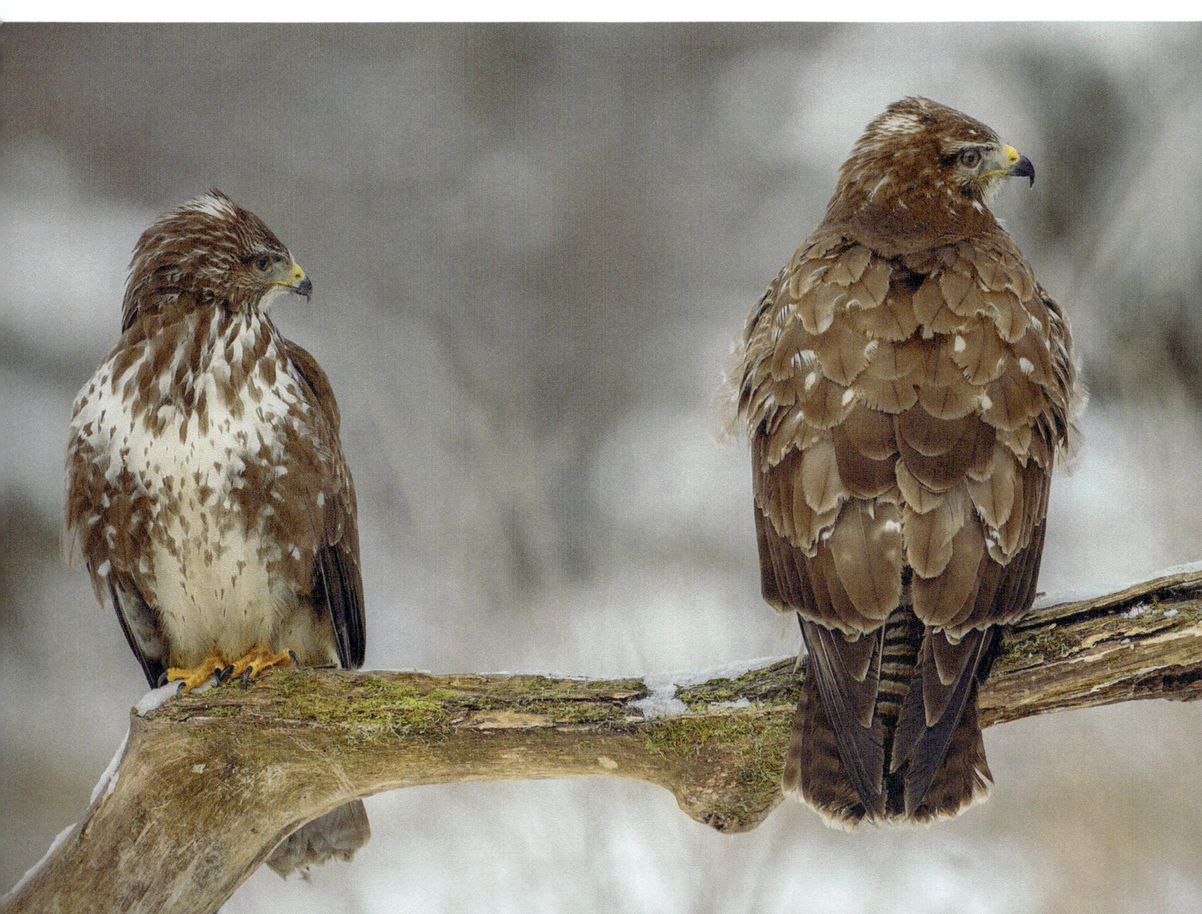

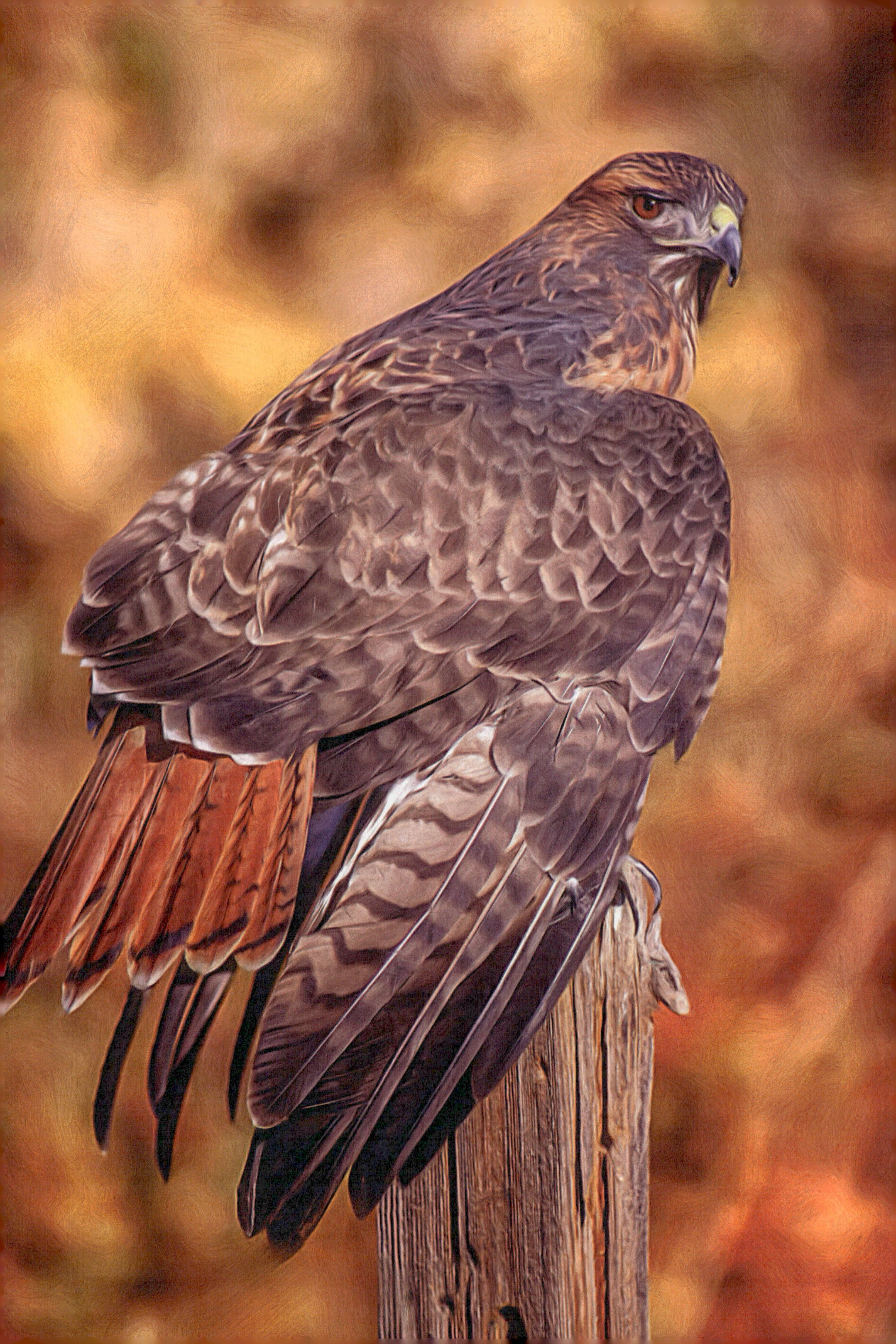

2.5 Rotschwanzbussard

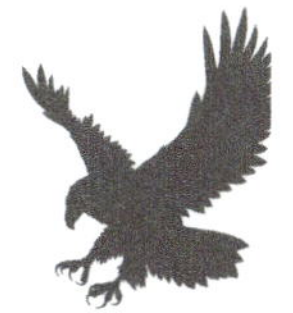

Buteo jamaicensis *Buteo-j.*

Familie: Habichtartige (Accipitridae)

Gattung: Bussardartige (Buteoninae)

Sie fühlen sich verantwortlich für die Schwachen und Verletzlichen und sind dadurch so eingespannt, dass sie in ihrer eigenen Bewegungsfreiheit eingeschränkt sind.

Fall: **40-jährige Frau – Nackenverspannungen, Depression**

Die Patientin ist Sozialarbeiterin in einem Heim für geistig Behinderte und interessiert sich für Yoga. Während der Anamnese zupft sie wiederholt an ihren Fingerspitzen. Sie wirkt traurig, geknickt und etwas konfus.

Eigentlich sei sie ein fröhlicher und lebensfroher Mensch. Ihre kindliche Freude und Unbekümmertheit seien jedoch seit einer Lebenskrise wie hinter einem Schleier verborgen. Ihr Herz öffne sich nicht mehr für die Schönheit der Natur und die besonderen Augenblicke im Leben. Zwei Jahre zuvor hatte ihr Mann sie wegen einer anderen Frau verlassen und sie stand mit den beiden gemeinsamen Kindern plötzlich alleine da. Bei deren Versorgung fühlte sie sich alleingelassen und es bleibe keine Zeit mehr für sie selbst. Es war wie ein Schock. Das Leben war plötzlich wie auf den Kopf gestellt. Sie fühlte sich wie distanziert und nicht mehr mit dem Leben verbunden.

Sie sei so eingeschränkt, als würde ein Riesenklotz auf ihrem Nacken liegen oder ihr jemand im Nacken die Hand auflegen und sie nach unten drücken. Der gesamte Nacken war sehr verspannt und die rechte Hand manchmal taub. In der Schulter hatte sie einen Schmerz, als würde etwas Scharfes reinpieksen. Es sei wie in einem Korsett. Nichts sei mehr locker, flockig und man könne nicht mehr einfach „lospreschen". Sie sei nicht mehr frei. Der Kopf fühlt sich dumpf an, sei wie in Wolle gepackt und sie könne nicht mehr klar denken. Ihr Körper fühle sich so schwer an, dass sie ihn kaum mehr tragen könne. Der Schleier sei wie eine Glasscheibe, hinter der sie

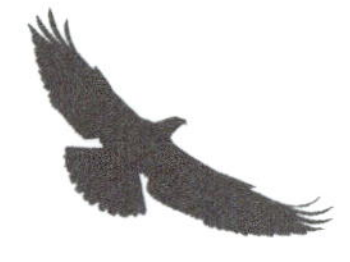

stehe und emotional nichts mehr fühle. Frei sein hingegen sei ganz im Hier und Jetzt zu sein, gedankenlos, flexibel und durchlässig zu sein, wie bei einer tiefen, entspannten Meditation. Sie träumt oft vom Fliegen, dabei fliegt sie über die Welt und sieht sich alles von oben an: Sie hat sich gefühlt wie im Rausch, sie war losgelöst von der Erde und sah sich selbst unten laufen. Ein ähnliches Gefühl empfindet sie beim Tanzen. Da sei sie frei und euphorisch und könne richtig abheben.

Wie distanziert und nicht mehr mit dem Leben verbunden.

Sie liebt Tiere. Als Teenager ist sie gerne ohne Sattel mit dem Pferd einfach durch die Wiesen geritten. Sie mag Adler, weil diese mit ihren Augen gestochen scharf sehen können. Eulen gefallen ihr, weil sie nicht ganz von dieser Welt seien und wie hinter einer Scheibe. Seit ihrer Jugend isst sie kein Fleisch und Fisch nur selten. Gerne mag sie Salat, Süßkartoffeln und Kürbis. Als Lieblingsfarben nennt sie Pink (13D), Blau (16C) und Grün (21C).

Analyse

Bei der Patientin lassen sich Merkmale der Lanthaniden beobachten: Sie ist in einem sozialen Beruf tätig, beschäftigt sich mit Yoga, Meditation und liebt die Natur. Kennt man das allgemeine Vogelthema der Nackenverspannung als körperlichen Ausdruck der sie niederdrückenden und ihrer eigenen Freiheit beraubenden Verantwortungslast, denkt man schnell an eine Vogelarznei. Ebenso passt das Gefühl, wie in einem Korsett zu sein, und der eindrückliche Flugtraum: Statt in ihrem schweren Körper, den sie kaum mehr tragen kann, schwebt sie leicht und frei hoch in der Luft und schaut sich alles aus der Distanz von oben an.

Auf die Frage nach ihrem Verhältnis zu Tieren erwähnt sie den Adler mit seinen scharfen Augen und die Eule. Hierbei verwendet sie seltsamerweise genau den Ausdruck, den sie dafür benutzt, ihren eigenen Zustand zu beschreiben: Sie sei nämlich wie hinter einem Schleier. Gerne hätte ich ihr die Schleiereule gegeben. So gab ich ihr einige Vogelmittel einfach nacheinander in die Hand und bat sie, mir ihre Eindrücke zu schildern.

Bei der Schleiereule (*Tyto alba*), dem Steinadler (*Aquila chrysaetos*), dem Haussperling (*Passer domesticus*), dem Höckerschwan (*Cygnus*

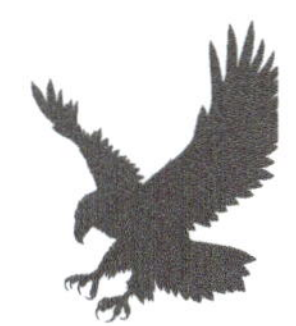

olor) und dem Virginia-Uhu (*Bubo virginianus*) spürte sie nichts. Beim Weißkopfseeadler (*Haliaeetus leucocephalus*) hatte sie das Gefühl, sie werde tief nach unten gezogen, und beim Rotschwanzbussard (*Buteo jamaicensis*) fühlte sie sich plötzlich kraftvoll, und es war so angenehm, das Arzneifläschchen in der Hand zu halten, dass sie es gar nicht mehr loslassen wollte.

In der Prüfung von *Buteo jamaicensis* stand der Konflikt zwischen dem eigenen Freiheitsbedürfnis und der Befriedigung fremder Bedürfnisse deutlich im Vordergrund. Bei *Buteo jamaicensis* handelt es sich vor allem um die Bedürfnisse der Kinder – und insbesondere um Menschen, die besonders viel Aufmerksamkeit und Zuwendung brauchen, wie behinderte oder misshandelte Kinder. Als Sozialarbeiterin in einem Heim für Behinderte kam sie oft an die Grenzen ihrer Belastbarkeit.

In der Prüfung waren ebenfalls Verwirrung und Desorientierung ein Thema ähnlich wie bei *Petroleum*. Die Prüfer fanden sich in vertrauten Straßen nicht mehr zurecht. Sie selbst machte bei der Erstanamnese einen konfusen und verwirrten Eindruck und ließ zuletzt ihre Mütze im Wartezimmer liegen. Weitere Ähnlichkeiten zwischen ihren Aussagen und Prüfungssymptomen sind in der folgenden Tabelle aufgelistet.

Sie erhielt eine Einzelgabe *Buteo jamaicensis* M.

Tab. 3.1: Vergleich zwischen den Symptomen der Patientin und den Symptomen der Arzneimittelprüfung

Patientin	Prüfer
Wie hinter einer Glasscheibe verborgen.	„Auf der anderen Seite einer Glaswand war eine Gruppe Prärieindianer und ich dachte mir, ich möchte da sein, Ich konnte nicht durch das Glas auf die andere Seite."
Distanziert, wie nicht mehr mit dem Leben verbunden.	Distanziert ... losgelöst ... nicht beteiligt.
Träumt oft vom Fliegen, dabei fliegt sie über die Welt und sieht sich alles von oben an. Es war wie im Rausch. Sie war losgelöst von der Erde und sah sich selbst unten laufen.	• Träume davon, mich selbst von oben zu sehen und mich nicht zu erreichen. • Ich hatte das Gefühl zu fliegen, sehr hoch in der Luft, als hätte ich Drogen genommen.

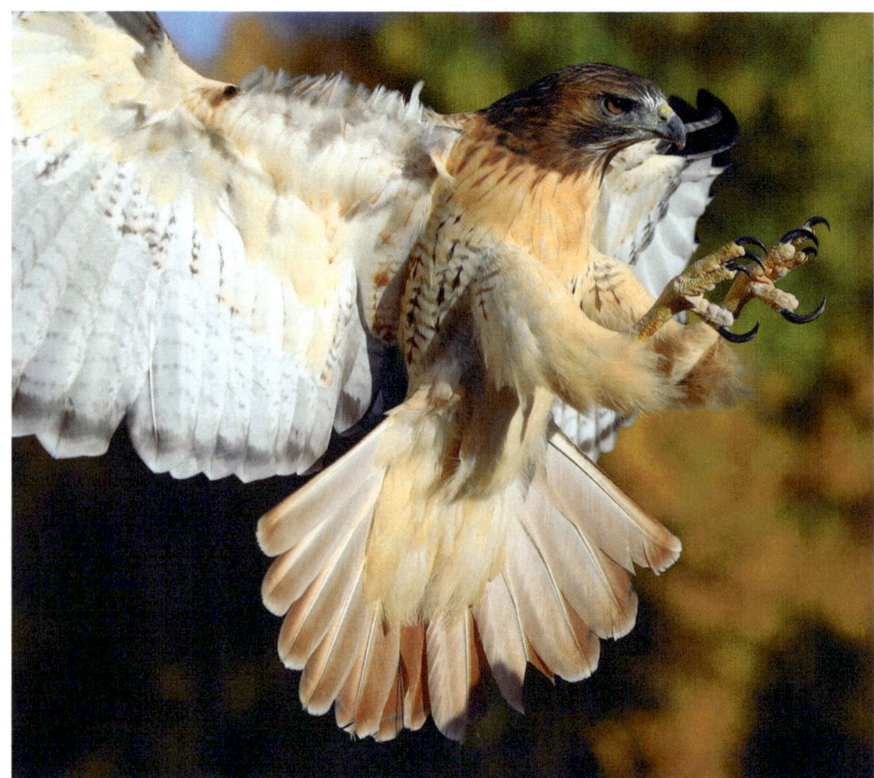

Rotschwanzbussard (*Buteo jamaicensis*)

Verlauf

Zwei Wochen später geht es ihr sehr gut. Der Klotz im Nacken ist verschwunden und sie hat nicht mehr das Gefühl, als trage sie die Last der ganzen Welt im Nacken. Es fühle sich weicher, leichter und entspannter an. Auch das tägliche Zusammensein mit ihren Kindern sei viel leichter und luftiger. Davor sei alles so einengend gewesen, und sie habe die Welt nur noch wie durch einen Schleier oder ein trübes Glas wahrgenommen. Sie habe auch wieder richtig schöne Momente und könne sich wieder einfach über das Leben freuen, es einfach nehmen, wie es ist.

Dieser Zustand hielt etwa drei Wochen an, dann wurde alles wieder schwerer und sie spürte leichte stechende Schmerzen. *Buteo jamaicensis* M wurde noch zweimal nach vier und acht Wochen gegeben. Die Nackenverspannung und die depressive Stimmung sind seither nicht mehr aufgetreten.

Fall: 10-jähriges Mädchen – Nackenverspannung, Geschwisterrivalität, selbstverletzendes Verhalten

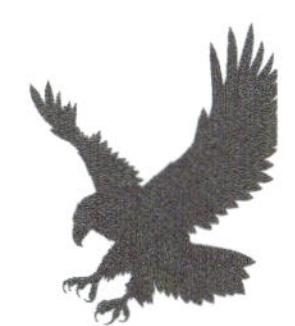

Sie ist die Tochter der Patientin aus dem vorangehenden Fall, in deren Begleitung sie kommt. Sie wirkt recht selbstbewusst und für ihre zehn Jahre schon sehr reif. Seit der Trennung der Eltern vor drei Jahren ist sie oft angespannt und reagiert wegen Kleinigkeiten schnell aufbrausend gegenüber ihrer jüngeren Schwester. Sie hat begonnen, an den Fingernägeln zu kauen, und es kommt auch vor, dass sie sich mit Nadeln die Haut um die Nägel aufsticht. Während der Anamnese verbiegt sie die Finger der einen Hand mit der anderen Hand nach hinten.

Zu Beginn der Anamnese sagt sie spontan und ungefragt, dass es ihr größter Wunsch sei, fliegen zu können wie ein Vogel. Und zwar so, dass ihr selbst richtige Flügel wachsen. Auf die Frage, an welchen Vogel sie dabei denke, antwortet sie: „Kein Geier, der sei nämlich zu weit oben, eher ein Bussard." Sie liebt Raubtiere. Vor allem Adler und Königstiger. Ihr Lieblingstier ist der Steinadler. Sie malt, liest und klettert gerne. Ihr zweitgrößter Traum ist es, einmal in einen Dschungel zu gehen, weil es dort viele verschiedene Pflanzen gibt. Gerne mag sie Holunder, Vergissmeinnicht, Ahorn und Weiden. Am besten findet sie Bäume, auf denen sie klettern kann.

Ihr größter Wunsch ist, fliegen zu können wie ein Bussard.

In einem Traum steht sie im Dschungel. Über ihr sind mehrere Ebenen, auf denen Motorräder stehen. Sie flieht vor einem Tiger.

Ihre Lieblingsfrucht ist die Mango. Gerne isst sie Schmelzkäse, Käsespätzle, Raclette, Backofenkartoffeln, Salat mit Soße, Fleisch und geräucherten Lachs, Süßes und Rührei. Zucchini, Tomaten und Geflügel mag sie gar nicht.

Sie wünscht sich, dass die Menschen besser mit der Welt umgehen. Ihr Lieblingsbuch ist „Der kleine Hobbit". Sie findet es toll, in die ganze Welt reisen zu können. Ihre Mutter beschreibt sie als einerseits klar und verständnisvoll und andererseits als sehr verträumt. Sie sei ihr sehr ähnlich und habe ein feines Gespür für die Stimmung ihrer Mitmenschen.

Analyse

Hier war die Mittelwahl nicht schwer. Ihr größter Wunsch ist es, dass ihr Flügel wachsen und sie wie ein Bussard fliegen kann. Ihre Mutter hatte bereits sehr gut auf *Buteo jamaicensis* reagiert. Sie ist ihrer Mutter sehr ähnlich und leidet ebenfalls an Verspannungen im Nacken. Sie hat Schwierigkeiten ihre Aggressionen zu kontrollieren. Manchmal kaut sie an ihren Fingernägeln oder sticht sich mit Nadeln, dann bricht es aber auch wieder gegenüber der kleinen Schwester heraus. Sie wünscht sich, dass die Menschen besser mit unserer Welt umgehen.

Verlauf

Schon eine Woche nach *Buteo jamaicensis* MK ist sie viel entspannter und geht bei Konflikten mit ihrer Schwester nicht gleich hoch. Sie kann besser äußern, wenn etwas nicht stimmt, ohne gleich loszuschreien. Außerdem kaut sie nicht mehr so oft an den Nägeln. Ihrer Heileurythmistin fällt auf, dass sie im Schultergürtel nicht mehr so verspannt ist. Nach acht Monaten geht es ihr immer noch gut. Sie sei viel ausgeglichener und nur, wenn sie beim Lesen sehr angespannt ist, knabbere sie hin und wieder noch an ihren Nägeln. Über ein Jahr hört man nichts. Inzwischen ist sie auf einer weiterführenden Schule in der Stadt und muss morgens schon sehr früh aufstehen. Sie geht aber gerne in die neue Schule, da sie wissbegierig ist und ihre Klassenlehrerin sehr mag. Sie hat nicht mehr über Nackenverspannungen oder Kopfschmerzen geklagt. Sie sticht auch keine Nadeln mehr unter die Haut an ihren Nägeln.

Fall: 38-jährige Frau – Nackenverspannungen, Kopfschmerzen und Schulterprobleme

Die Patientin war sehr verspannt. Sie wirkte auch innerlich sehr angespannt. Seit der Geburt ihrer Kinder hatte sie Probleme mit dem Nacken. Sie sagte, sie fühle sich wie in ein Korsett gepresst und hatte dauernd das Bedürfnis tief durchzuatmen, um freier zu werden. Aber auch in ihrer Jugend hatte sie eigentlich immer das Gefühl, „wie eingezwängt" zu sein.

In der Schule hatte sie oft Konzentrationsstörungen. Wenn sie gefragt wurde, war ihr Kopf wie leer und sie konnte keine Antwort

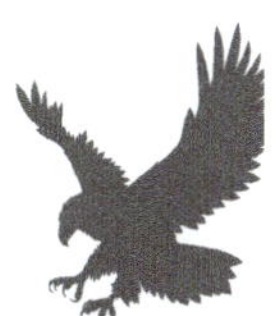

geben. Während ihrer Lehre waren die Kopfschmerzen ausgesprochen schlimm. Sobald sie sich unter Druck gesetzt fühlte, meinte sie immer, dass jemand mit einem Gummihammer hinter ihr stehen würde. Im Alter von etwa 20 Jahren machte sie eine längere Auslandsreise. Ihre Mutter war dagegen, aber sie konnte sich doch durchsetzen. Sie sagte, es war das erste Mal ein Gefühl, frei von allen Zwängen zu sein, dabei breitete sie die Arme wie Flügel aus. Sie brauche viel Freiraum, ließ sich ungern in etwas hineinzwängen. Oberflächliches Gequassel mochte sie nicht und doch ließ sie sich immer wieder anstecken und machte mit. Hinterher ärgerte sie sich, weil sie wieder reingefallen war. Dann ärgerte sie sich, hätte sie doch bloß nicht so viel herum geplappert. In der Kindheit hatte sie einen wiederkehrenden Traum: Sie rannte los und hob ab, als ob sie in die Luft gerissen werden würde, hatte dann aber Angst, sie komme nicht mehr herunter. Oder sie träumte das Gegenteil: Sie wollte rennen, doch die Füße klebten am Boden fest. Oder sie träumte vom Fliegen und Schweben in der Luft, was sie als sehr befreiend empfand.

Wie in ein Korsett gezwängt, träumt sie vom Fliegen.

Bussarde und Meisen mochte sie sehr gerne und sie liebte es, wenn die Vögel zwitscherten. Am schönsten fand sie es, wenn sie aufs Land ging und den Bussarden beim Kreisen in der Luft zusehen konnte. Dabei machte sie wieder Flügelschläge mit den Armen.

Die Patientin bekam *Buteo jamaicensis* C 30 und am selben Abend C 1000. Nach drei Tagen bestand das Gefühl „wie in ein Korsett gepresst zu sein" nicht mehr. Der stets verspannte Nacken, der während des Geschirrspülens auftrat, verschwand. Sie wirkte viel gelöster und vieles entspannte sich. Die Konflikte wegen der Kindererziehung mit der Kindergärtnerin konnte sie in Gesprächen klären – zuvor wollte sie am liebsten alles hinschmeißen. Sechs Jahre lang ging es ihr gut, bis sie wieder mit Nackenverspannungen in die Praxis kam. Sie konnte nicht mehr entspannen, weil sie sich ständig in einer Habachtstellung befand. Sie bekam erneut *Buteo jamaicensis* M – die Nackenmuskeln sowie das angespannte Verhältnis zur Nachbarin entspannten sich binnen weniger Tage. Es kehrte wieder Frieden ein.

Fall: 60-jährige Frau – seronegative rheumatoide Arthritis, Glaukom

Die Patientin ist eine sehr gepflegte Frau und kommt immer adrett und korrekt gekleidet in die Praxis. Ihr Blick ist traurig, trüb und hat etwas Starres, als würde sie etwas fixieren und keinen Ausweg sehen. Sie wirkt verhärmt und so, als ob sie vom Leben enttäuscht wäre. Während der Anamnese leckt sie über die Unterlippe. Viele Jahre war sie in einem Labor tätig, bis sie ihren Beruf wegen der Pflege ihres schwerkranken Mannes vorzeitig aufgeben musste.

Schon vor über 20 Jahren hatte sie wandernde Gelenkschmerzen in ihren Ellenbogen und Fingern. Doch erst vor drei Jahren wurde eine seronegative rheumatoide Arthritis diagnostiziert, als sich am linken Zeigefingergrundglied eine Verdickung gebildet hatte. Dort wurde sie operiert und bekam ein künstliches Gelenk. Richtig schlimm sind die Beschwerden nun seit zwei Jahren, seit ihr Mann wegen seiner schweren Erkrankung im Rollstuhl sitzt. Seit einem halben Jahr hat sich außerdem ihre Sehfähigkeit deutlich verschlechtert. Sie sieht oft nur verschwommen. Wegen eines viel zu hohen Augendrucks muss sie seither Augentropfen nehmen.

Es hängt alles an ihr. Sie muss ihren Mann überallhin begleiten und fühlt sich terminlich dadurch sehr eingeengt. Durch seine Erkrankung sei ihr Mann sehr fordernd geworden. Sie fühlt sich dadurch ausgelaugt. Ihr ganzes Leben ist auf ihn abgestimmt. Sie versucht, sich Freiräume zu schaffen, kann aber auch nicht Nein sagen. Wenn sie sich wehrt, macht er ihr ein schlechtes Gewissen und sagt, er sei nur noch ein Krüppel. Sie hat an nichts mehr Freude und sagt offen: „Wenn mein Mann nicht krank wäre, dann wären wir getrennt." Ihr Mann ist sehr dominant und will seine Einschränkungen einfach nicht wahrhaben. Er war in leitender Position tätig und ist durch die Krankheit von hundert auf null gesetzt worden.

Die Pflege des schwer kranken Mannes engt sie in ihrer eigenen Bewegungsfreiheit ein.

Die Patientin hat keine Kraft mehr in ihren Händen und hat das Gefühl, sie gar nicht mehr richtig wahrzunehmen. Sie hat brennende und schneidende Schmerzen. Innerlich ist sie nicht überzeugt von den Immunsuppressiva, die sie gespritzt bekommt, da sie keine Besserung gebracht haben. Sie hat bereits andere Therapieverfahren erfolglos angewendet, wie z. B. Akupunktur, Chinesische Heilkräuter

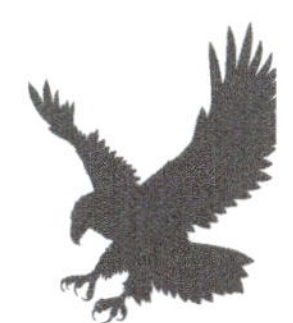

und eine Behandlung beim Heilpraktiker. Morgens ist sie vor allem im unteren Rückenbereich richtig steif und es dauert oft bis zu einer Stunde, bis sie sich richtig aufrichten kann.

Früher war sie aktiv, hat Sport getrieben und war in Konzerten und im Theater. Im Moment hat sie das Gefühl, keine Beziehung mehr zu ihrem Mann zu haben. Immer ist sie unter Zeitdruck und meint, es nicht mehr zu schaffen. So sehr setzt sie sich unter Druck. Als sie dies berichtet, flattert sie aufgeregt mit ihren Händen vor ihrer Brust. Selbst jetzt, wo ihr Mann im Krankenhaus war, sei sie immer am Tun. Sie komme einfach nicht mehr zur Ruhe. Nachts erwacht sie gegen zwei Uhr und kann wegen sorgenvoller Gedanken nicht wieder einschlafen. Wenn ihr Mann seine Ausscheidungen nicht kontrollieren kann und sie das ganze Bett neu beziehen muss, bekommt sie fast einen Nervenzusammenbruch.

Sie hat eine Abneigung gegen Schweinefleisch und isst gerne Scharfes. Ihre Lieblingsblumen sind Rosen und Pfingstrosen. Gartenarbeit macht sie nur, weil sie gemacht werden muss. Als ihr Mann noch gesund war, hat er das meist übernommen. Sie hat eine Katze und versucht, Tieren immer zu helfen. Ihren Kindern soll es gut gehen und sie würde sich wünschen, dass die Krankheit zum Stillstand kommt und nicht weiter fortschreitet. Gerne würde sie auch noch einmal in die weite, unberührte Natur von Kanada reisen.

Sie mag keine flatternden Vögel. Schon als Kind sei sie ausgerastet, wenn die Mutter ihr ein flatterndes Huhn in den Schoß gesetzt hat. Wieder flattert sie mit ihren Händen aufgeregt vor der Brust – es ist dieselbe Geste, die sie machte, als sie von ihrer inneren Anspannung berichtete.

Hingegen liebt sie Mäusebussarde, weil diese so majestätisch hoch oben in der Luft fliegen. Ganz entspannt breitet sie dabei ihre Arme zur Seite aus, als würde sie deren Flug nachahmen.

Als Farben sucht sie sich Hellblau (15B), Apricot (5B) und Sonnenblumengelb (3C) aus.

Analyse

Die Rubrik ihrer Lieblingsfarbe 15B, ein helles Himmelblau, enthält mehrere Vogelarzneien (*Ara macao, Buteo buteo, Buteo jamaicensis, Cygnus olor* und *Falco peregrinus disciplinatus*).

Durch die Pflege ihres schwer kranken Mannes ist sie in ihrer eigenen Bewegungsfreiheit eingeschränkt. Ihr Blick wird trüb und sie sieht scheinbar keinen Ausweg mehr. Die Einschränkung der eigenen Freiheit durch die Pflege eines kranken oder behinderten

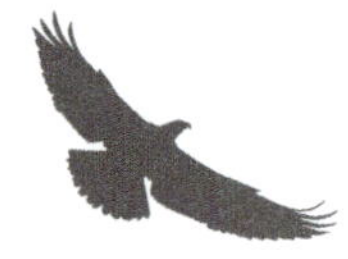

Menschen ist der Kernkonflikt von *Buteo jamaicensis*. Sie kommt überhaupt nicht mehr zur Ruhe und steht innerlich unter enormem Druck, objektiv messbar am hohen Augendruck. Sie macht eine merkwürdige Geste, wie ein aufgeregt flatternder Vogel. Ihre Mutter hatte ihr als Kind ein flatterndes Huhn auf den Schoß gesetzt. Als sie fasziniert vom majestätischen Flug des Mäusebussard berichtet, breitet sie hingegen ganz entspannt ihre Arme aus, als würde sie diese Flugbewegung nachahmen. Die Kombination einer Autoimmunerkrankung mit einer Augenproblematik ist ein Hinweis auf ein Mittel aus der Gruppe der Lanthanide. Und hier sind nicht nur die mineralischen Lanthanide gemeint, sondern auch deren Entsprechungen im Tierreich (Raubvögel) und Pflanzenreich (Asteranae).

Verlauf

Seit über drei Jahren hilft der Patientin *Buteo jamaicensis* MK, das sie jeden zweiten Monat einnimmt. Sie ist insgesamt viel entspannter und ihre Morgensteifigkeit, sie brauchte manchmal bis zu einer Stunde, bis sie sich richtig aufrichten und bewegen konnte, ist viel besser geworden. Jetzt geht sie regelmäßig wieder längere Strecken stramm spazieren. Auch der Augendruck wurde etwas besser. Nach dem Tod ihres Mannes hat sie das viel zu große Haus entrümpelt und verkauft und ist jetzt in einer eigenen kleinen Wohnung zufrieden. Sie sagt, dass sie in ihrem ganzen Leben noch nie so glücklich war.

Allgemeines zum Rotschwanzbussard

Der Rotschwanzbussard ist ein weitverbreiteter großer Bussard in Mittel- und Südamerika. Es gibt mehrere Prüfungen. Eine Gruppe verwendete das Blut, eine andere den Abrieb von Schnabel, Krallen und Federn. Der Kernpunkt des Mittels ist, dass man sich gegenüber einem schwächeren oder behinderten Familienmitglied sehr verantwortlich fühlt und sich dadurch selbst nicht mehr frei entfalten kann. Das zeigte sich in verschiedenen Fällen und in den Prüfungen. Beispielsweise beneidete eine Frau in ihren Träumen ihre Schwester, die selbstverständlich ihre zwei behinderten Kinder versorgte und sich dabei frei und zufrieden fühlte. Ein anderer Prüfer träumte, dass er fünf Jahre lang einen Behinderten betreute, sich um ihn kümmerte und dabei glücklich und frei und in keiner Weise eingeschränkt war.

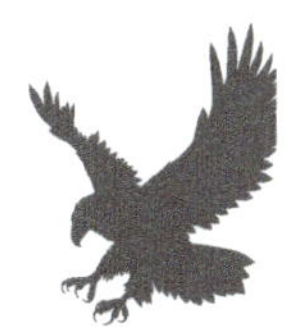

Hauptbeschwerden sind: Kopfschmerzen, Migräne und Nackenverspannungen. Ein weiteres Merkmal des Mittels ist eine unbändige Wut: Eine Prüferin wurde z. B. im Straßenverkehr aggressiv. Sie sagte, sie hätte töten können, nur weil jemand ihre Vorfahrt nicht beachtete. Eine andere Prüferin wurde wütend, weil sie es nicht schaffte, ihren Vogel wieder in den Käfig einzusperren. Eine weitere Prüferin fühlte sich wütend, weil sie ausgegrenzt wurde.

Ein weiteres Thema, das in verschiedener Form auftauchte, war eine Glaswand. Ein Prüfer träumte, dass er hinter einer Glaswand sitzen würde, hinter dieser beobachtete er Prärieindianer. Er wollte zu ihnen, doch das ging nicht. In einem anderen Traum krachte ein riesiger dunkler Stier durch eine Glaswand und blieb unverletzt. In einem unserer Fälle segelte eine Patientin als Kind wirklich durch eine Glaswand, als sie die Treppe herunterrannte und von der Sonne geblendet wurde. Eine Patientin beschrieb ihren Zustand so, als würde sie hinter einer Glasscheibe stehen und nicht mehr am Leben um sie herum teilnehmen. Ebenso tauchte immer wieder ein tiefes, schwarzes Loch auf, dies ist auch von den Lanthaniden bekannt. Abgleiten in ein tiefes schwarzes Loch, wo es keine Hoffnung mehr gibt. „Als würde man in eine nie endende Grube stürzen und nichts würde einen halten."

Differenzialdiagnose

Buteo jamaicensis ähnelt dem Sperber (*Accipiter nisus*). Allerdings wird beim Sperber das Gefühl, anderen helfen zu müssen, zu einem Zwang – sie helfen, obwohl die Hilfe nicht gewollt wird. Sie sind noch verkrampfter und verbissener und sehen überall Feinde. Beide haben den Impuls, andere zu töten.

Bei einer eigenen Prüfung von *Accipiter nisus* zeigte sich eine gemeine, fiese Energie, die sich von hinten nähert und die einen gemein von hinten packt und nicht mehr loslässt, so sehr man sich auch wehrt. *Accipiter nisus* hat Qualitäten vom Stadium 12: Unter Höchstspannung zwanghaft versuchen die Kontrolle aufrechtzuerhalten und zugleich das Gefühl haben, dass einem die anderen in den Rücken fallen.

Bei *Bambusa arundinacea* bestehen auch Probleme mit Nackenverspannungen. Sie können genervt sein von den eigenen Kindern und dann gereizt reagieren. Es fehlt ihnen an Unterstützung und sie fragen sich, wann sie endlich einmal dran sind. Der Kopf kann so schwer sein, dass sie ihn mit den Händen stützen müssen. Sie wollen hoch hinaus, sind innerlich aber noch unsicher und zweifeln, ob sie das überhaupt schaffen.

Repertoriumsrubriken (exemplarisch)

Gemüt

- Impuls, im Zorn jemand zu töten.
- Orientierungssinn, vermindert.
- Verzweiflung – wie in einer schwarzen Wolke.
- Wahnidee – viele Messer seien im Körper.
- Wahnidee – er würde vernachlässigt.
- Wahnidee – er würde beim Gehen fliegen.
- Träume von Behinderten.
- Traum, wird vom Ehemann misshandelt.
- Traum, pflegt einen Familienangehörigen mit gelähmtem Bein.
- Träume von Vögeln.

Allgemein

- Flattern, Vibrieren, inneres.

Brust

- Brust – Schmerz bohrend.

Rücken

- Rücken – Schmerz – Zervikalregion.
- Rücken – Schmerz – Dorsalregion.

Extremitäten

- Gefühllosigkeit, Taubheit.

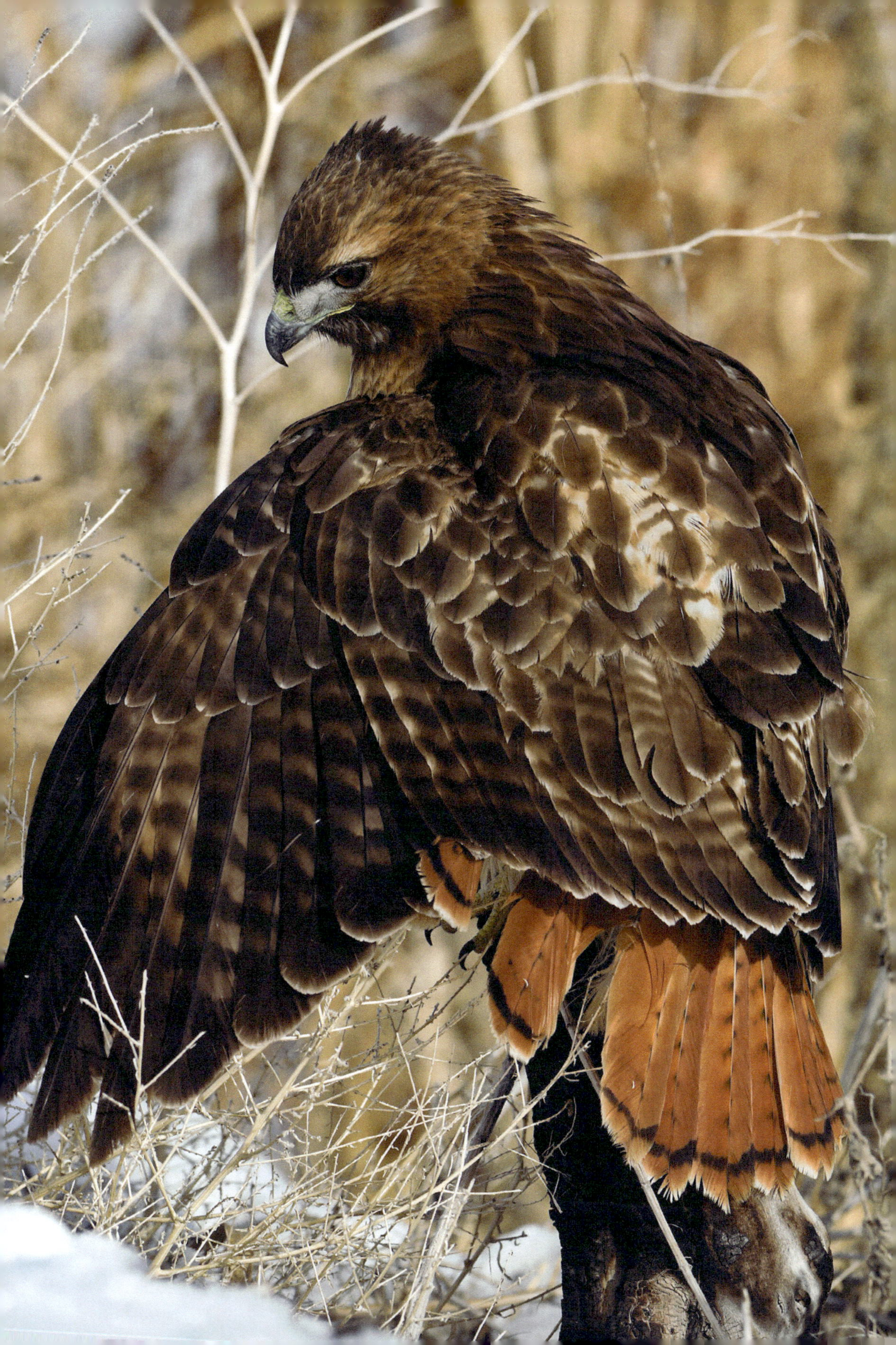

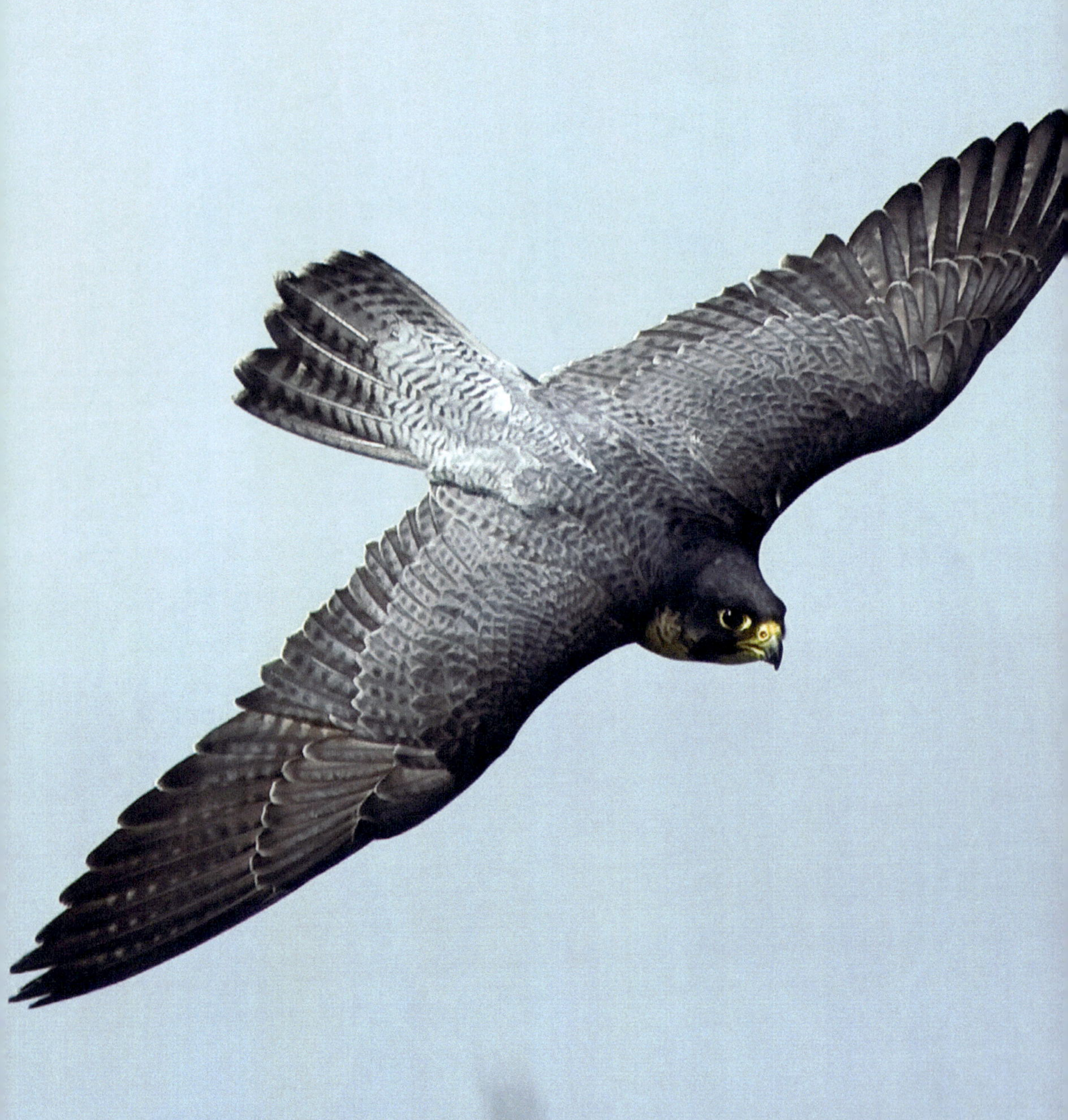

2.6 Wanderfalke

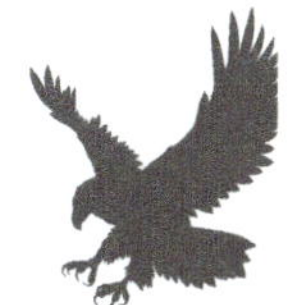

Falco peregrinus disciplinatus Falco-p.

Ordnung: Falkenartige (Falconiformes)

Misha Norland prüfte 1997 Blut und Feder eines abgerichteten Wanderfalken.

Gefangen in einer Situation von drohender Gewalt oder Missbrauch erwarten sie den finalen Schlag. Hoch angespannt und voller Adrenalin sehen sie dem drohenden Unheil panisch ins Auge und sind vor Schreck wie zu Tode erstarrt.

Fall: 60-jähriger Mann – Schulterschmerzen, Depression

Der Patient ist ein einfacher Arbeiter und hat etwas Unterwürfiges. Manchmal zieht er den Kopf leicht ein, als würde er sich ducken. Einerseits wirkt er etwas kindhaft und einfältig, andererseits hat er seinen eigenen Kopf und meditiert regelmäßig. Er hat keine richtige Lebensfreude mehr, es fehlt ihm der Antrieb, und er fragt sich, wie er die letzten Jahre bis zur Rente durchhalten soll. Sonst geht er gerne in den Wald, um Holz für den Winter zu machen. Aber selbst dazu hat er wegen der Schmerzen keine rechte Lust mehr. Bereits seit über zwei Jahren hat er Probleme mit seinen beiden Schultern. Er hat starke Schmerzen, die sich bei Bewegung bessern und in Ruhe verschlimmern. Die Arme sind dann wie eingeschlafen. Es fühlt sich an, als würden sich die Muskeln ganz fest zusammenziehen. So als würde sich etwas verklemmen und dann wieder öffnen. Er krallt seine Hände und ballt sie zu Fäusten. Wenn es sich dann wieder öffnet, wird es hell und es pocht. Das gegenteilige Gefühl von Einklemmen ist ein Öffnen. Er breitet seine Arme zu beiden Seiten wie zu Flügeln aus. Es sei wie ein Loslassen, alles hinter sich lassen und wie ein Vogel fliegen. Man fühlt sich frei und ungebunden und muss sich um keine Jungen kümmern. Früher hatte er Flugträume. Er flog wie erhaben über alles hinweg. In der Kindheit hatte er es nicht leicht, ihm hat es immer an Liebe gefehlt. Seine Mutter schlug oft unvermittelt zu. Er wusste nie, wann es passiert und war dadurch in andauernder Hochspannung. Er verzog sich oft in ein Versteck unterm Balkon, wo es aber sehr kalt war.

Als Lieblingsfarbe wählte er zuletzt Violett (13D) und Dunkelblau (16D)

Die Mutter schlug unvermittelt zu.

Analyse

Die Kombination von Schulterverspannungen mit eingeschlafenen und tauben Armen ist in Verbindung mit den polaren Empfindungen des Zusammenziehens und Sich-Öffnens bereits ein deutlicher Hinweis auf eine Vogelarznei. Er unterstreicht diese Empfindungen mit den typischen Handgesten der Krallenhand und den ausgebreiteten Armen, die er dann auch mit einem fliegenden Vogel assoziiert. Bestätigend sind seine Flugträume, in denen er erhaben über alles hinwegfliegt.

Das unvermittelte Zuschlagen der Mutter erinnerte mich an andere *Falco*-Fälle und ähnelt dem Angriff eines Falken, der sich plötzlich von oben auf seine Beute stürzt. Als er nacheinander die Mittel Habicht (*Accipiter gentilis*), Rotschwanzbussard (*Buteo jamaicensis*), Kaiseradler (*Aquila heliaca*), Weißkopfseeadler (*Haliaeetus leucocephalus*), Wanderfalke (*Falco peregrinus disciplinatus*) und Rotmilan (*Milvus milvus*) in die Hand nimmt, sucht er sich letztlich den Falken aus. Er spürt ein Ziehen in den Schultern und eine Erleichterung. Sein Zweitfarbe Dunkelblau (16D) bestätigt die Mittelwahl. Seine Handschrift ähnelt ebenfalls der Handschrift von anderen Patienten, die gut auf *Falco* angesprochen hatten.

Verlauf

Schon vier Stunden nach der Einnahme von *Falco peregrinus disciplinatus* MK aufgelöst in Wasser und stündlich ein Teelöffel geht es ihm viel besser. Bereits am nächsten Tag haben sich die Schmerzen um die Hälfte gebessert. Nach einem Monat sind die Beschwerden um 75 % besser. Nebenbei sind auch seine arthrotischen Knieschmerzen besser und seine meist kalten Füße wärmer geworden. Er hat wieder mehr Lebensfreude und mehr Spaß an seiner Arbeit.

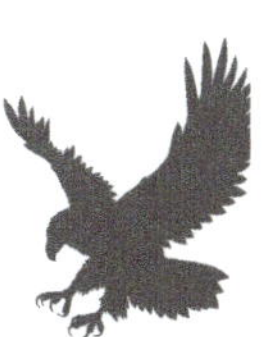

Fall: 52-jährige Frau – neurologische Probleme, Panikattacken

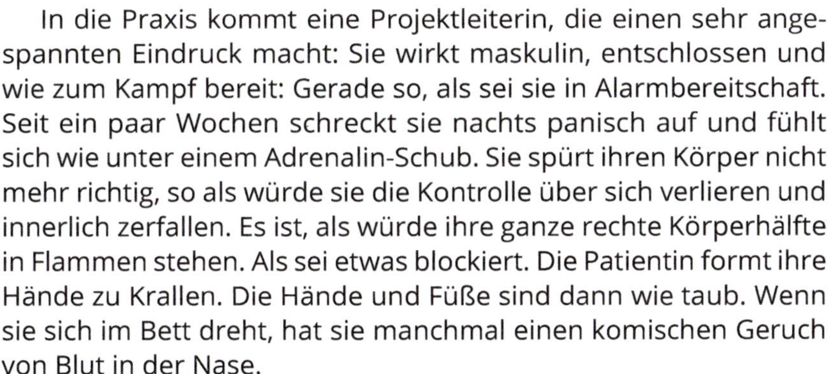

In die Praxis kommt eine Projektleiterin, die einen sehr angespannten Eindruck macht: Sie wirkt maskulin, entschlossen und wie zum Kampf bereit: Gerade so, als sei sie in Alarmbereitschaft. Seit ein paar Wochen schreckt sie nachts panisch auf und fühlt sich wie unter einem Adrenalin-Schub. Sie spürt ihren Körper nicht mehr richtig, so als würde sie die Kontrolle über sich verlieren und innerlich zerfallen. Es ist, als würde ihre ganze rechte Körperhälfte in Flammen stehen. Als sei etwas blockiert. Die Patientin formt ihre Hände zu Krallen. Die Hände und Füße sind dann wie taub. Wenn sie sich im Bett dreht, hat sie manchmal einen komischen Geruch von Blut in der Nase.

Auf ihrer Arbeitsstelle fühlt sich die Patientin, als säße sie in einer Falle. Sie steckt fest und ist wie eingesperrt. Alle seien gegen sie und hätten es auf sie abgesehen. Sie warte nur darauf, dass der finale Schlag kommt. Das passiere immer ganz plötzlich. Es gäbe keine Hoffnung mehr auf einen Ausweg. Egal was sie tue, es sei aussichtslos. Wieder hält sie beide Hände wie Krallen vor ihren Körper. Sie fühlt sich wie überrannt. Das Gegenteil von gefangen sein, wäre, fliegen zu können. Die Patientin liebt die Freiheit und die Übersicht auf hohen Bergen. Dort fühlt sie sich mit dem Schöpfer verbunden.

Steckt wie in der Falle und hat Angst plötzlich überwältigt zu werden.

Die Patientin war kein Wunschkind. Ihr Vater sollte sie eigentlich beschützen und hat ihre Integrität einfach überrannt. Ihre Eltern stritten viel. Als ihre Mutter mit ihr schwanger war, schrie er die Mutter oft ohne Vorwarnung heftig an. Sie führt ihre geballte Faust in einer blitzartigen Bewegung von rechts oben nach schräg unten. Die Mutter war damals sprachlos und wie eingefroren, so als würde ihr das ganze Blut aus dem Kopf entweichen. Der Vater hat die Mutter dann im Stich gelassen. Kinder brauchen einen Vater, der einen beschützt. Sie hatte niemanden.

Als Lieblingsfarbe wählte die Patientin Dunkelblau 16D.

Analyse

Das Gefühl, in einer Falle zu sitzen, tauchte in der Prüfung des Wanderfalken auf. Das Gegenteil von gefangen sein wäre fliegen

zu können. Die Patientin liebt die Freiheit und Übersicht auf hohen Bergen, was typisch für Vogelmittel ist. Ihre Handgesten der Krallenhand deuten auf einen Raubvogel hin. Die Geste der Faust, die blitzartig von oben herabgeführt wird und dem Angriff eines Falken ähnelt, kannte ich aus einem anderen *Falco*-Fall. Mehrere Kollegen haben Fälle von Kindern beschrieben, denen der Wanderfalke half und die verbale oder körperlicher Gewalt in der Schwangerschaft erlebt hatten. Ihre Lieblingsfarbe Dunkelblau (16D) bestätigte die Mittelwahl.

Verlauf

In der Nacht nach der Einnahme von *Falco peregrinus disciplinatus* MK hatte die Patientin zwei Träume. Im ersten war sie wie aus ihrem Körper draußen und versteckte sich in einer sicheren Höhle. Im zweiten Traum sah sie, wie ein Engel ein Kind rettete, das von Räubern gefangen genommen worden war. Aus diesem Traum erwachte sie mit einem Ruck und hatte umgehend das Gefühl, jetzt wieder in ihrem eigenen Körper zu sein. Die Taubheit ihrer Hände und Beine war verschwunden. Das Gefühl, wie in einer Falle zu sitzen, bestand nicht mehr.

Arzneimittelbild

Falco-Patienten haben in ihrer Kindheit Gewalt oder Missbrauch erlebt, wurden vernachlässigt oder gar verlassen. Ihre Wut darüber richtet sich entweder gegen sich selbst oder gegen ihre Familie. Ein Kind, das diese Arznei benötigt, kann dem Arzneimittelbild von *Stramonium*, *Belladonna* und *Lyssinum* ähneln und drohen, beißen und schlagen. Ein Junge drohte zum Beispiel, seiner Mutter die Augen herauszureißen. Sie können voller Selbsthass sein, sich minderwertig und hässlich oder von allen im Stich gelassen fühlen. Es ist das Gefühl beschrieben, als würden sie unter einer fremden Macht stehen, der sie hoffnungslos ausgeliefert sind.

Mögliche auslösende Situationen

- Streit und Gewalt unter den Eltern während der Schwangerschaft oder der Kindheit.
- Missbrauch durch den Vater.

Handgesten

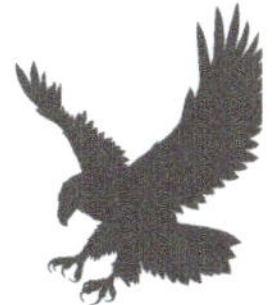

- Die geballte Faust wird mit einer schnellen Bewegung wie ein Schlag von oben nach schräg unten geführt. Die Geste ähnelt dem Sturzflug des Falken, wenn er seine Beute schlägt (Falke).

- Krallenhände (Raubvogel).

- Arme seitlich neben dem Körper, wie Flügel (Vogelmittel).

Geschwindigkeit

Dieses Thema tauchte in der Prüfung und fast bei allen mir bekannten *Falco*-Fällen auf. Sie können fasziniert sein von Geschwindigkeit, fahren gerne schnell Auto oder Motorrad und lieben den Adrenalinkick während des freien Falles beim Fallschirmspringen oder in der Achterbahn. Die Frau eines Patienten sagte: „Er stürzt sich wie ein Kamikaze die steilsten Skihänge hinunter und fährt immer viel zu schnell Auto." Eine andere Form ist die Geschwindigkeit und Plötzlichkeit eines Angriffes, den sie entweder real oder aber in Form von Ängsten oder Träumen erleben.

Allgemeines

- Lieblingsfarbe Dunkelblau (16D).

- Durchdringender, stechender Blick (Raubvogel).

- Nägel wachsen schnell, sind hart, werden abgenagt (Vogel).

- Verlangen nach Erdnussbutter.

Klinik

Panikattacken, Essstörungen, Schlafstörungen, Alpträume, Depression, aggressive Verhaltensstörung, neurologische Störungen.

Differenzialdiagnose

- *Agaricus muscarius*: *Agaricus*-Patienten fehlt ebenso das Bewusstsein für Gefahren. Sie können wild, albern, wütend sein und beißen. Meist kommen sie in die Praxis wegen neurologischer und psychischer Störungen wie Tics, Kopfschmerzen, ADHS oder Verhal-

tensstörungen. Ebenso haben sie Störungen bei der Körperwahrnehmung und Verkleinerungsgefühle. Wie *Falco* fühlen sie sich unter dem Einfluss einer fremden Macht, die sie lähmt. Bei der Unterscheidung hilft die Lieblingsfarbe. *Agaricus*-Patienten wählen meist ein helles Gelb (2C). *Falco*-Patienten hingegen bevorzugten Dunkelblau (16D).

- *Lac caninum*: *Falco*- und *Lac caninum*-Patienten können ein tief erschüttertes, gekränktes Selbstwertgefühl haben, ausgelöst durch Missbrauchssituationen oder Gewalt in der Kindheit. Sie können sich danach ebenfalls klein, verlassen, minderwertig und schmutzig fühlen. Beide Mittel haben Gedächtnisprobleme – sie machen z. B. Fehler beim Sprechen und sind vergesslich. *Lac caninum* hat einen stärkeren Bezug zu Milch und ihre Lieblingsfarbe ist Dunkelrot (8-10D)

- Folgen von Gewalt in der Kindheit mit unterdrückter oder ausgelebter Wut findet man unter anderem auch bei *Lyssinum* (16C), *Staphisagria* (7C) und *Stramonium* (9-10E). Die Lieblingsfarbe hilft oft bei der Wahl und zur Differenzierung des richtigen Mittels.

Repertoriumsrubriken (exemplarisch)

- Drohen mit Gewalt.
- Folgen von sexuellem Missbrauch (lac-c, staph).
- Folgen von Scham.
- Folgen von Streit und körperlicher Gewalt in der Schwangerschaft.
- Furcht angegriffen zu werden, vom Ehepartner.
- Tobsucht mit Beißen, Kratzen, Treten, Schlagen und Fluchen (Solanaceen).
- Träume von Löwen, Piraten, Piranhas, Engeln, die ein Kind retten.
- Traum – wird gequält und ist unfähig, sich zu bewegen.
- Wahnidee – gedemütigt und bedroht zu werden.

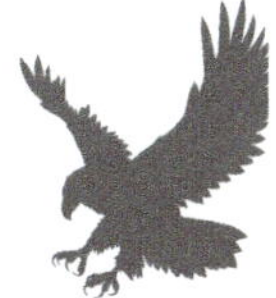

- Wahnidee – wie unter Adrenalin, immer fluchtbereit.
- Wahnidee – wie in einer Falle zu sitzen, aus der es keinen Ausweg gibt.
- Wahnidee – gefangen, wie in einem Käfig.
- Wahnidee – wie im eigenen Körper gefangen.
- Wahnidee – hässlich zu sein (lac-c, excrem-can, anas-i, geoc-n).
- Wahnidee – sie sei schmutzig.
- Wahnidee – Kontrolle übermenschlicher, ist unter (cann-i, cort, foll, staph).
- Wahnidee – steht unter einem mächtigen Einfluss.
- Wahnidee – sieht schwarze Objekte, schwarze Menschen.
- Wahnidee – ein schwarzer Umhang wird von hinten übergestülpt.
- Wahnidee – sitzt in einem tiefen schwarzen Loch.
- Wahnidee – hat das Vertrauen in sich und die Menschheit verloren.
- Wutanfälle, unkontrollierbare.

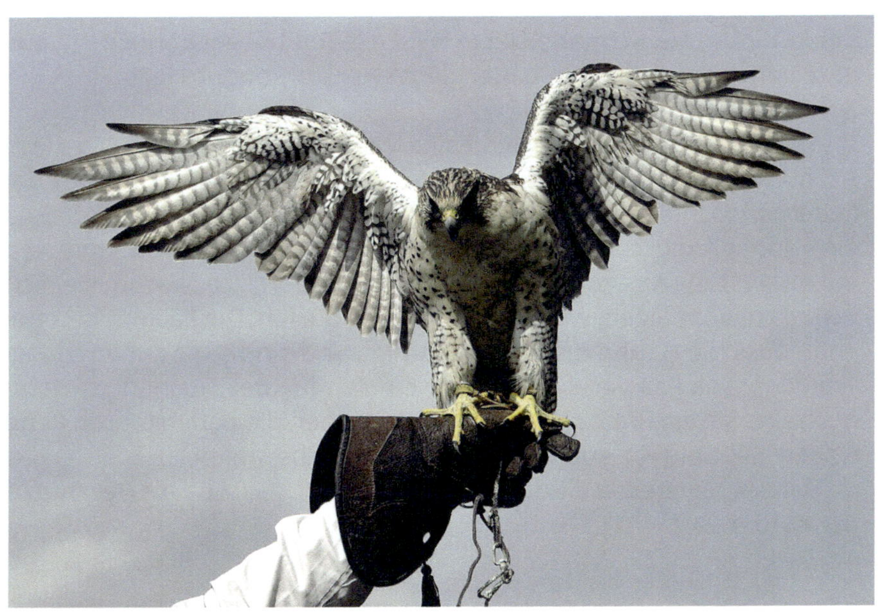

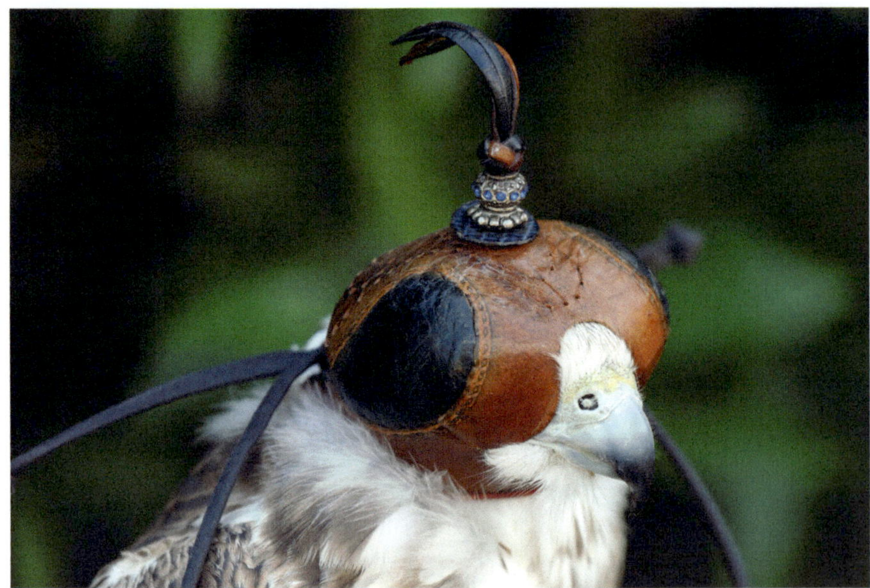

Allgemeines zum Falken

Der Wanderfalke ist der weltweit am weitesten verbreitete Raubvogel. Er gilt als schnellstes Tier auf der Welt, stürzt er sich doch beim Sturzflug mit bis zu 300 km/h auf seine Beute. Er macht überwiegend Jagd auf kleine bis mittelgroße Vögel wie Tauben.

Im Gegensatz zu den Habichtartigen (Adler, Bussard, Habicht, Sperber), die ihre Beute mit ihren Krallen durchbohren und töten, schlagen die Falken ihre Opfer in der Luft und töten sie mit einem Biss in den Nacken, sofern sie nicht schon durch die Heftigkeit des Aufpralles sterben. Falken haben dafür noch einen sogenannten Falkenzahn direkt hinter der Schnabelspitze. Wie alle Raubvögel können sie ausgezeichnet sehen. Falken bauen keine Horste, sondern legen ihre Eier auf Felssimsen ab.

Seit Jahrtausenden werden Falken zur Jagd abgerichtet. Man lässt sie hungern und konditioniert sie so, dass sie bei Rückkehr auf den Lederhandschuh des Falkners mit etwas Beute belohnt werden. Es ist ein trauriger Anblick, wenn man sie angekettet und mit bedecktem Kopf auf ihren Stangen sitzen sieht, und man wundert sich, warum sie nicht einfach davonfliegen, wenn sie ausfliegen dürfen. Die Falkner betonen aber, dass die Haube die Vögel beruhigt, und sind stolz auf ihre lange Tradition. Die Falknerei war früher ein Privileg des Hochadels. Heute noch sind sie ein Prestigeobjekt reicher Araber, die neben teuren Rennwagen viel Geld für gut ausgebildete Falken bezahlen.

Bei der Ägyptern galt der falkenköpfige Gott Horus als Beschützer der Kinder.

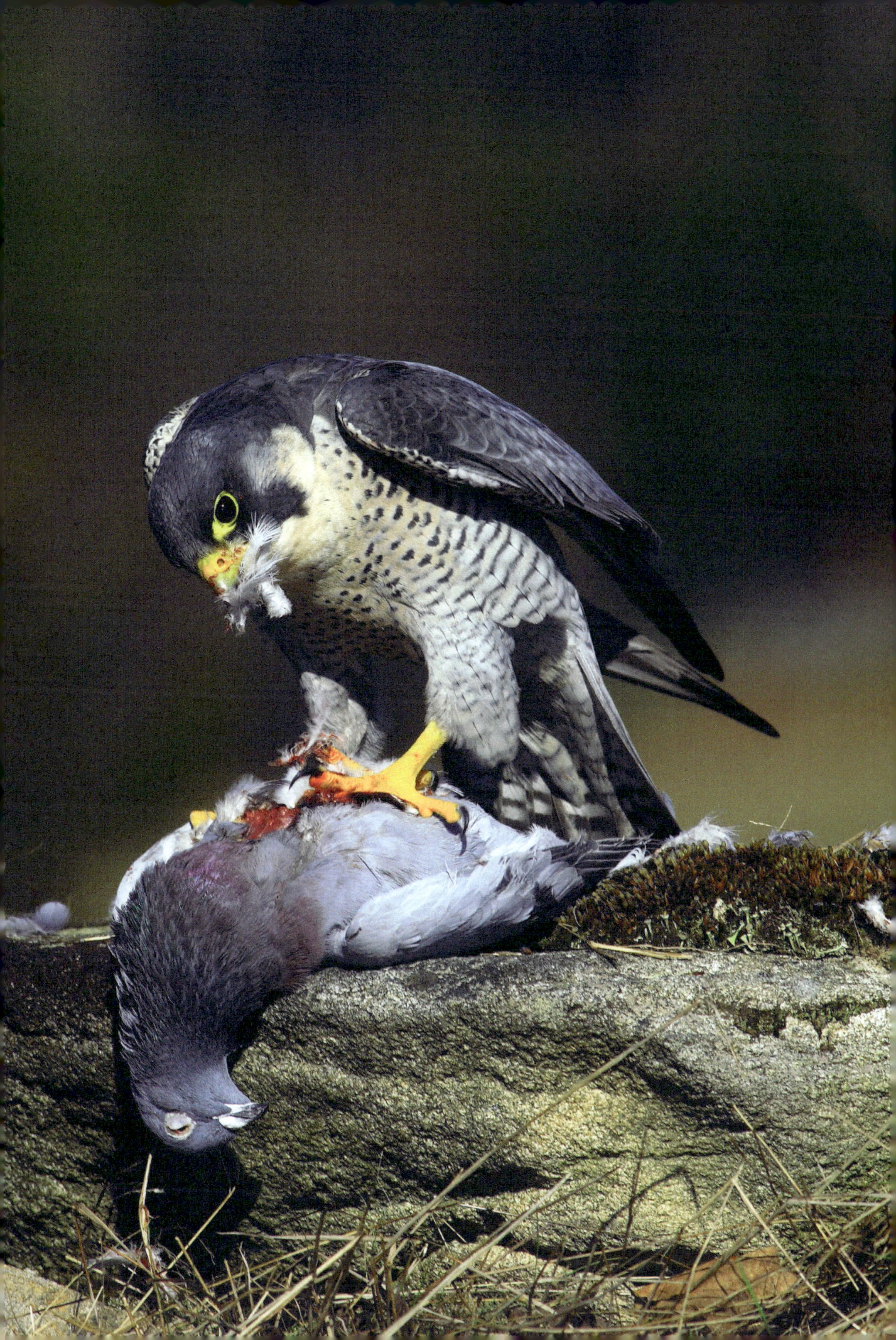

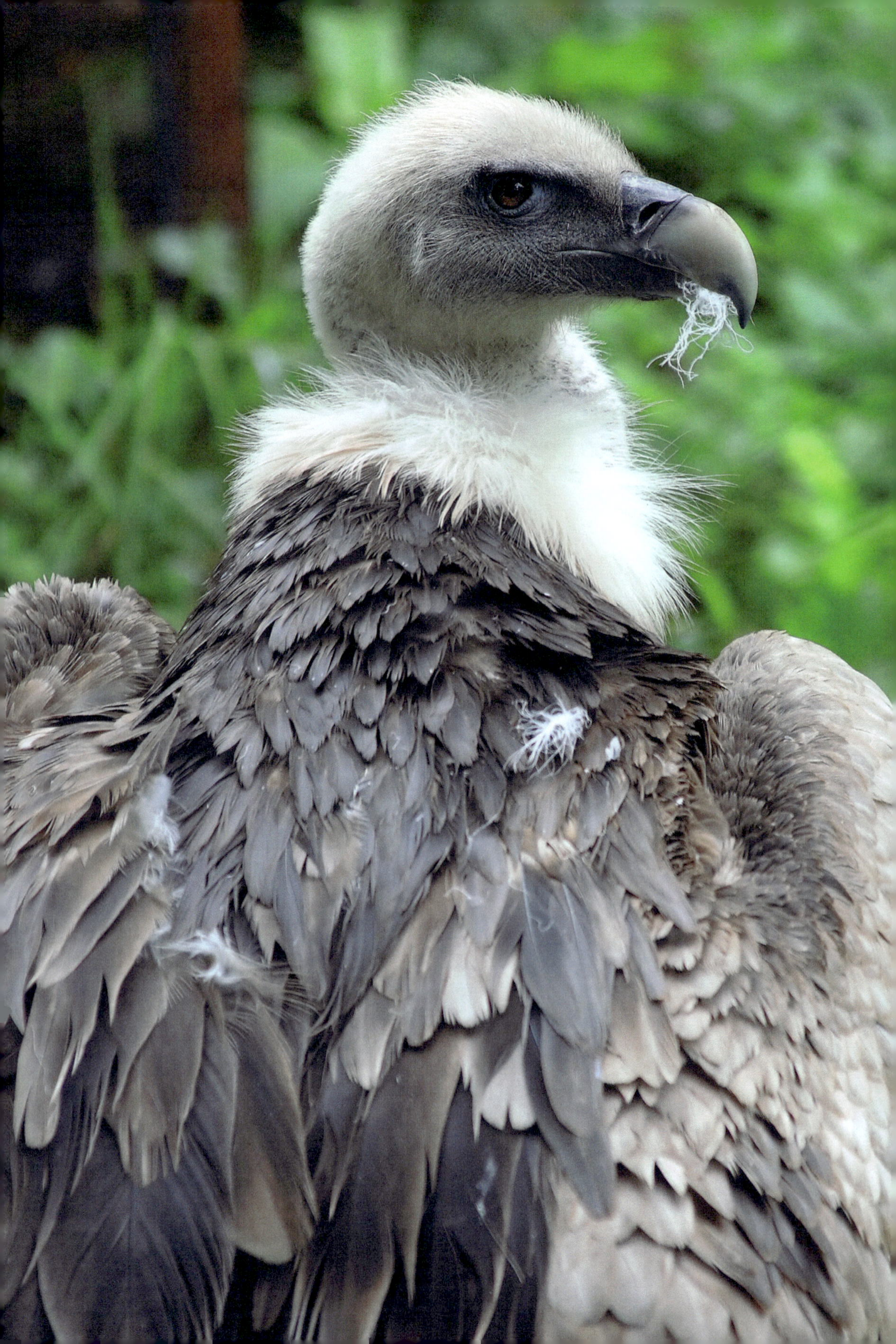

2.7 Himalayageier

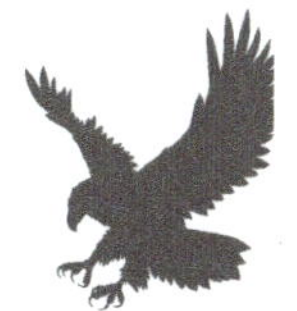

Gyps himalayensis *Gyps-h.*

Ordnung: Greifvögel (Accipitriformes)
Familie: Habichtartige (Accipitridae)
Unterfamilie: Altweltgeier (Aegypiinae)

Am Rande des Ruins schwebt der Pleitegeier über dir.

Fall: 38-jährige Frau – Nackenverspannungen

Eine sportliche, schlanke, impulsive Mutter von drei Kindern im Alter von fünf, neun und 15 Jahren kommt wegen Verspannungen im Nacken und Brustbereich in die homöopathische Sprechstunde. Sie ist nett, offen und unkompliziert, wirkt aber müde und ausgelaugt. Sie sieht etwas blass aus und hat ausgeprägte Falten an den seitlichen Augenwinkeln.

Sie ist ständig angespannt wegen ihrer ältesten Tochter, die gerade in der Pubertät steckt. Schnell sei sie gereizt und würde immer gleich losschimpfen, und sie fragt sich, ob sie nicht lockerer werden und die Kinder mehr loslassen müsse. Es rege sie tierisch auf, wenn die Tochter sich nicht an Versprechungen hält. Sie formt ihre beiden Hände vor ihrem Körper zu Krallen und verspannt das Gesicht. Eigentlich lässt sie ihren Kindern große Freiheiten und möchte ihnen nicht zu viele Vorschriften machen. Es ärgert sie aber furchtbar, wenn dies zu sehr ausgenutzt wird. Auch die kleinere Tochter nervt mit ständigem Reden und Forderungen. Gerne möchte sie etwas zur Beruhigung und Stärkung ihrer Nerven, bevor es zu spät sei. Bei all den täglichen Anforderungen, wie der Versorgung von Haushalt, Kindern und Haustieren habe sie ihre eigene Mitte verloren. Es fängt schon morgens mit dem Aufstehen an. Es sei immer ein einziger Stress, bis alle angezogen sind, das Frühstück gerichtet und alle rechtzeitig für Kindergarten und Schule bereit sind.

Schon lange wollte sie einen Termin für sich machen, habe es aber immer wieder aus Zeitgründen verschoben. Auch zur Erstaufnahme hat sie es gerade so geschafft und muss erst ein paar Mal tief durchatmen und zur Ruhe kommen. Wie bei vielen Müttern stellt

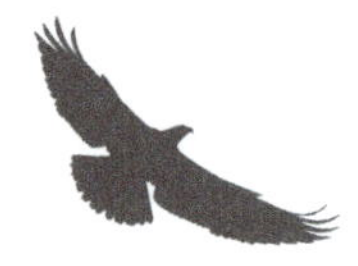

sie ihre eigenen Bedürfnisse zu sehr hinten an. Zuerst kommt die Versorgung ihres Nachwuchses, dann der Halbtagsjob im Geschäft des Mannes. Für Partnerschaft und eigene Hobbys und Freiräume bleibt dann meist keine Zeit mehr. Um ihrem Mann den Rücken frei zu halten hat sie sich voll auf die Versorgung der Kinder und deren Erziehung konzentriert. Sie ist fast ständig unterwegs und fährt ihre Kinder zu deren Freizeitaktivitäten und Nachhilfestunden. Eines ihrer Kinder leidet an Rechenschwäche, hat Schwierigkeiten in der Schule und braucht ständig Aufsicht bei den Hausaufgaben. Durch die Wirtschaftskrise stand das Geschäft ihres Mannes kurz vor der Insolvenz. Er musste noch mehr arbeiten und konnte sie dadurch zu Hause nicht entlasten. Mehrere Jahre konnten sie nicht mehr in den Urlaub und entspannen.

Immer wieder hat sie stechende, in die Lendenwirbelsäule einschießende Schmerzen, die sich durch feuchtkaltes Wetter verschlechtern. Ihre Hauptbeschwerde sind allerdings die schlimmen Nackenverspannungen. Dort habe sie einen „Hubbel". Sie fühle sich wie eine alte, bucklige Frau. Es sei, als habe sie einen Geierhals. Verwundert über diesen Vergleich fragte ich sie, was sie denn mit dem Geier assoziiert. Da antwortete sie: „Ein Pleitegeier, der in der Wüste über den toten Tieren kreist." Wiederum verzieht sie das Gesicht zu einer schmerzverzerrten Miene.

Frei fühlt sie sich, wenn sie hinaus in die Natur und vor allem in den Wald kann. Partys und Leute, die ständig jammern, mag sie nicht, weil die einen immer nur mit runterziehen wollen. Viel zu selten kommt sie dazu, Badminton zu spielen oder Rad zu fahren. Den Wind um die Ohren zu spüren, an nichts denken müssen, kein Kind um sich zu haben, das schreit und etwas von ihr fordert, all dies bedeute für sie Freiheit und Entspannung. Als sie dies erzählt, breitet sie beide Arme weit zu beiden Seiten aus und streckt sich, dabei lächelt sie und ihre Gesichtszüge entspannen sich. Es sei eine Freiheit ohne Sorgen und Kinder. Dieses Gefühl erinnere sie an den Flug von Vögeln, die ohne Sorgen in den Lüften kreisen. Sie mag gerne große und starke Vögel wie den Adler, weil diese so weit sehen können. Im Käfig eingesperrte Wellensittiche kann sie nicht leiden. Sie mag auch Wale und Delfine, weil diese Signale aussenden und sich über große Entfernungen immer wieder finden könnten.

Ihren Urlaub verbringt sie lieber in den Bergen als am Meer. Auf den Berggipfeln mag sie die Weitsicht. Gerne isst sie Fisch und Fleisch. Mag Rind lieber als Pute, da diese zu fade sei. Meerestiere, Muscheln und Schnecken mag sie nicht. Von Kohl bekommt sie Bauchweh und Blähungen.

Als Lieblingsfarben gibt sie Blau (15C), Türkis (19C) und Rot (10C) an.

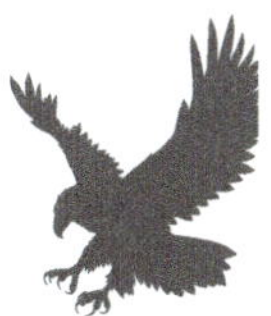

Analyse

Die Hauptspannung besteht zwischen ihr und ihrer pubertierenden Tochter, die sich nicht an Versprechen und Abmachungen hält. Wie bei anderen Vogelmitteln manifestiert sich diese Spannung auf der körperlichen Ebene im Nackenbereich oder an der Schulter. Beobachten lassen sich auch die polaren Themen von Freiheit und Einschränkung, welche die Patientin mit den vogeltypischen Gesten der krallenden Hände und dem Ausbreiten der Arme wie zu Flügeln unterstreicht. Parallel dazu verspannen und entspannen sich ihre Gesichtszüge. Sie mag lieber große, starke Vögel, die den Überblick haben und oben in den Bergen kreisen, als einen im Käfig eingesperrten Wellensittich. Auch hier spiegelt sich der Grundkonflikt der Vogelmittel wider. Einerseits fühlen sie sich durch ihre irdischen Pflichten an die Erde gebunden oder gar in einen Käfig eingesperrt, andererseits sehnen sie sich nach der Freiheit und Leichtigkeit und dem Fliegen in den Lüften. Hobbys wie Motorradfahren, Segelfliegen oder schnell mit dem Rad einen Berg hinunterbrausen, sodass einem der Wind um die Ohren pfeift, können ein ähnliches Gefühl von Freiheit hervorrufen.

Merkwürdigerweise assoziiert sie ihre Nackenbeschwerden mit einem Geierhals und einem Pleitegeier, der in der Wüste über toten Tieren kreist. Im wirklichen Leben stand der Betrieb ihres Mannes vor der Schließung und sie mussten mehrere Jahre auf Urlaubsreisen verzichten, die ihr vielleicht eine Atempause aus den Alltagspflichten und Entspannung verschafft hätten.

Wie schon bei anderen Vogelfällen ist sie ein ausgesprochener Familienmensch, der sich aufopfernd um seinen Nachwuchs kümmert und krank wird, wenn kein Freiraum mehr für die eigenen Bedürfnisse bleibt. Die Wahl fiel also auf den Geier. Als Test gab ich ihr folgende Mittel in die Hand.

- Bambus – *Bambusa arundinacea*: Nackenverspannungen bei aufstrebenden jungen Frauen, die zur Überforderung neigen und unter der Last zusammenbrechen

- Rotschwanzbussard – *Buteo jamaicensis*: zehren sich auf in der Pflege von Kindern mit Handicap

- Kondor – *Vultur gryphus*: erhebt sich über den Verfall und den Prozess des Verrottens
- Gänsegeier (*Gyps fulvus*) und Schneegeier (*Gyps himalayensis*)

Unter diesen fünf Mitteln (eine Pflanze [Bambus] und vier Vögel, darunter drei Geier) suchte sie sich selbst den Schneegeier aus, der ihr am angenehmsten in der Hand lag.

Verlauf nach sechs Wochen

Eine Woche nach der Einnahme von *Gyps himalayensis* MK hatte sie ihre Leichtigkeit wieder. Die Nackenverspannungen waren viel besser, obwohl sie die verordneten Massagen nicht in Anspruch genommen hatte. Vor allem hatte sie ihren Alltagsablauf verändert. Sie übertrug den Kindern mehr Aufgaben im Haushalt und hatte dadurch mehr Freiräume für sich selbst. Täglich ging sie mindestens eine Stunde spazieren und hatte dadurch eine richtig frische Gesichtsfarbe. Sie fühlte sich viel entspannter, gelöster und zufriedener. Die Kinder übernahmen die ihnen übertragenen Aufgaben gerne und waren dankbar für das entgegengebrachte Vertrauen, Dinge selbst erledigen zu können oder auch mal alleine zu Hause bleiben zu können. Früher habe sie immer alles selbst machen müssen und sich erst dann für sich Zeit genommen. Obwohl mit einem zusätzlichen Haustier noch eine weitere Verpflichtung dazugekommen war, habe sie jetzt viel mehr Freiräume. Ihr Leben sei viel geordneter und entspannter, und sie war froh und dankbar, dass sie den Termin letztlich doch endlich für sich wahrgenommen hatte.

Allgemeines zum Geier

Geier werden zu den Greifvögeln gezählt. Sie haben sich aber fast ganz auf den Verzehr von frischem Aas spezialisiert. Sie jagen nicht mehr selbst, da sie ihre Fänge und Krallen nicht mehr schließen können. Sie sind sozusagen die Müllmänner der Natur und ernähren sich meist von Kadavern größerer Säugetiere. Geier säubern die Welt von verwesender und toter Materie. Die Neuweltgeier (Kondor und Truthahngeier), die den amerikanischen Doppelkontinent (Nord- und Südamerika) bevölkern, haben im Gegensatz zu den Altweltgeiern (Himalayageier, Gänsegeier) einen ausgeprägten Geruchssinn und können Aas förmlich riechen. Die Geier aus der alten Welt hingegen erspähen ihre Beute oder werden von anderen aasfressenden Vögeln, wie den Krähen, angelockt.

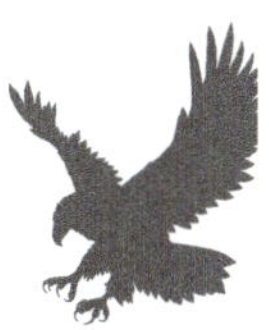

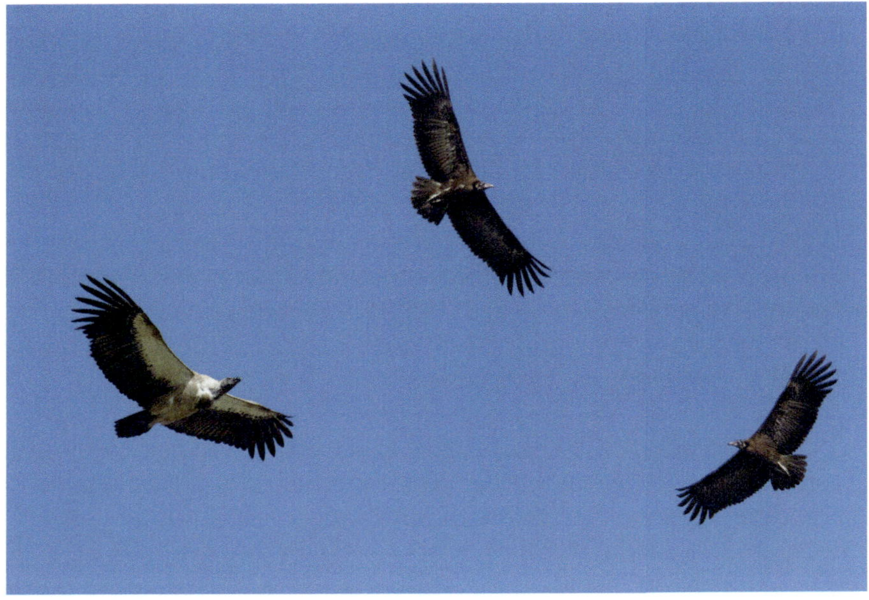

Geier kreisen

Schneegeier oder Himalayageier sind große majestätische Vögel und werden noch größer als die ähnlich aussehenden Gänsegeier. Markant sind der weiße, federlose Kopf und Hals, die ausgeprägte Halskrause und der kurze Schwanz. Sie werden bis zu 12 kg schwer und erreichen eine Flügelspannweite von 2,5 bis 3 Meter. In den Hochgebirgsregionen des Himalaya leben sie bis in Höhen von 6000 Metern über dem Meer. Sie nutzen die warmen Luftströme über den Schluchten und schrauben sich in der Thermik hoch in die Lüfte. Im Winter ziehen sie sich in tiefere Lagen zurück und brüten dann schon früh im Jahr ein Ei aus. Die Nester finden sich auf Felsvorsprüngen oder windgeschützten Klippen in bis zu 4200 Metern Höhe.

Weitere homöopathische Mittel aus der Geierfamilie sind der Truthahngeier (*Cathartes aura*) und der Kondor (*Vultur gryphus*). Beides sind Neuweltgeier.

- *Cathartes aura* (Truthahngeier): Das Kernthema dieses Mittels ist die Reinigung (Katharsis) von altem angestautem Mist. Auf der körperlichen Ebene können dies alte Abszesse oder Atherome sein. Emotional sind es unterdrückte Gefühle von lang anhaltender Ausbeutung und Missbrauch. *Cathartes aura*-Patienten können sich

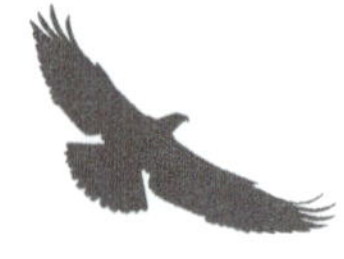

sprichwörtlich von anderen ausgenommen und ausgenutzt fühlen. Sie fühlen sich wie unsichtbar und meinen, dass ihre Umwelt ihren tatsächlichen Wert nicht würdigt, sondern sie nur für ihre eigenen Zwecke benutzt.

- *Vultur gryphus* (Andenkondor): Als einer der größten flugfähigen Vögel überhaupt hat er neben dem Wanderalbatros die größte Flügelspannweite von bis zu über drei Meter. (Siehe Abb. auf dieser Seite)

- Beim Kondor ist wie beim Raben der Tod ein zentrales Thema. Das Alte und Vergängliche muss sterben, damit das Neue wiedergeboren werden kann. Innerlich erheben sie sich über das Vergängliche, das Verwesende und Sterbende.

In diesen beiden Geierprüfungen tauchte das Bild des Phönix auf. Er verbrennt und wird aus der Asche neu geboren. Das Alte muss vergehen, damit das Neue entstehen kann.

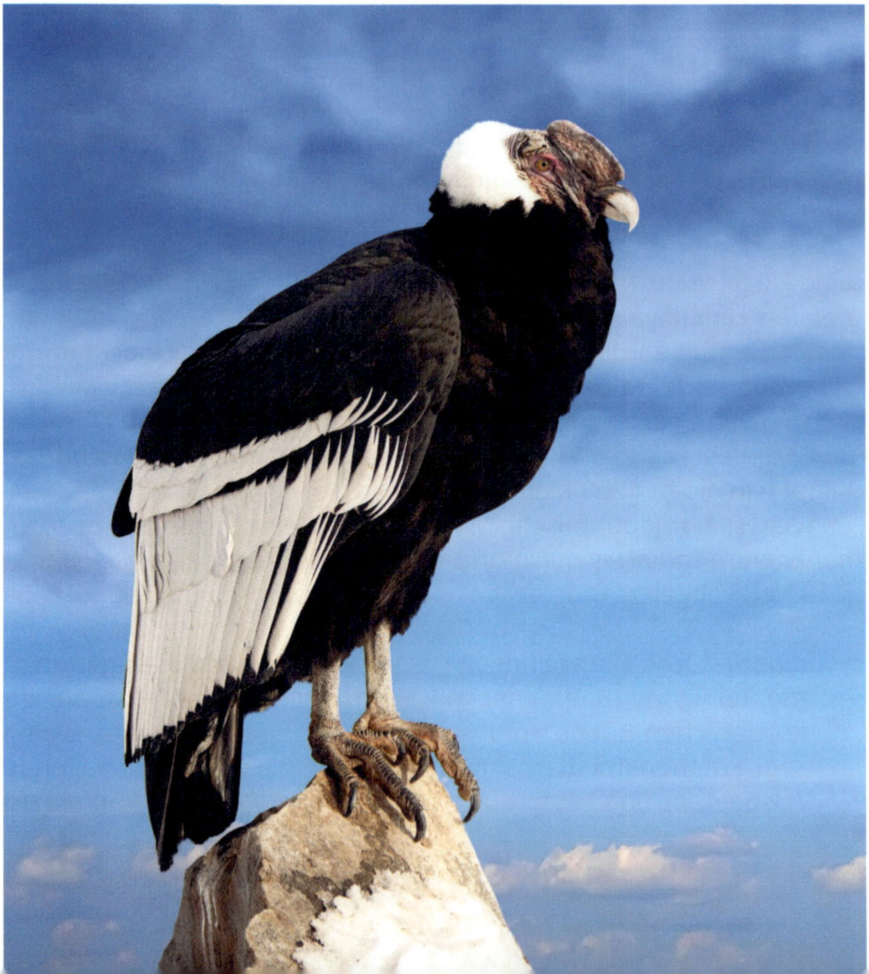

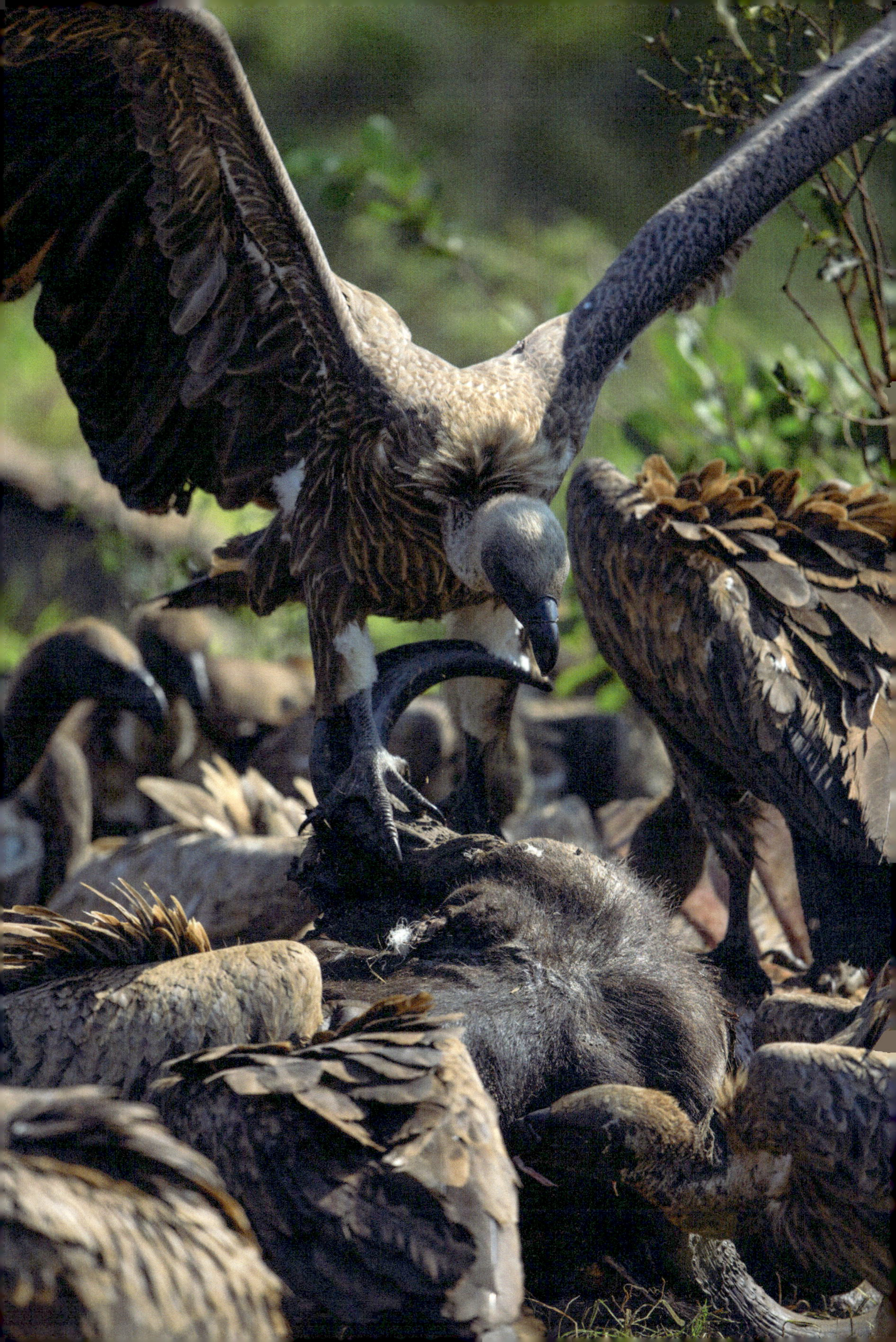

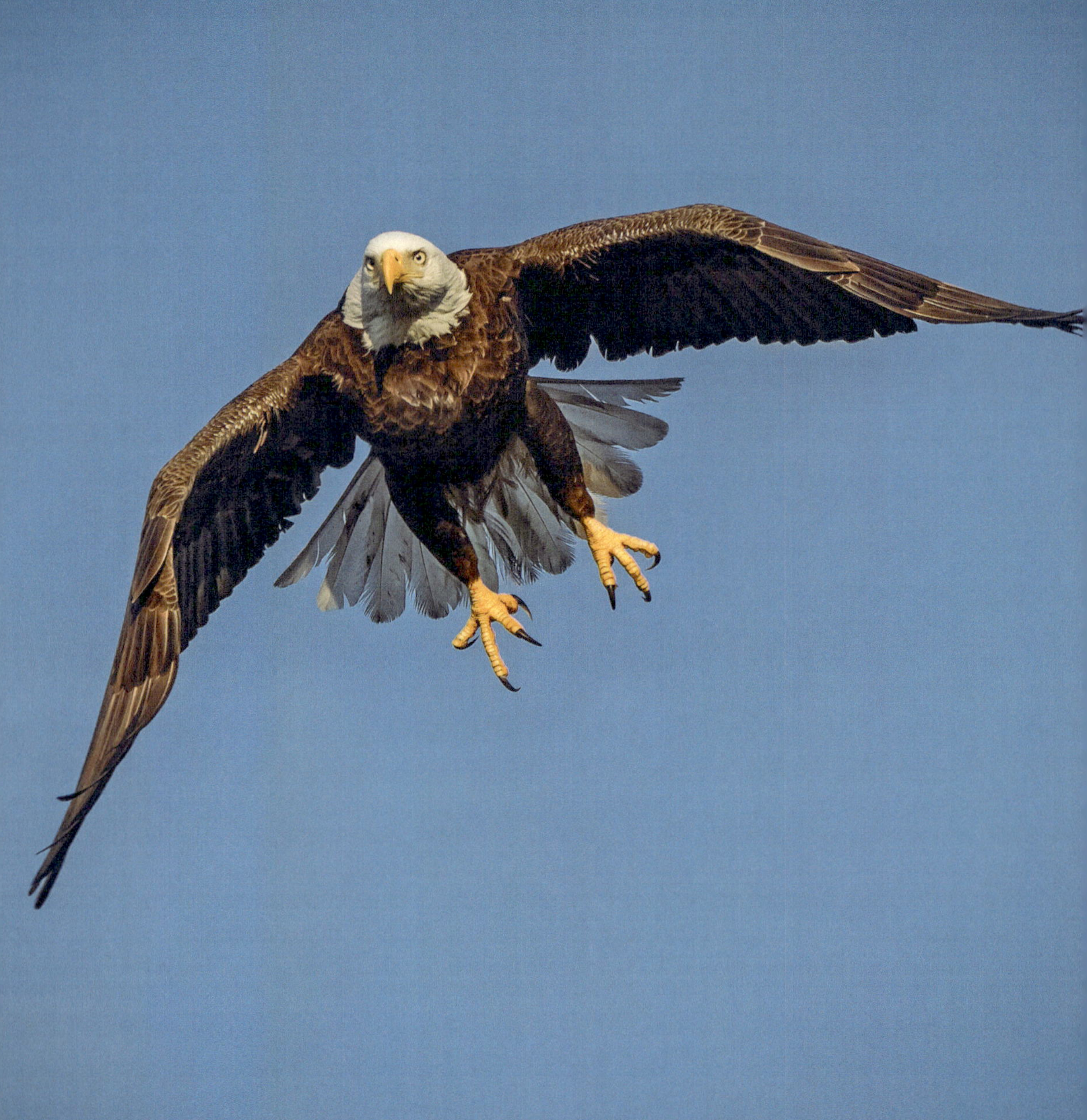

2.8 Weißkopfseeadler

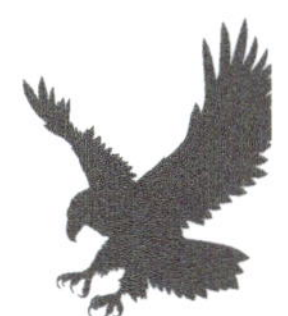

Haliaeetus leucocephalus *Haliae-l.*

Familie: ***Habichtarige (Accipitridae)***

Gattung: ***Seeadler (Haliaeetus)***

Sie sind innerlich wie gespalten und leben wie in zwei Welten, die sie nicht zusammenbringen. Die eine Welt ist die reale Alltagswelt, die andere Welt die der Träume.

Fall: 65-jähriger Mann – Prostataprobleme und Depression

Iwan war viele Jahre als Bauleiter auf Großbaustellen tätig. Er kam in die Praxis wegen Prostataproblemen, die seit sieben Jahren bestehen, und einer Depression. Sein Händedruck war hart wie ein Schraubstock, der einem fast die Finger zerquetscht. Er trat auf wie jemand, der es gewohnt ist, Befehle zu erteilen, dabei wirkte er gespannt und schaute mich misstrauisch und scharf an. Es sah aus, als würde er einen aus seinen Augenschlitzen wie aus schmalen Schießscharten genau beobachten, jederzeit zum Angriff bereit. Das grimmige und gleichzeitig traurige Äußere des Patienten wurde zudem betont durch einen bis tief über die hängenden Mundwinkel hinausgeführten schmalen Oberlippenbart, wie bei einem Kosaken. Seine Familie stammte in der Tat aus Russland. Wegen chronischer Kniebeschwerden durch die schwere Arbeit war er auch schon mehrfach am Meniskus operiert worden. Kurz vor seinem sechzigsten Geburtstag wurde er zum Frührentner. Sein Bericht war knapp, präzise und er sprach nur, wenn er direkt gefragt wurde.

Er spürte vor allem morgens einen inneren Druck in der Prostata, der sich in Ruhe verschlimmerte und während der Arbeit besserte. Nach der Einnahme eines α-Blockers hatte er tagsüber keine Beschwerden mehr beim Wasserlassen, musste aber nachts zweimal auf die Toilette. Das PSA war leicht erhöht. Die Biopsien erbrachten eine knotige Hyperplasie ohne Hinweis auf maligne Gewebsanteile.

Den größten inneren Druck empfand er nach der Auswanderung nach Deutschland vor 25 Jahren. Seine Frau erkrankte damals

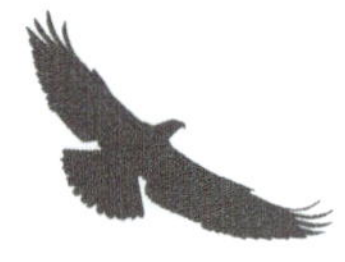

schwer, er musste hart arbeiten und sich gleichzeitig um die Kinder kümmern. Es dauerte zwei Jahre, bis er sich akklimatisiert hatte. Für ihn selbst blieb keine Zeit mehr übrig. In Russland war seine deutschstämmige Familie schikaniert worden, deswegen hatte sein Vater zur Emigration geraten. Sein Großvater war von den Russen erschossen worden, sein Vater wurde zu Zwangsarbeit verdonnert und litt in den Lagern Hunger. Er konnte sich seinen Lebenstraum, Jetpilot zu werden, nicht erfüllen, weil er Deutschrusse war. Schon als kleiner Junge war er fasziniert von Düsenflugzeugen und legte sich auf den Boden, um sie am Himmel zu beobachten. Fliegen bedeutet für ihn Freiheit, von der Erde abheben, den Horizont erweitern und den Überblick haben (Er breitet hierbei die Arme weit zu beiden Seiten aus, die Handflächen zeigen dabei nach unten, als würde er in der Luft gleiten.) Auf der Erde sei man eingegrenzt, unter Druck, eingeengt wie in einem engen Gebirgstal. Er mag es lieber, wenn er die Weite und den Überblick hat. Er mochte es auch nicht, wenn er durch seinen Chef unter Druck gesetzt wurde. Früher hat er oft vom Fliegen geträumt und hatte dabei das Gefühl, er fliehe vor etwas, das ihn einholen will. Mit seinem PS-starken Motorrad fährt er gerne schnelle Kurven, das sei fast wie fliegen. Er fahre aber nie zu schnell und habe sich immer unter Kontrolle.

Auf der Erde ist man eingezwängt und ständig unter Druck. Nur beim Fliegen ist man frei und hat den Überblick.

Seine Lieblingstiere sind Löwen, Elefanten und Greifvögel. Hier fasziniert ihn vor allem der Weißkopfseeadler. Voller Begeisterung und mit einem Funkeln in den Augen erzählte er mir, wie sie jagen und die Fische direkt aus dem Wasser abgreifen.

Stress schlug ihm schon immer auf den Magen und er reagierte darauf mit Sodbrennen und Krämpfen. Diese waren schlimmer, sobald er sich aufregte oder Wein trank. Von fettem Schweinefleisch wurde ihm übel und sein Bauch fühlte sich übervoll an.

Seine Lieblingsfarben waren Himmelblau (16C) und Gelborange (3C und 4C).

Er hatte bereits *Conium* D6 über einen längeren Zeitraum versuchsweise eingenommen. Der PSA-Wert lag zuletzt bei 6,5 ng/dl (Norm < 4).

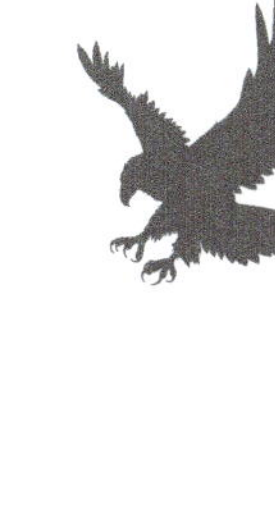

Analyse

In diesem Fall wiesen die Flugträume und sein Jugendtraum, Jetpilot zu werden, schnell in die Richtung eines Vogelmittels. Bestätigt wurde dies durch seine typische Armbewegung und die polaren Themen von einerseits Freiheit, Abheben, Fliegen und den Überblick haben und andererseits eingezwängt, eingeengt und unter Druck zu sein. Sein Handgriff ist hart wie ein Schraubstock und zerquetscht einem fast die Finger, dies passt gut zu den Klauen eines Greifvogels. Er tritt selbstbewusst und mit einem Hauch von natürlicher Autorität auf. Auch sein Ausdruck und der angriffsbereite, scharfe Blick, wie aus Schießscharten heraus, erinnerten an andere Patienten, die gut auf Greifvögel reagierten. Als Lieblingsvogel nannte er schließlich selbst den Weißkopfseeadler, dessen Jagd er mit glühender Begeisterung schildert.

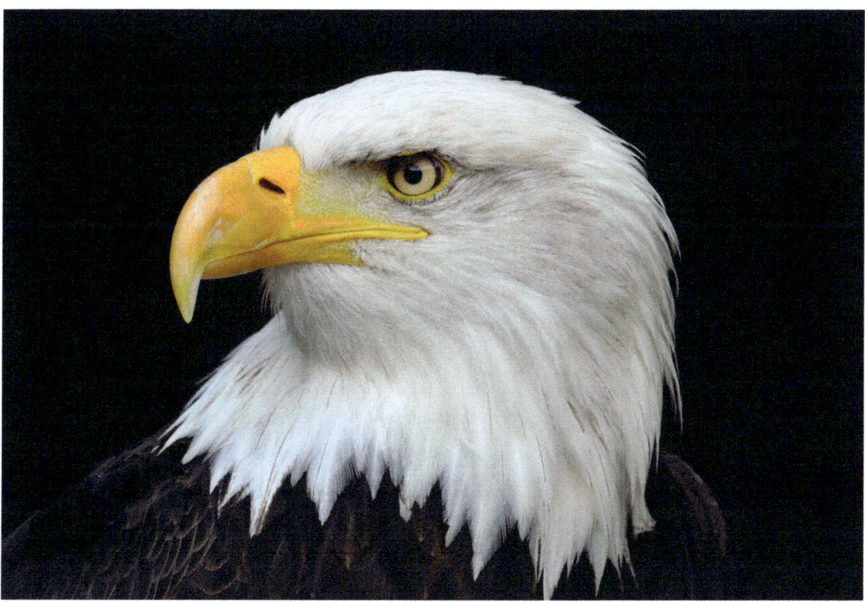

Weißkopfseeadler (*Haliaeetus leucocephalus*)

Verlauf

Er erhielt einmalig *Haliaeetus leucocephalus* MK. Erst nach fast acht Wochen meldete er sich telefonisch, weil er erneut zur Blutkontrolle war. Sein über Jahre erhöhter PSA sei jetzt im Normbereich

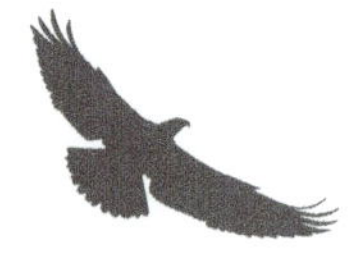

(3,6 ng/dl). Es sei ihm insgesamt viel wohler, er sei ruhiger, innerlich gelassener und fühle sich nicht mehr so unter Druck. Er sei nicht mehr so niedergeschlagen und habe wieder mehr Freude am Leben. Er könne besser Wasser lassen und nachts schlafe er meist durch.

Ein halbes Jahr später meldete er sich noch einmal, weil er wieder etwas Druck in der Prostata beim Wasserlassen verspürte. Die Prostata hatte sich inzwischen deutlich verkleinert. Das PSA war aber wieder auf 4,6 ng/dl gestiegen. Hierauf wurde *Haliaeetus leucocephalus* MK nochmals wiederholt. Von einem Freund hörte man später nur, dass es ihm wieder gut gehe und er seinen Lebensabend als Rentner und Opa genieße. Drei Jahre später geht es ihm weiter gut.

Fall: 52-jährige Patientin – Schulterbeschwerden

Eine drahtige, sportliche Patientin kommt wegen Schmerzen in der linken Schulter, die erstmals auftraten, nachdem sie eine Wiese gesenst hatte. Sie ist selbstständig, selbstbewusst und durchsetzungsfähig. Oft wirkt sie etwas verbissen und angespannt. Die Gesichtszüge sind hart, der Blick aus den kühlen, klaren Augen ist konzentriert, wie fest auf einen Punkt fixiert. Wenn etwas nicht schnell genug geht, kann sie hektisch werden. Ihre Eltern haben ihr nicht viel zugetraut und sie wegen ihrer geringen Größe belächelt. Sie hat sich aber mit viel Fleiß und Ehrgeiz hochgearbeitet und ein eigenes kleines Geschäft aufgebaut. Ihre Mutter war dominant und wollte sie immer klein halten. Sie fühlte sich durch die Mutter festgenagelt und hat sie viele Jahre dafür gehasst. In ihrer Erziehung gab es kein Lob und keine Belohnungen. Ihr Selbstvertrauen musste sie sich Schritt für Schritt erarbeiten. Ihr Bruder galt bei der Mutter alles und sie konnte sich anstrengen wie sie wollte, wurde aber nicht gleichberechtigt behandelt. Ihre künstlerischen Fähigkeiten wurden nicht gefördert.

Sie hatte schon erfolglos *Rhus toxicodendron* eingenommen und kam mit den Worten in die Praxis. „Ich bin flügellahm, wie ein Vogel, der nur noch einen Flügel hat." Es sei ein scharfer Schmerz, wie ein Messer oder eine Kralle, die langsam von hinten in die Schulter reingetrieben wird. Um dies zu demonstrieren, formte sie ihre rechte Hand zu einer Kralle, drückte sie auf ihre linke Schulter und verzog dabei schmerzhaft ihr Gesicht. Sie konnte den linken Arm kaum

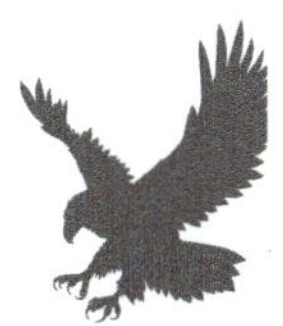

mehr anheben. Sie fühlte sich ausgebremst, weil sie nichts mehr so machen könne, wie ihr Kopf es eigentlich wollte.

Als Lieblingsfarbe wählte sie ein dunkles Blau (15D). Bei der klinischen Untersuchung konnte sie den Arm nur etwa 45 Grad abduzieren. Schon geringe Rotationsbewegungen waren äußerst schmerzhaft. Sie hielt den linken Arm in einer angespannten Schonhaltung, eng an die linke Körperhälfte angelegt.

Von einer fremden Macht wie auf dem Boden festgenagelt. Flügellahm, wie ein Vogel, dem ein Flügel fehlt. Eine Kralle scharf wie ein Messer drückt mir von hinten in die Schulter rein.

Fünf Jahre zuvor hatte sie bei Knieschmerzen schon einmal ähnliche Empfindungen geschildert: Es war so, als würde jemand ein Messer in die Kniescheibe reinstechen. Sie fühlte sich dadurch ohnmächtig, handlungs- und bewegungsunfähig. Wie festgehalten, festgeklebt und festgenagelt – und einer anderen Macht ausgeliefert. Sie war wie eine Gefangene, unbeweglich an einen Ort gebunden. Loslassen konnte sie nur beim Tanzen. Damals wurde wegen der Empfindung des Festklebens *Aranea diadema*, die Kreuzspinne, gegeben. Sie fühlte sich dadurch etwas freier und nicht mehr so festgeklebt. Die Arzneimittelwirkung hielt aber auch nach Mittelwiederholung nicht an.

Analyse

Schon in ihrem ersten Satz lenkt sie die Spur auf ein Vogelmittel. Sie sei flügellahm, wie ein Vogel, dem ein Flügel fehlt. Sie sei eingeschränkt, fühle sich ausgebremst und könne nicht mehr so, wie ihr Kopf wolle. Die Schmerzen beschreibt sie als stechend, wie ein Messer, oder noch treffender wie eine Kralle, die von hinten in die Schulter reingedrückt wird – sie demonstriert dies mit einer entsprechenden Handbewegung. Diese Geste kannte ich aus anderen Greifvogelfällen, vor allem aber aus Adlerfällen. Wie in vielen anderen Vogelfällen auch liegt ihre Hauptbeschwerde im Schulter-Nacken-Bereich. Von ihrer Mutter fühlte sie sich dominiert und „festgenagelt". Der Bruder wurde bevorzugt. Sie konnte sich nicht nach ihren Fähigkeiten frei entfalten. Wiederum eine schöne Bestätigung der grundlegenden Vogelempfindung.

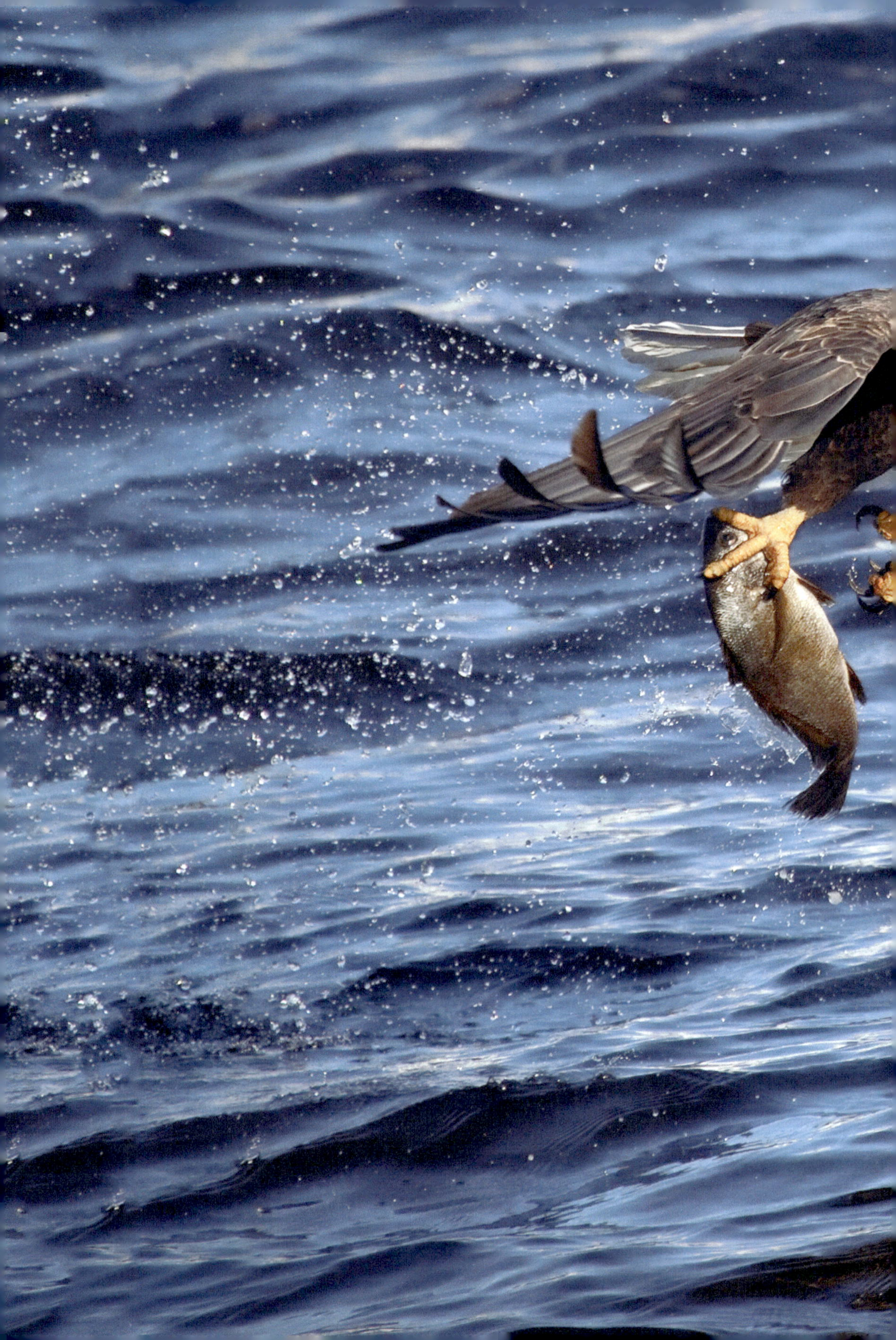

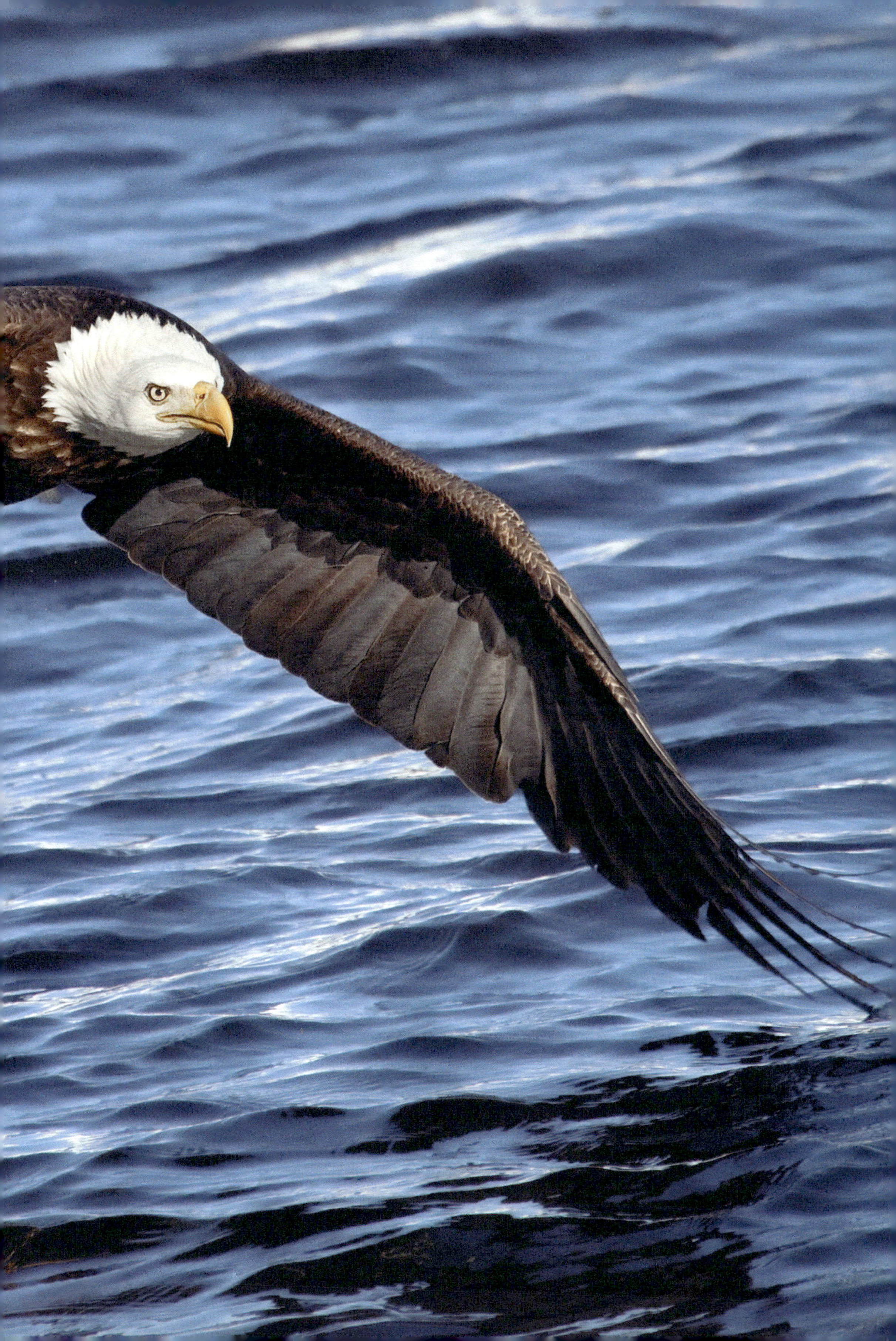

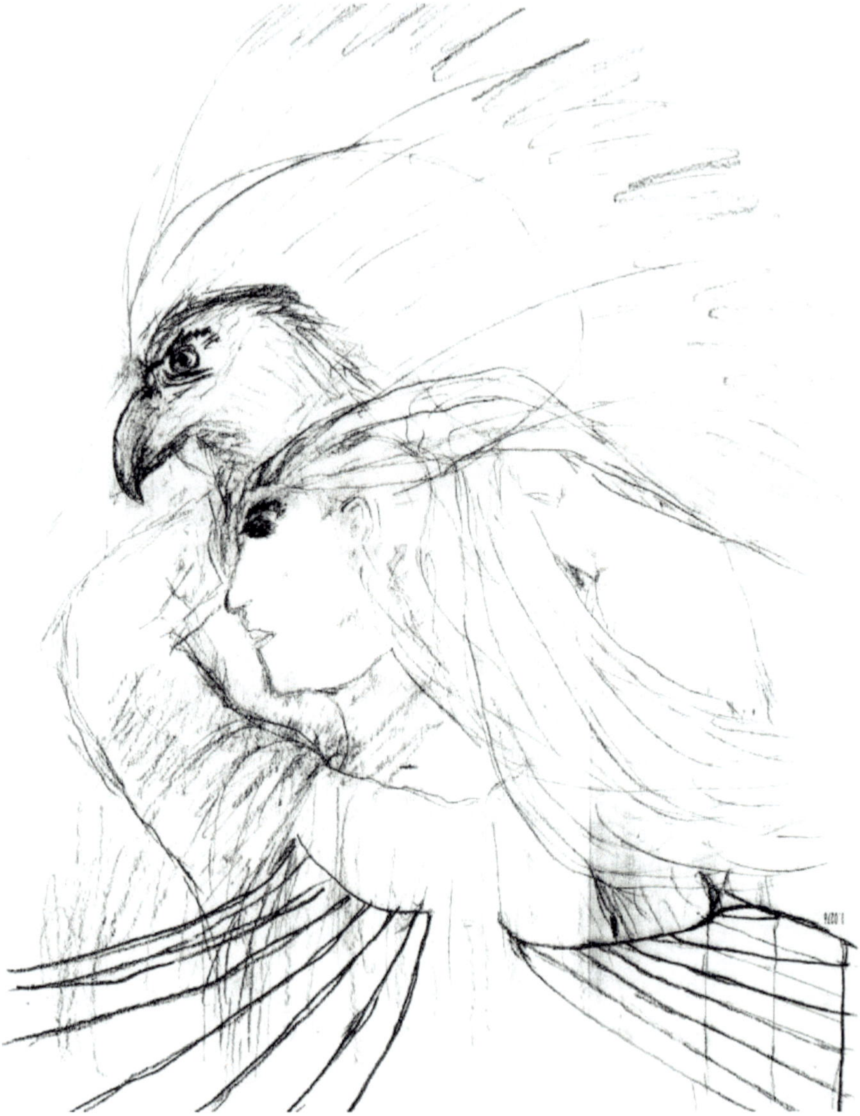

Abb. 2.3: Selbstbild einer *Haliaeetus*-Patientin. Aus ihren Schultern wachsen Flügel und sie umarmt einen Adler. Der Adler sei ein Teil von ihr. Im Traum hauchte ihr ein Indianer die Fähigkeit ein, mit den Adlern zu sprechen.

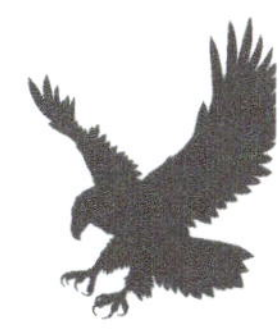

Ich bat die Patientin, verschiedene Greifvogelmittel in die Hand zu nehmen und ihre innere Wahrnehmung zu schildern. Bei *Falco peregrinus* (Wanderfalke) hatte sie das Gefühl, dass ihr die Energie unangenehm in den Kopf steigt. Bei *Haliaeetus leucocephalus* breitete sich von ihrem Solarplexus eine wohlige, entspannende Wärme über den ganzen Körper aus. Bei *Buteo buteo* (Mäusebussard) und bei *Buteo jamaicensis* (Rotschwanzbussard) spürte sie nichts.

Verlauf

Nach *Haliaeetus leucocphalus* MK im Plussingverfahren eingenommen, hatte sie die ersten beiden Tage Krämpfe im Oberarm. Es war, als würde sie jemand ganz fest mit den Fingern festhalten und nicht mehr wie zuvor mit schmerzhaften Krallen. Der Schmerz jetzt war eine Art Drücken. Ab dem dritten Tag wurde alles viel besser. Plötzlich löste sich die Spannung aus dem Arm. Sie konnte ihn wieder viel besser bewegen und über 90 Grad anheben. Als sie in die Praxis gekommen war, fühlte sich der linke Arm wie gelähmt an und hing nur schlaff an ihrer linken Seite herunter. Als sich nun die Spannung löste, fühlte sie sich plötzlich wie befreit und ihr wurde einiges klar zu ihrer Partnerschaft: Ihr wurde bewusst, dass sie ihre Gefühle zeigen darf und es nicht ihr Partner ist, der sie verletzt. In Wirklichkeit hatte sie sich in ihren Lehrer verliebt und war innerlich zerrissen, ob sie ihm ihre Gefühle offenbaren sollte. (In der Prüfung des Weißkopfseeadlers verspürte ein Prüfer einen Riss in seiner Seele.) Nach zwei Wochen spürte sie nur noch ein leichtes Ziehen im Arm. *Haliaeetus leucocephalus* MK wurde nochmal als Einzelgabe wiederholt. Damit lösten sich die Restbeschwerden binnen weniger Tage. Seit nunmehr drei Jahren ist sie beschwerdefrei.

Fall: 8-jähriger Junge – Kopfschmerzen

Ein acht Jahre alter Junge kam in die Praxis wegen heftiger pulsierender Stirnkopfschmerzen, die ihn alle ein bis zwei Wochen plagen. Die Kopfschmerzen halten meist vier bis sechs Stunden an. In neun von zehn Fällen muss er mehrmals heftig erbrechen. Ein kleiner Schluck Wasser löst dann schon Erbrechen aus. Wenn er einschlafen kann, sind die Kopfschmerzen am nächsten Tag meist besser. Den ganzen Tag ist er dann aber schlecht gelaunt und kann sich nicht konzentrieren. Zum ersten Mal sind die Kopfschmerzen aufgetreten, als er zwei Jahre alt war. Auslöser sind meist Wetter-

wechsel. Von Geburt an war er sehr angespannt und hat in den ersten Jahren sehr viel geschrien. Er kam zwei Wochen nach einem schweren Flugzeugunglück auf die Welt und die Mutter stand, als sie die Unglücksbilder sah, ganz unter Schock. Der Kopf sei seine Achillesferse, er sauge alles auf wie ein Schwamm und könne dann nicht mehr abschalten. Er habe seine Antennen überall und wisse manchmal im Voraus, was andere sagen wollten. Da er oft so gedankenversunken sei, verliere er manchmal die Körperspannung und falle einfach vom Stuhl. Der Junge ist groß gewachsen, intelligent, frühreif, sensibel, selbstbewusst und spricht wie ein Erwachsener. Man spürt seine innere Anspannung. Gleichaltrige Kinder findet er langweilig, weil man sich mit ihnen nicht vernünftig unterhalten kann. Er spricht lieber mit Erwachsenen. Er ist kein Einzelgänger und hält sich bevorzugt im Kreise seiner Familie auf. Später will er Pilot des größten Passagierflugzeuges werden. Dies sagt er mit einer Selbstverständlichkeit, die keine Zweifel daran lässt, dass er sein Ziel später auch erreichen wird.

Ich bin ein Adler und will später selbstverständlich Pilot werden.

Für ihn sei es ein Weltuntergang, wenn ihm aus Schusseligkeit ein Glas aus der Hand fällt. Seine Glieder seien schwächer als sein Kopf. Er setze sich permanent selbst unter enormen Leistungsdruck und würde sich ständig weiter puschen. Und er sei innerlich zerrissen. Seine Mutter berichtet weiter, dass er sich immer schon für Vögel begeistert hat. Er hat schon ganze Bücher davon vollgemalt und faltet sie auch gerne mit Papier. Einmal malte er sich und seinen Freund. Der Freund stand als Mensch auf dem Boden und schaute zu ihm auf, er selbst schwebte als Adler über ihm.

Seine Lehrerin wollte ihm einmal seine Grenzen aufzeigen und gab ihm eine Anleitung zum Falten eines Vogels, die eigentlich für viel ältere Kinder gedacht ist. Innerhalb kürzester Zeit hatte er die Aufgabe zum Erstaunen der Lehrerin gelöst. Während eines ganz schlimmen Kopfschmerzanfalls, als er es vor Schmerzen nicht mehr aushielt, wollte er nicht mehr leben.

Er hat eine Abneigung gegen Rotkraut und Fastfood und liebt Spaghetti, Meeresfrüchte und Fisch. Am liebsten isst er Lachs, das wollte er immer schon als Zweijähriger haben.

Während der Anamnese hatte er kunstvoll und ungefragt einen Adler gemalt und einen zweiten mit Hackenschnabel und großen Schwingen aus Papier gefaltet.

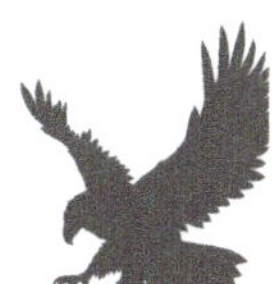

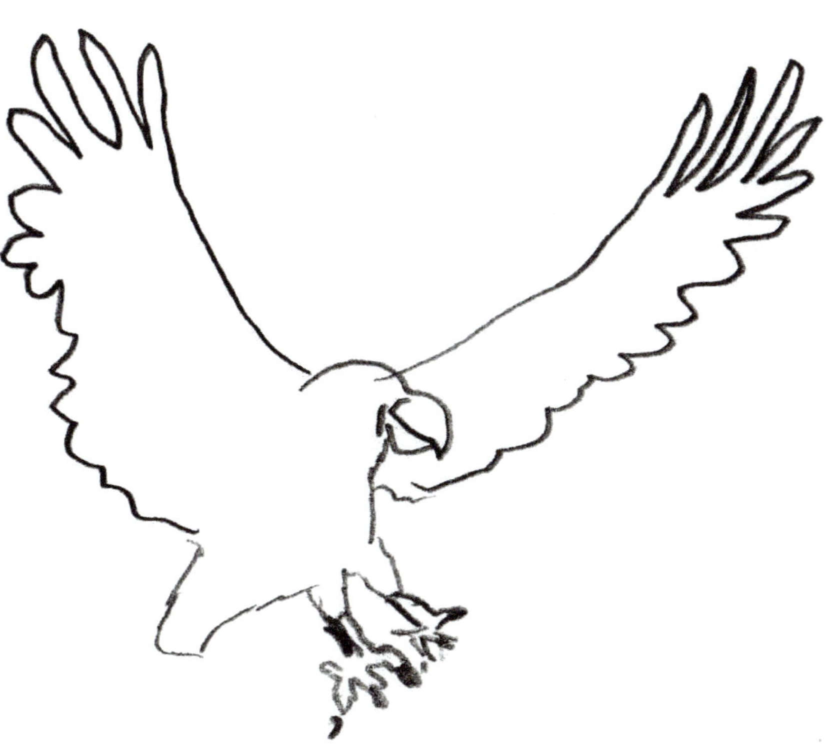

Abb. 2.4: Zeichnung eines fliegenden Adlers

Analyse

Einerseits ist der Junge intellektuell frühreif und zu „kopflastig“, andererseits kann er die Körperspannung verlieren und einfach vom Stuhl rutschen. Wenn er die Kontrolle verliert und ihm ein Glas aus der Hand fällt, ist er ganz verzweifelt. Er ist selbstbewusst und will später Pilot werden. Aber nicht nur von einem kleinen Sportflugzeug, sondern selbstverständlich vom größten Passagierflugzeug der Welt. Merkwürdig, wo er doch kurz nach einem schweren Flugzeugunglück auf die Welt kam. Ein Bezug, der ebenfalls in der Prüfung auftauchte.

Er malt sich selbst als Adler, der über seinem Freund im Himmel kreist und zeichnet und bastelt ungefragt während der Anamnese gekonnt einen Adler. Schon als Zweijähriger verlangte er immer wieder nach seiner Lieblingsspeise Lachs. Dies war mit ein Grund, warum ich ihm Weißkopfseeadler und keinen anderen Adler gab. Die

Mutter meinte außerdem, er sei innerlich wie zerrissen. Ein Symptom, das während der Prüfung des Weißkopfseeadlers beschrieben wurde. Er erhielt *Haliaeetus leucocephalus* MK als Einmalgabe.

Follow up

In den ersten Wochen nach der Einnahme hatte er einmal Kopfschmerzen, musste aber nicht mehr fünfmal erbrechen wie früher, sondern nur einmal und war nach einer Stunde Schlaf schon wieder fit. Sonst war er meist den ganzen Tag danach kaputt gewesen. Die Mutter meinte, er sei viel gelassener und nicht mehr so aufbrausend, wenn etwas nicht gleich klappte. Im nächsten Jahr sind nur zwei kurze Kopfschmerzepisoden aufgetreten, einmal weil ihn seine Mitschüler hänselten und noch einmal nach einem Umzug und Schulwechsel, als er sich in der neuen Klasse erst behaupten musste. Jedes Mal wurde *Haliaeetus leucocephalus* MK wiederholt.

Fall: 50-jähriger Mann – Depression nach Hirnblutung

Ein selbständiger zupackender Handwerksmeister mit markantem Profil, das einem Adler ähnelt. Er ist ein sanguinischer Schaffertyp mit rotem Kopf und kräftigem Händedruck. Er wirkte wie ein angeschossenes Tier unter Hochspannung. Viele Jahre hat er immer nur schwer gearbeitet. In seiner Freizeit fuhr er gerne mit seinem Rennmotorrad. Nach einer Hirnblutung wurde er depressiv, es fehlte ihm der Antrieb und er sah keine Perspektive mehr im Leben. Körperlich hat er nach erfolgreicher Operation zum Glück keine bleibenden Lähmungen. Die anfängliche brachiofaziale Hemiparese – der linke Arm fühlte sich an, als gehöre er nicht mehr zu ihm – hat sich bis auf eine leichte Taubheit der linken Hand weitgehend zurückgebildet. Er meinte, mit 50 Jahren sollte man „erschossen" werden. Es ärgert ihn fürchterlich, dass er seit der Hirnblutung so vergesslich geworden ist. Er bewundert die Weißkopfseeadler und sein Lebenswunsch ist es, nur einmal so fliegen zu können wie sie.

Einmal im Leben fliegen können wie ein Weißkopfseeadler.

Nach *Haliaeetus leucocephalus* MK geht es ihm auffallend besser, er wirkt stimmungsmäßig aufgehellt und nicht mehr so angespannt.

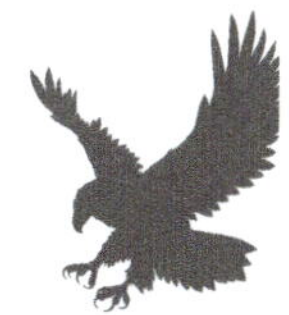

Sein Antrieb und seine Ausdauer sind besser und das Taubheitsgefühl in der linken Hand wird besser. Seine Vergesslichkeit hat sich allerdings nicht gebessert. Er hatte das Gefühl, andere lachen ihn deswegen aus. Hier half ihm letztlich Barium sulfuricum.

Arzneimittelbild

Haliaeetus leucocephalus-Patienten haben das Gefühl, als ginge ein Riss durch ihre Seele und als seien sie doppelt. Sie glauben, es müsste zwei Sonnen geben und als seien sie von der Welt getrennt. Die Zweiteilung zeigt sich auch in den Träumen und Gedanken. Sie träumen von Zwillingen und denken andauernd zweigleisig. Es ist, als würden sie wie in zwei Welten leben und diese nicht miteinander verbinden können. Die eine Welt ist ihre Alltagswelt hier auf Erden. Die andere Welt ist die ihrer Träume. Beide sind für sie gleich real und sie können sie einfach nicht zusammenbringen, wenn sie sich in einer der beiden befinden. Manchmal sehen sie sich auch als Mittler zwischen diesen beiden Welten. Sie können die Fähigkeit haben, den größeren Zusammenhang zu sehen und so scheinbar gegensätzliche Meinungen zur selben Zeit akzeptieren. Vergangenes und Zukünftiges kommen in der Gegenwart zusammen. Es besteht eine Tendenz, sich aus der realen Welt zurückzuziehen, abheben und fliegen zu wollen. Es können dann neurologische Probleme wie Koordinationsprobleme auftreten, so als würden sie die Wahrnehmung für ihren physischen Körper verlieren. Es kann sein, dass ihnen Sachen aus der Hand fallen oder sie über ihre eigenen Füße stolpern. Sie können dann auch abgehoben und distanziert wirken, so als würden sie alles aus großer Entfernung von oben betrachten und was unten auf dieser kleinen Welt vor sich geht, ginge sie nichts mehr an. Sie können sich in negativen Gedanken wie Hass, Wut oder Eifersucht wie in einem Käfig gefangen fühlen und wollen sich über diese negativen Gefühle erheben. Sie bewundern Adler und andere Greifvögel, die weit oben in der Luft ihre Kreise ziehen. Auf der Erde fühlen sie sich wie gefangen, eingezwängt, festgenagelt oder eingesperrt.

Meist sind sie hager, drahtig und angespannt. Sie sind Anführer oder haben leitende Positionen inne.

Haliaeetus half in Fällen von Migräne, Spannungskopfschmerzen, MS und Depression. Empfindungen: stechende Schmerzen, wie durchbohrt oder festgenagelt, wie von einem Messer.

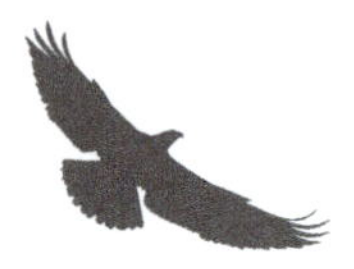

Repertoriumsrubriken (exemplarisch)

Gemüt

- Distanziert.
- Gefühl des Einswerdens mit dem Universum.
- Verlangen, schnell Auto zu fahren (DD: Falco-p, Tub).
- Gedanken: Zwei Gedankengänge gleichzeitig.
- Mangel an moralischem Empfinden.
- Hartherzig, unerbittlich.
- Rückzug aus der Wirklichkeit.
- Selbstzerstörerisch.
- Verlangen nach Landleben.
- Orientierungssinn erhöht.
- Ungeduldig mit Kindern.
- Wahnidee – der linke Arm fühlt sich wie ein gebrochener Flügel an.
- Wahnidee – sie wären ein Gefangener.
- Wahnidee – er würde in zwei Richtungen gezogen.
- Wahnidee – er sei leicht, beim Fahren.
- Wahnidee – er würde schweben, beim Fahren.
- Wahnidee – als würde ein Riss durch seine Seele oder das Universum gehen.
- Träume – beobachtet eher, als in Träumen zu handeln.
- Träume – Zuschauen, sich von oben.

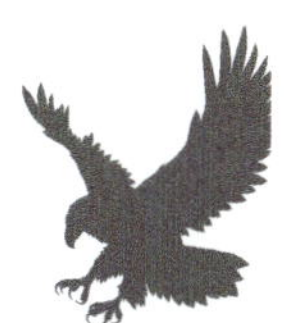

Allgemeines

- Verlangen nach Aufenthalt im Freien.
- Verlangen nach Eiern.

Augen, Sehen

- Offene Augen – geöffnete Lidspalte – als wären sie weit offen.
- Sehen – Doppeltsehen – vertikale Diplopie.
- Sehen – Doppeltsehen – ein Bild scheint unter dem anderen zu sein.

Extremitäten

- Schmerz – Arme links, wie zerbrochen.
- Schmerz – Arme links scharf.
- Ungeschicklichkeit.

Allgemeines

Der Adler ist der König der Vögel und der Weißkopfseeadler das Wappentier der Vereinigten Staaten von Amerika. Er symbolisiert die selbstverständliche Macht. Weißkopfseeadler leben in Nordamerika (USA und Kanada) meist in der Nähe großer Gewässer. Sie sind ihrem Partner treu und bleiben meist ein Leben lang zusammen und nutzen auch über Jahre denselben Horst. Beide Eltern kümmern sich um die ein bis drei Jungtiere. Oft wird nur das Stärkste großgezogen. Als geschickte Jäger können sie Fische im Flug mit ihren Fängen aus dem Wasser greifen. Hierbei bevorzugen sie Lachse. Sie schlagen aber auch andere Vögel im Flug oder ernähren sich von Aas.

Wie alle Adler hat der Weißkopfseeadler sehr scharfe Augen und kann die Beute aus großer Entfernung erspähen. Es sind kräftige, große, majestätische Vögel mit einem großen nach unten gebogenen Hakenschnabel.

Haliaeetus leucocephalus wurde als eines der ersten Vogelmittel von Jeremy Sherr geprüft. Verwendet wurde das Blut eines angeschossenen Weißkopfseeadlers. Einer seiner Flügel war danach lahm und ein Fuß dauerhaft verkrüppelt.

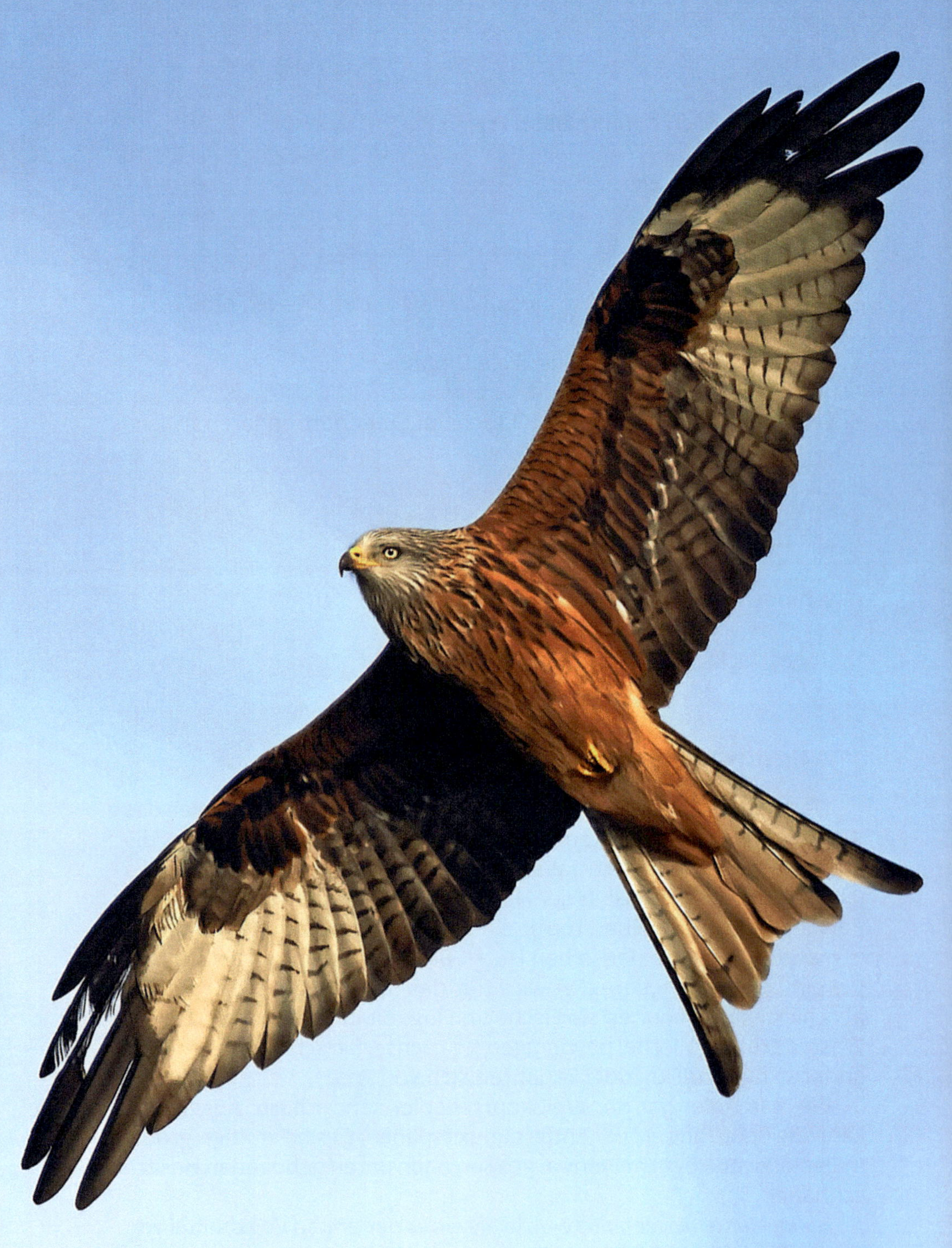

2.9 Rotmilan

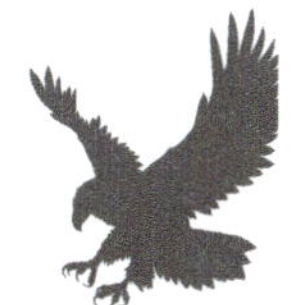

Milvus milvus *Milv.*

Königs- oder Gabelweihe

Familie: Habichtartige (Accipitridae)

Gattung: Milane

Bei der Arbeit, eingesperrt in einem kleinen Büro, träumt sie vom Fliegen ohne Anstrengung wie ein Milan.

Fall: 41-jährige Frau – Atembeklemmungen und Rückenschmerzen

Die Patientin hat einen burschikosen Kurzhaarschnitt, erzählt direkt ohne Umschweife und wirkt erfrischend, offen, kommunikativ und nett. Seit zehn Tagen kann sie nicht mehr richtig durchatmen, es geht nur noch die Hälfte der Luft rein. Es ist, als ob nicht genug Platz da ist. Sie möchte, dass ihr Mann abends beim Einschlafen dabei ist, damit er merkt, falls sie nicht mehr atmet. Die Beschwerden sind schlimmer am Abend und besser, wenn sie häufig gähnt. Es ist, als sei ein Gummi quer über ihre Hals- und Brustwirbelsäule gespannt, der vibriert und den Brustkorb an der vollen Ausdehnung hindert. Sie ist beunruhigt, weil sie so etwas von sich nicht kennt. Vor einem Jahr hat sie sich den Nacken verrenkt, als sie ihren Kopf zum Wecker hinwendete. Seither leidet sie immer wieder unter Verspannungen im Nacken. Als Kind sei sie oft krank gewesen. Sie kam zwei Monate zu früh auf die Welt und war bis zur Entfernung ihrer Mandeln mit fünf Jahren immer wieder krank.

In einem Traum ist sie auf der Flucht vor Naturgewalten und sie packt ständig und ohne Unterlass ihre Sachen zusammen – es dauert ewig. In einem anderen Traum will sie mit dem Telefon Hilfe rufen. Die Wählscheibe braucht allerdings ewig, bis sie sich zurückdreht. Zu dem Wort „ewig“ assoziiert sie Tod, keine Begrenzung, keine Änderung, kein Ziel, keine Hoffnung, keine zeitliche Einschränkung, keine Pflichten haben.

Der einzige Luxus sei, wenn jeder seinen eigene Raum und Freiheit habe. Sie ist die Älteste von drei Geschwistern – alle drei haben bis zu ihrem zwölften Lebensjahr zusammen in einem Zimmer

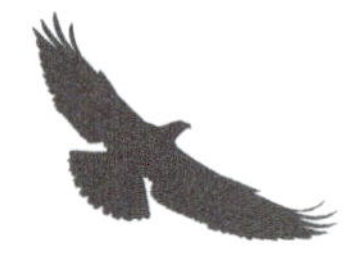

gewohnt. Am schlimmsten sei es, eingesperrt zu sein wie in ihrem kleinen Büro, in dem sie arbeitet und in dem es nur ein winziges Fenster gibt. Sie braucht die Weite und das Licht und ist am liebsten alleine draußen im Wald. Dort geht sie immer wieder zu einer großen Lichtung mit einer Wiese, über der Raubvögel kreisen. Dort bekommt sie den Kopf klar und fühlt sich befreit. Dabei breitet sie ihre Arme weit aus zu Flügeln, so als würde sie in der Luft gleiten. Vögel und vor allem Milane bewundert sie, wie sie elegant am Himmel gleiten. Auch hier macht sie wieder die gleiche Armbewegung.

Sie schaut auch gerne galoppierenden Pferden zu. Gerne steht sie auf einem Berg und lässt den Blick in die Ferne und auf die Alpengipfel schweifen. Ihr Wunsch wäre es, nicht so eingeengt zu sein. Nicht eingeengt zu sein verbindet sie mit dem blauen Himmel – alles ist offen und weitläufig. Gerne würde sie sich in einen großen Vogel wie einen Milan oder Adler verwandeln, der ohne Anstrengung fliegen und gleiten kann. Im Urlaub fährt sie mit dem Campingbus nach Skandinavien, Schottland oder Irland. Sie liebt die offenen, weiten, grünen Landschaften. Sie mag auch alte Sagen aus den Highlands.

Als Lieblingsfarben wählt sie Lindgrün (24C) und ein helles Türkisblau (18B).

Gerne mag sie italienisches Essen, Fisch und Muscheln. Fleisch isst sie nur wenig.

Analyse

In den beiden Träumen der Patientin fällt auf, dass etwas ewig dauert. Auf Nachfrage, was sie mit „ewig" verbindet, kam sie sehr schnell zu den Themen eingesperrt und eingeengt sein und deren Gegenpolen – die Weite, das Fliegen und Gleiten ohne Anstrengung. Dabei zeigte sie die vogeltypische Geste der ausgebreiteten Arme. Es ist nicht genügend Platz da, der Brustkorb kann sich nicht mehr vollständig ausdehnen. Ihre Hauptbeschwerden – die Nackenprobleme und Atembeklemmungen – deuten ebenfalls auf ein Mittel aus der Gruppe der Vögel hin, die sich von Zeitdruck und Alltagspflichten eingeengt fühlen. Oder wie im Fall der Patientin, die sich in ihrem kleinen Büro mit dem winzigen Fenster eingesperrt fühlt. Besser geht es ihr, wenn sie in einer offenen Landschaft ist oder auf einem Berg den Blick in die Ferne schweifen lassen kann.

An *Phosphor* erinnert die offene, freundliche Art der Patientin: Sie ist kontaktfreundig und mag gerne Fisch.

Im Verwandlungswunsch gibt sie den Milan und Adler an. In ihrem Fall entschied ich mich für den Milan, da sie ihn zuerst nannte und mir die Geste der krallenden Hände, wie wir sie in anderen erfolgreichen Adlerfällen beobachten konnten, fehlte.

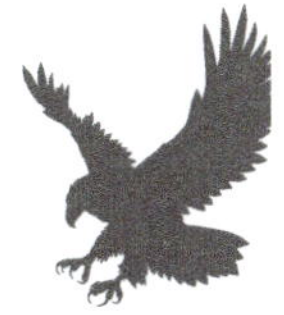

Verlauf

Schon am ersten und zweiten Tag nach der Arzneimitteleinnahme von *Milvus milvus* C 200 spürte sie, dass eine Last von ihr abfiel und sie besser durchatmen konnte. Am dritten Tag ist die Rückenverspannung noch einmal sehr deutlich aufgetreten. Daraufhin beschloss sie, sich endlich auch einmal etwas zu gönnen und ging zusätzlich zu einer Physiotherapeutin. Nach der zweiten Shiatsu-Behandlung war sie gänzlich beschwerdefrei. Dies ist inzwischen drei Jahre her. Ich sah sie noch einmal kurz wegen ihrer Kinder. Es geht ihr seither gut. Sie hatte nie wieder Atembeklemmung oder Nackenschmerzen.

Fall: **40-jährige Frau – Durchschlafprobleme, Depression und Atemprobleme**

Seit etwa zwei Jahren geht es der Patientin zunehmend schlechter. Sie ist groß gewachsen, schlank, verfeinert und innerlich entwickelt. Ihr Blick aus den hellwachen Augen hat etwas Durchdringendes, Messerscharfes, ja fast Unheimliches, gerade so, als würde sie unter höchster Anspannung etwas fixieren, jeden Moment bereit, loszuschlagen. Durch kleinste Geräusche schreckt sie gegen 4 Uhr nachts aus dem Schlaf auf. Sie sei hochsensibel und dünnhäutig. Es reiche, wenn sie nur angetippt werde und schon sei sie hellwach. Sie sei dann innerlich so unruhig, wälze sich umher und finde einfach keinen erholsamen Schlaf mehr. Zum Schlafen braucht sie es ganz dunkel. Ihre Reizschwelle sei sehr niedrig. Wegen Kleinigkeiten regt sie sich auf und reagiert dann impulsiv und wütend auf ihre kleine Tochter. Dabei möchte sie ihr doch mehr Freude und Liebe geben. Alles sei eskaliert, als diese vor einem Jahr nicht mehr durchschlief. Emotional sei sie am Boden, alles sei hoffnungslos, sie heule nur noch. Sie musste sogar eine Zeit lang in eine psychosomatische Klinik. Sie hat das Gefühl, es brenne an allen Ecken. Inzwischen leide auch ihre Partnerschaft darunter.

In der Meditation findet sie nicht mehr die gewohnte Entspannung. Ihren hohen Ansprüchen an sich selbst könne sie nun aber

nicht mehr gerecht werden. Sie ist viel herumgereist und hat sich auf der ganzen Welt in verschiedenen Therapien weitergebildet.

Seit einem Monat habe sie zusätzlich ein unangenehmes Vibrieren in den Unterschenkeln, als seien diese nicht recht durchblutet. Außerdem leide sie an wiederkehrenden Infekten mit Husten, Druck auf der Brust und Nachtschweiß. Vor allem über dem Brustbein sei sie platschnass und müsse dann öfter das Nachthemd wechseln. Das Zahnfleisch sei entzündet und sie sei total schnell erschöpft, wenn sie nur ein paar Stufen eine Treppe hochgehe. Ihr Energielevel läge auf einer Zehnerskala derzeit bei zwei.

In dem Dorf, in dem sie wohnt, fühlt sich die Patientin wie eine Exotin. Ihre Eltern waren nie richtig für sie da. Sie hatte nie das Gefühl, dass ihr jemand den Rücken stärkt.

Zu viel Sonne mache sie depressiv. Ein bewölkter Tag sei eine Riesenerleichterung. In einem Allergietest gab es einmal eine Reaktion auf Sellerie und Möhren. Sie isst aber sehr gerne Anis, Kümmel, Dill und Fenchel. Sie hat einen Heißhunger auf Schokolade.

Die Lieblingsfarben der Patientin sind Rot (6C und 10C) sowie Türkisblau (18C). Sie trägt gerne schwarze Kleider.

Analyse und Verlauf nach den ersten Mittelgaben

Ich begann die Behandlung mit *Cicuta virosa* C 200. Auffallend fand ich die Besserung der Beschwerden bei bewölktem Wetter und die Abneigung gegen Licht bei einer depressiven Patientin. Letzteres Symptom ist auch bekannt für *Conium* als Hauptvertreter der Familie der Doldenblütler (Apiaceae), deren Lieblingsfarbe meist Schwarz ist – also eine Negation des Lichts und somit aller Buntfarben. Die Patientin trägt gerne schwarze Kleider, hat eine Allergie auf Karotten und Sellerie, isst aber gerne Fenchel, Kümmel und Anis (alles Doldenblütler). Ihre Gefühle hält sie gut kontrolliert zurück. Außerdem passte ihre Handschrift recht gut zu anderen *Cicuta*-Fällen. Bis auf eine eintägige Verschlimmerung der Reizbarkeit und eine minimale Besserung des Schlafes ist jedoch keinerlei Änderung aufgetreten.

Da es psychisch keinerlei Aufhellung gab, die Patientin existenziell bedrohliche Träume hatte und auch die starke Erschöpfung unverändert war, suchte ich nach einem neuen Mittel. Inzwischen waren auch die Laborergebnisse da. Die Blutsenkung betrug 11/24, das Angiotensin-Converting-Enzym und die GOT waren leicht erhöht. Sicherheitshalber erfolgte zusätzlich eine Abklärung beim Lungenfacharzt, der im Blut einen Hinweis auf einen früheren TBC-Kontakt fand. Im CT der Lunge sah man glücklicherweise bis auf eine alte

Vernarbung keine frischen Infiltrationen oder Zeichen für eine Sarkoidose.

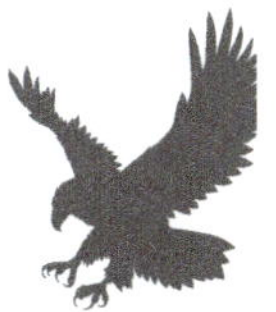

Repertorisation

- Allgemeines – Vibrieren.
- Allgemeines – Schwäche bei geringer Anstrengung.
- Schlaf – Erwachen – Geräusche – geringe durch.
- Brust – Schweiß – nachts.
- Gemüt – Ruhelosigkeit – nachts.
- Gemüt – Herumwerfen im Bett.
- Gemüt – Reizbarkeit – gegenüber den eigenen Kindern.

Durch die Repertorisation rückte *Sepia* an die erste Stelle, gefolgt von *Stannum*, *Anacardium*, *Kalium nitricum*, *Barium carbonicum* und *Sulfur*. *Sepia* deckt als einziges Mittel alle Symptome ab. Passend waren auch die Abneigung gegen das eigene Kind und ihre Handschrift. Mit *Sepia* C 200 und anschließend LM 3 besserten sich unmittelbar die Unruhe und das innere Vibrieren, und der Umgang mit ihrer Tochter wurde etwas liebevoller. Sie bekam etwas mehr Energie und wachte nicht mehr jede Nacht schweißgebadet auf. Am Husten, dem Druck auf der Brust und ihrer Niedergeschlagenheit und allgemeinen Reizbarkeit änderte sich aber leider nichts. Außerdem trat nach zwei Wochen ein schwerer allergischer Schub ihres Heuschnupfens mit Niesattacken und Asthma auf. Alles in allem hat *Sepia* befriedigend auf die Erschöpfung und die innere Unruhe gewirkt – aber auch nicht mehr.

So bestellte ich die Patientin nochmals ein, um anhand der Hauptbeschwerde, des Drucks auf der Brust, ein tiefer wirksames Mittel zu finden. Auf die Bitte hin, sich innerlich auf den Druck zu konzentrieren, erzählte sie mir von ihrer Mutter, die sie immer mit ihrer Krankheit unter Druck gesetzt habe. Die Mutter sei ständig unklar krank gewesen und die Patientin dachte immer, ihre Mutter habe etwas ganz Schlimmes. Es wurde vor ihr geheim gehalten. Sie hatte das Gefühl, ihre Mutter wollte sie infiltrieren und in ihr Dunkles hineinziehen. Die gegenteilige Empfindung des Hineingezogenwer-

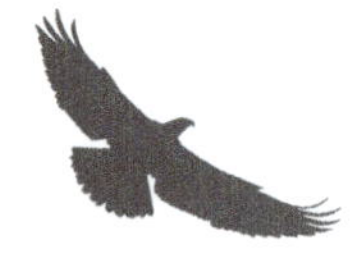

dens sei Weite, sich ins Weite öffnen (dabei öffnet sie ihre Arme und breitet sie wie Vogelschwingen aus) weich, fließend, kraftvoll, unbegrenzt, ganz viel Raum, alle Sinne geschärft, entspannt, gelassen, losgelöst von Begrenzungen und negativen Gedanken, flexibel, leicht, locker. Verbunden mit der Erde und trotzdem hoch oben. Es hätte etwas mit Flügeln und Freiheit zu tun. Verbunden mit dem Göttlichen. Sie sei früher begeisterte Segelfliegerin gewesen. Wieder breitet sie die Arme wie Flügel weit aus und ahmt Flugbewegungen nach. Die Thermik nutzen und sich langsam hochschrauben sei einfach unbeschreiblich gewesen. Irgendwann sei es ihr aber zu begrenzt und gefährlich geworden. Man sitze in einer sehr engen Kabine und manchmal werde man im Wind ganz schön durchgerüttelt. Zwei Wochen, nachdem sie mit dem Segelfliegen aufhörte, stürzte ihre Freundin ab. Diese hatte sie ursprünglich fürs Fliegen begeistert.

Diese eindrückliche Beschreibung, losgelöst von der Erde, frei, dem Göttlichen nahe und doch mit der Erde verbunden zu sein, erinnerte mich an andere Patienten, denen Vogelmittel halfen. Diese Beschreibung wurde begleitet von der Geste, die sehr ans Segeln eines Vogels in der Luft erinnert und die sie sowohl beim Beschreiben ihrer gegenteiligen Empfindung ihrer Hauptbeschwerde als auch bei der Schilderung ihres Hobbies verwendete.

Als sie verschiedene Vogelmittel in die Hand nahm, war ihr der Rotmilan am angenehmsten, gefolgt vom Weißkopfseeadler und der Taube. Beim Adler, Reiher, Wanderfalken und Rotschwanzbussard merkte sie nichts. Den Milan fand ich auch sehr passend, ist er doch einer der elegantesten Flieger, den man im Sommer beobachten kann, wie er sich in der warmen Thermik in die Höhe schraubt, wie ein Segelflugzeug. Sie bekam *Milvus milvus* C 200.

Verlauf

Direkt als die Patientin aus der Praxis kam, kreiste über ihr in geringer Höhe ein Milan und sie hatte das Gefühl, er würde sie anschauen. Schon früher hatte sie diese schönen Vögel immer gerne am Himmel beobachtet und wegen ihrer Flugkünste bewundert. Eine Woche nach der Gabe von *Milvus milvus* C 200 ging es ihr viel besser. Sie war nicht mehr so deprimiert. Der seit Monaten bestehende Husten hatte aufgehört und sie hatte keinen Nachtschweiß mehr. Nach weiteren fünf Wochen sagt sie, es gehe ihr seelisch und körperlich so gut wie seit drei Jahren nicht mehr. Ihr wurde bewusst, dass sie sich in ihrer kleinen Familie zu sehr eingeengt und unterversorgt fühlte. Früher, als sie noch allein lebte, hatte sie für sich selbst gesorgt und war finanziell unabhängig gewesen. Seit der Geburt ihrer Tochter war sie zu Hause geblieben und hatte sich durch ihre Bedürfnisse immer mehr unterdrückt gefühlt.

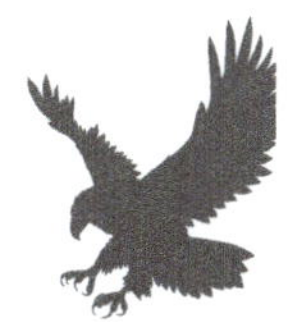

Seit eineinhalb Jahren hilft ihr der *Rotmilan* in seltenen Gaben.

Fall: 35-jährige Frau – Infektanfälligkeit

Eine junge Mutter kommt wegen Erkältungen, die ewig „verhocken" und nicht besser werden. Sie ist nett, verfeinert, sensibel und überlegt genau, was sie sagt. Die Stimme klingt etwas heiser und krächzend. Sie hat einen Druck auf der Stirn, es kratzt im Hals und seit Wochen müsse sie husten. Außerdem hat sie ständig das Gefühl von einem Fremdkörper oder einem Schleimpfropfen, den sie nicht abhusten kann. Sie sei auch so empfindlich geworden und könne nicht mehr so durchpowern wie andere Mütter. Vor einem Jahr hatte sie eine schwere Grippe mit hohem Fieber. Seit der Geburt ihrer Kinder hat sie alle vier Wochen eine Erkältung, die sie dann ewig nicht loswird.

Die Sorgen um ihre Kinder würden sie krank machen. Sie wollte nicht, dass diese zu viel geimpft werden. Inzwischen zweifelt sie aber an sich und befürchtet, diese Einstellung nicht durchzuhalten. Eigentlich sei sie eine glückliche Mutter. Mit ihrer kranken Tochter habe sie aber zu sehr mitgelitten. Sie lässt ihren Kindern ihre Freiheit und sperrt sie nicht ein, hat aber immer Angst, es könne ihnen etwas passieren.

Bevor sie ihre Kinder bekommen hat, war sie selbstständig als Therapeutin tätig, dabei fühlte sie sich durch die Extrawünsche schwieriger Klienten oft in ihrer Handlungsfähigkeit eingeschränkt. Ihr Mann sei ein Arbeitstier mit einem dicken Fell neben dem sie sich vorkommt wie ein Pflänzchen, das nichts aushält, so ein richtiges „Mimöschen". Sie liebt den Duft von Rosen. Insgesamt sei sie verfroren, es ist ihr schnell kalt und sie neigt zu kalten Händen und Füßen. Sie mag auch keine kalten Getränke aus dem Kühlschrank und kein feucht-kaltes Wetter. Trockene Kälte im Winter mag sie aber gerne. Es geht ihr schlechter, wenn die Sonne nicht scheint.

Gefangen in den Alltagssorgen sind Bussarde und Milane meine Lichtboten.

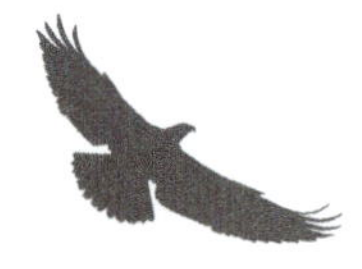

Sie macht gerne Musik und Yoga und interessiert sich für spirituelle Themen wie die Frage, ob es ein Leben nach dem Tod gibt. Ihr Vater starb bei einem Verkehrsunfall, als sie noch sehr klein war. An ihn kann sie sich nicht mehr erinnern. Die Mutter hatte Jahre später wieder einen Lebenspartner, der aber auch plötzlich weg war. Überhaupt war die Mutter oft depressiv und sie versuchte ihretwegen besonders lieb zu sein, damit es ihr gut gehen möge.

In einem wiederkehrenden Traum muss sie voller Ekel eine mit Kot überquellende Toilette reinigen. Für die Zukunft wünscht sie sich mehr innere Ruhe, dass sie mit mehr Vertrauen in die Welt hinausgeht und sich von ihren eigenen Entscheidungen nicht so ablenken lässt.

Am Morgen erwacht sie oft schon mit einer Grundspannung in der Magengegend. Es sei, als würde eine Faust den Magen immer enger zusammendrücken. Um dies zu verdeutlichen, formt sie ihre Hände zu Krallen, hält sie übereinander und drückt sie zusammen. Sie atmet dabei immer ganz flach. Auch im Kehlkopf habe sie ein Gefühl von Enge und Zugeschnürt-Werden. Dieses Engegefühl wird besser draußen oder wenn sie sich körperlich anstrengt. Das Gegenteil der Enge sei Öffnen, sich weiten, Platz machen, Ruhe, sie fühle sich geerdet, es wird licht und der Horizont öffnet sich. Hierbei breitet sie die Arme weit mit auseinandergespreizten Fingern aus. Es sieht aus, als würde sie sich entspannen wollen und fest ausstrecken. Es sei, wie wenn sie auf einem Berg stehe, den Blick weit in die Ferne gerichtet. Im Gegensatz dazu fühle sie sich in ihrer kleinen Alltagswelt oft eingeschränkt. Immer funktionieren zu müssen enge sie ein, sie fühle sich wie gefangen. Sie sei zu sehr im Kopf und verliere den Boden unter den Füßen.

Die Weite und das Lichte, Leichte hingegen erinnere sie an einen Engel oder Vogel, wie ein Bussard oder Milan. Als ich ihr sage, dass es Bussard- und Milanfeder beide als homöopathisches Mittel gibt, beginnt sie zu weinen. Sie muss ein paar tiefe Luftzüge nehmen, so tief fühlt sie sich angerührt. Seit ihrer frühesten Kindheit begleiten sie diese Vögel: Sie seien wie Beschützer und tauchten wiederholt auf, wenn es ihr schlecht ging. Einmal war sie auf der Autobahn unterwegs und hing düsteren Gedanken nach. Es war eine Phase in ihrem Leben, in der sie sehr niedergeschlagen war. Da sah sie plötzlich einen Bussard, der trotz des vielen Verkehrs auf der Mittelleitplanke saß. Auf einmal war sie wieder froh. Schon oft seien ihr Bussarde auch im Wald begegnet. Sie seien wie Engel oder Boten des Lichtes und der Freude.

Im abschließenden vergleichenden Handtest zwischen *Milvus milvus* (Rotmilan), *Buteo buteo* (Mäussebussard), *Buteo jamaicensis*

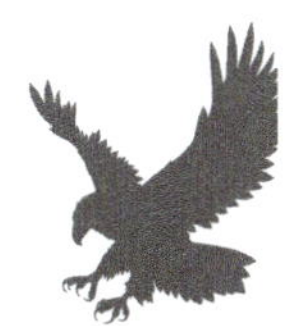

(Rotschwanzbussard) und *Falco cherrug* (Würgefalke) spürte sie bei *Milvus milvus* ein deutliches angenehmes Kribbeln in der Hand. Bei *Buteo jamaicensis* kribbelte es nur leicht, bei *Buteo* und *Falco cherrug* merkte sie nichts.

Zuletzt fragte ich sie, auf wessen Empfehlung sie zu mir gekommen sei. Da erzählte sie, dass sie vor wenigen Wochen eine nette Begegnung mit einer Frau hatte. Ich fragte nach dem Namen und es stellte sich heraus, dass es die 41-jährige Frau des ersten *Milan*-Falls war.

Analyse

Ausgehend von den Hauptbeschwerden im Bereich des Kehlkopfes kamen wir zu ihrer Empfindung des Eingeengt-, Gefangen- und Eingesperrtseins. Die gegenteilige Empfindung ist Frei-, Leicht- und Lichtsein, die Weite und den Überblick haben. Im alltäglichen Leben und mit den Sorgen um ihre Kinder fühlt sie sich ebenfalls gefangen und eingeengt. Hier sind wir wieder direkt beim Grundkonflikt der Vogelmittel. Unterstützend macht sie die Handgesten der Krallen und der ausgebreiteten Arme. Tief berührt erzählt sie unter Tränen ihre tiefe Beziehung zu Bussarden und dem Milan, den sie sich im Handtest dann auch aussucht. Sie können sich vorstellen, wie erstaunt ich war, als sie mir sagte, von wem sie zu mir geschickt worden war, nämlich einer Patientin, die bereits sehr gut auf *Milan* reagiert hatte. Ihre Handschrift ist dieser Patientin auch ähnlich, nur etwas kleiner. Die Handschrift der zweiten Patientin ähnelt dagegen eher einer Normschrift und ist somit nicht so aussagekräftig.

Verlauf

Am ersten und zweiten Tag nach *Milvus milvus* C 200 musste sie viel weinen. Sie sei ein einziges heulendes Elend gewesen. Es war, als hätte sich ganz viel aufgestaut und sie wolle den Ballast jetzt loswerden. Sie musste an ihren Traum denken, in dem sie die mit Kot überlaufenden Toiletten reinigt. Es war irgendwie befreiend und erleichternd. Ab dem dritten Tag war dann alles plötzlich weg: Der Stirndruck, der Kloß im Hals, der Magendruck und auch das Gefühl, nicht richtig durchatmen zu können. Auch die innere Anspannung sei viel besser, geschätzte 90 %. Sie fühle sich wieder richtig wohl und bedankt sich herzlich für die wirkungsvolle Hilfe.

Prüfungssymptome

- Trockene, brennende Kehle, durstig.
- Gefühl wie von einer offenen, brennenden Wunde vorne am Hals im Bereich von Kehlkopf und Schilddrüse, als sei dort ein Stück herausgebissen worden.
- Spannung und stechende Schmerzen in der Stirnmitte.
- Feiner stechender Schmerz knapp unter der rechten Brustwarze.
- Die Brustmuskeln verspannen sich, als würden sie sich ganz fest zusammenziehen, dabei besteht ein Gefühl, nicht richtig durchatmen zu können.
- Wie ein Schauer, der durch den ganzen Körper geht. Plötzlich wird alles leicht und schwerelos.
- Gefühl, als ob man sich im Liegestuhl entspannt nach hinten lehnt, in den Himmel schaut und die Gedanken einfach treiben lässt.
- Locker, leicht, entspannt, sich mühelos vom Wind treiben lassen – einfach herrlich und sonnig.
- Tief durchatmen, alles strömt, es gibt keinen Widerstand, keine Enge, der Kopf wird frei, es gibt keinen Druck.
- Zuletzt Gefühl am Hals, wo die Wunde war, als sei die Stelle in etwas Wattiges, Leichtes und Wärmendes gehüllt und geschützt.

Allgemeines zum Milan

Der Milan ist ein eleganter Segler. Fast mühelos scheint er durch die Luft zu gleiten und kann die Flugrichtung durch feine, wohldosierte Flügelbewegungen ändern. Durch seinen gegabelten Schwanz ist er am Himmel leicht von dem etwas plumper wirkenden Bussard zu unterscheiden, dessen Schwanzende abgerundet ist.

Seinen Namen hat der Rotmilan von seinen rostroten Federn.

Milan ist die slawische Form von Emil (altslawisch mil= treu, liebend) und bedeutet der „Treue“, „Eifrige“, „Liebende“.

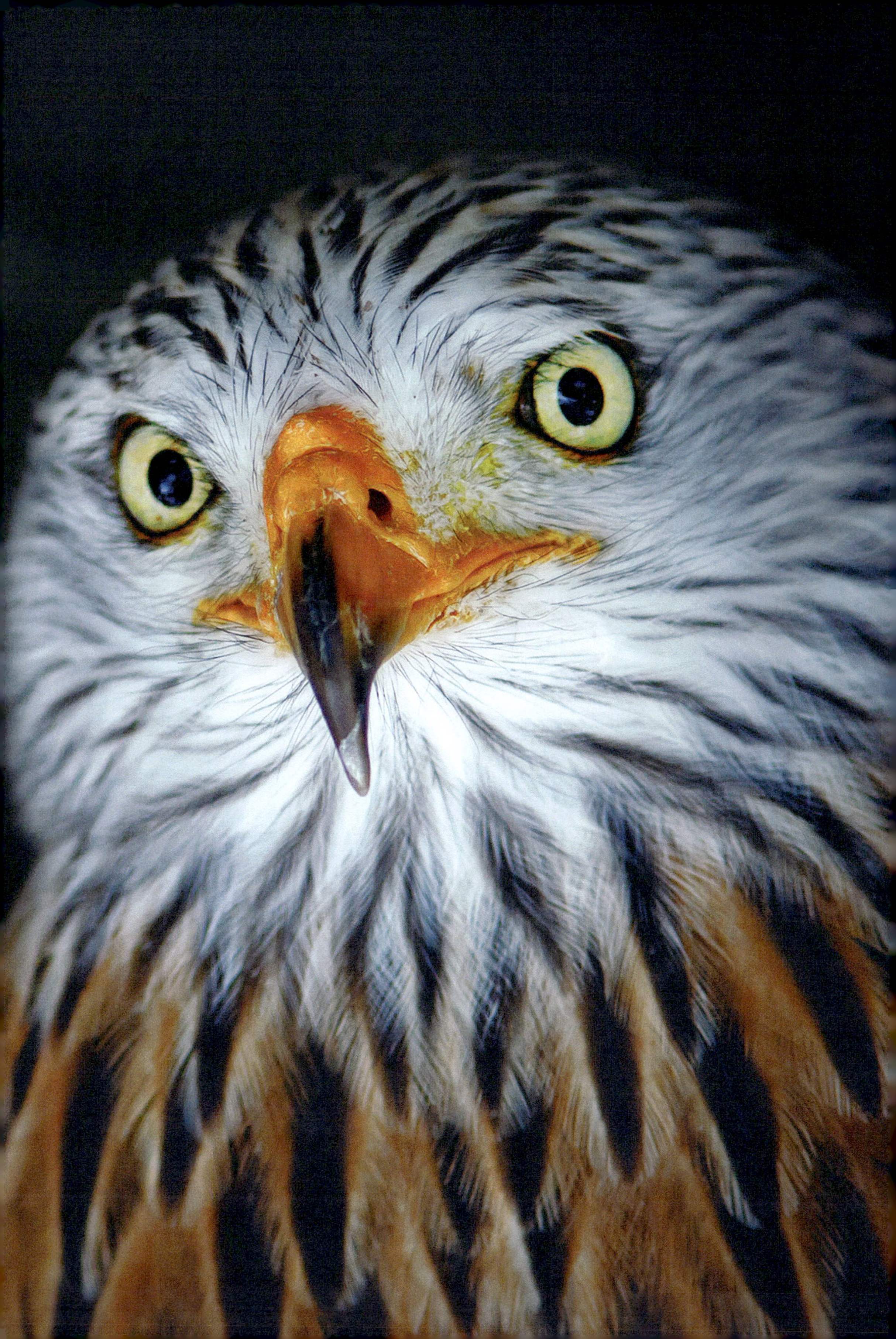

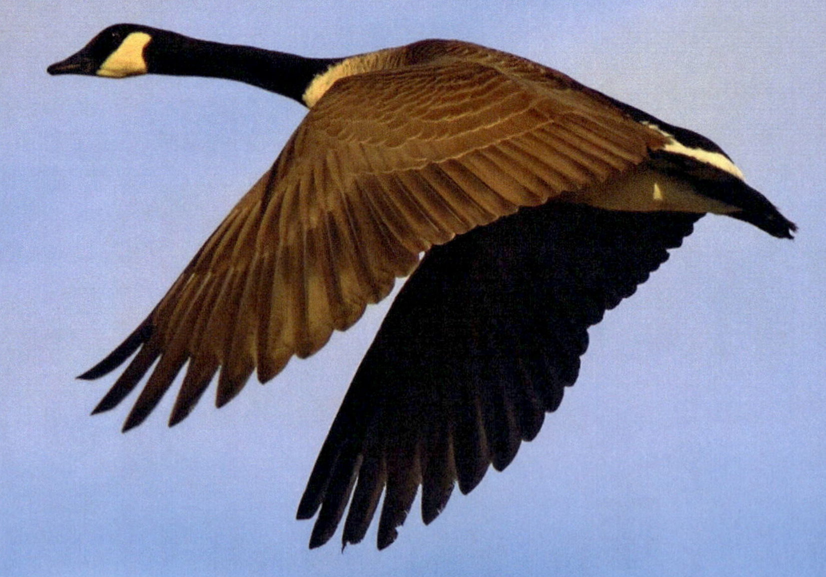
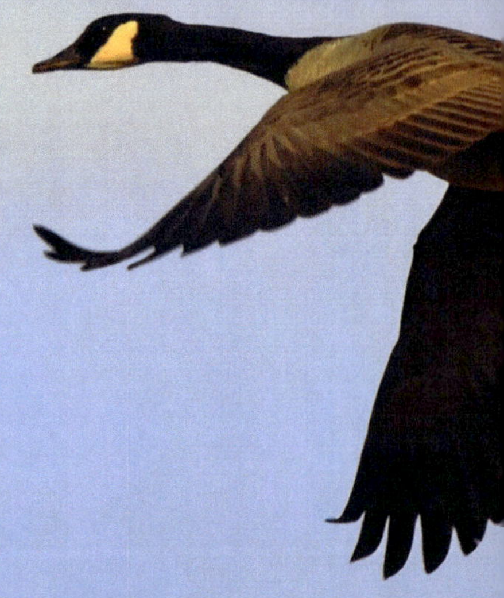

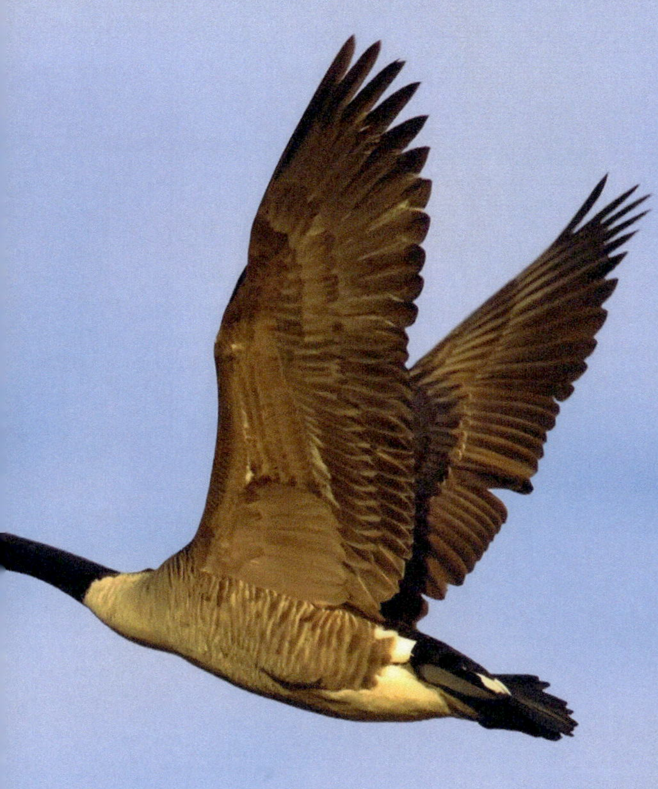

3 Gänse

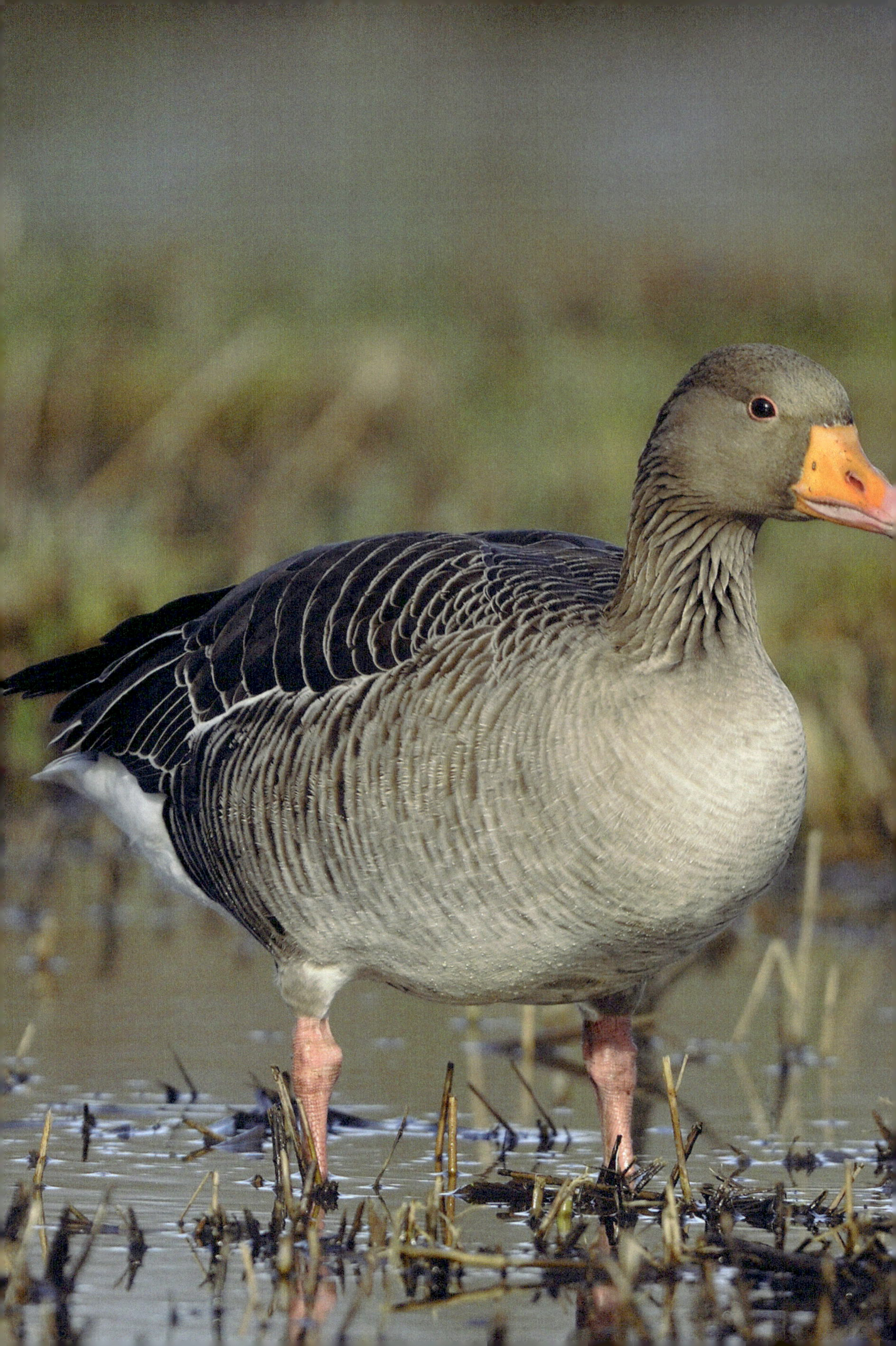

3.1 Graugans

Anser anser

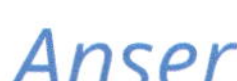

Anser

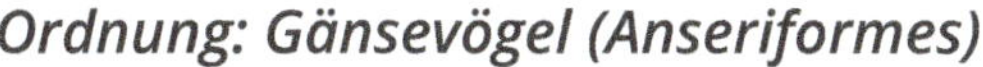

Ordnung: Gänsevögel (Anseriformes)

Familie: Entenvögel (Anatidae)

> *Wenn Kinder klein sind, gib ihnen ein Nest, wenn sie groß sind Flügel.*

Fall: 44-jährige Frau – Erschöpfung, Lebenskrise

Die Patientin ist geschieden und hat zwei Kinder, die gerade auf dem Sprung in die eigene Selbstständigkeit sind. Mit ihrem zweiten Partner lebt sie in einer Gemeinschaft, einem offenen Ort für spirituelle Entwicklung. Die Patientin kommt in die Praxis, weil sie unzufrieden mit sich ist und sich psychisch erschöpft fühlt. In der Gemeinschaft „treibe sie nur mit" und gehe Konflikten aus dem Weg. Es fehle ihr die gewohnte Leichtigkeit, sie kann nicht locker lassen, fühle sich angespannt und eingeengt.

Handgeste: Sie ballt beide Fäuste, als würde sie Zügel fest anspannen. Sie fühlt sich eingesperrt, hilflos und machtlos, wie in einer Opferrolle, isoliert, so als hätte sie keinen Platz und würde nicht dazugehören. Es fühlt sich an, als habe sie keinen Boden unter ihren Füßen. Sie weiß nicht mehr, wo sie steht. Deutlich spüre sie, dass etwas Neues in ihrem Leben ansteht, weiß aber noch nicht was und traut sich auch nicht einfach etwas auszuprobieren. Das gegenteilige Gefühl wäre frei und kraftvoll sein, alles tun dürfen, was sie will, ohne gleich an negative Konsequenzen zu denken. Die Patientin breitet ihre Arme weit aus, wie Flügel, ihre Oberlider zittern und zwinkern. Sie schmunzelt: Es ist ruhig und sicher, wie Nach-Hause-Kommen, man muss sich nicht anstrengen. Es ist warm, hell, weit und groß, wie der Blick von einem hohen Berg. Sie breitet als Handgeste wieder die Arme wie Flügel weit aus. Man ist frei, sicher und mit der Natur und Gott verbunden. Sie sieht den Himmel, Bäume und einen Adler mit weißem Kopf.

Zehn Jahre zuvor hatte sie bereits eine depressive Phase, sie fühlte sich innerlich wie tot und hatte das Gefühl, in ein schwarzes Loch zu fallen, aus dem sie nicht mehr herauskam. Es war wie ein

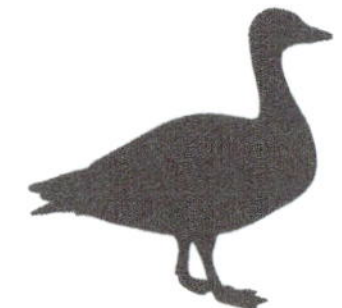

bodenloser Abgrund, ein schwarzer Strudel, in den sie hineingezogen wurde. Auch damals hatte sie das Gefühl, nicht dazuzugehören, keine Wurzeln und keine Familie zu haben. Als sei sie nicht verankert. Damals bekam sie die homöopathischen Mittel *Eledona*, *Corallium rubrum* und *Medusa*. Nur nach *Medusa* hatte sie eine deutliche Reaktion: Sie fühlte sich zwei Tage lang eklig, schwabbelig, fett und hässlich. Dann fühlte sie sich aber wieder selbstsicherer und im Fluss.

Als ihr Vater starb, zog ihre Mutter mit einem anderen Mann ins Ausland. Bis heute hat sie ihrer Mutter nicht verzeihen können.

Die Patientin hat eine Abneigung gegen Meeresfrüchte wie Muscheln und Krabben, Tintenfischringe schmecken ihr zu sehr nach Gummi. Alles, was sie noch an Tier erinnert und z. B. Knochen, Kopf oder Schwanz enthält, ekelt sie. Gerne mag sie Käse, Quark, Milch, Fisch und Obst.

Oft hat sie Lippenherpes und eitrige Pickel an Kinn und Wange. Die Patientin schwimmt gerne und fühlt sich sehr wohl im Wasser, weil sie sich leicht fühlt und die Bewegungen nicht so anstrengend sind. Manchmal ist sie etwas tollpatschig und es fallen ihr beim Kochen Sachen aus der Hand.

Sie liebt die Natur und die Bäume. In den Bergen geht es ihr allgemein besser. Gerne wäre sie eine Meerespflanze, die fest auf einem Fels verankert ist, oder ein Adler. Sie mag Rehe, Eichhörnchen und Mäuse, weil die scheu seien und sich verstecken können.

Ihre Lieblingsfarben wechselten jedes Mal. So suchte sie sich unter anderem Lila (12D), Hellblau (16A), Türkisblau (18C, 17D) und Hellgrün (24BC) aus.

Analyse und Verlauf nach der ersten Mittelgabe

Bei der Erstanamnese dachte ich mehr in Richtung Meeresmittel wegen der Abneigung gegen Meeresfrüchte und des Gefühls von Haltlosigkeit. Die Patientin fühlte sich in ihrer Familie nicht gehalten und wäre gerne eine Meerespflanze, die fest an einem Fels verankert ist. Schon damals erwähnte sie den Wunsch, wie ein Adler fliegen zu können. Als ich ihr Bilder vom Weißkopfseeadler, Steinadler und Kaiseradler zeige, sucht sie sich den Kaiseradler aus. Auch wenn sie nicht so hart wirkte wie andere Patienten, die gut auf die Verschreibung von Adlermitteln angesprochen hatten – sie ist eher liebenswürdig und weich – gab ich ihr den *Aquila heliaca* in MK als Einmalgabe.

Die ersten drei Nächte erwachte sie zwischen 2 und 3 Uhr mit total verspannten und verkrampften Fingern: Sie krallte die Fin-

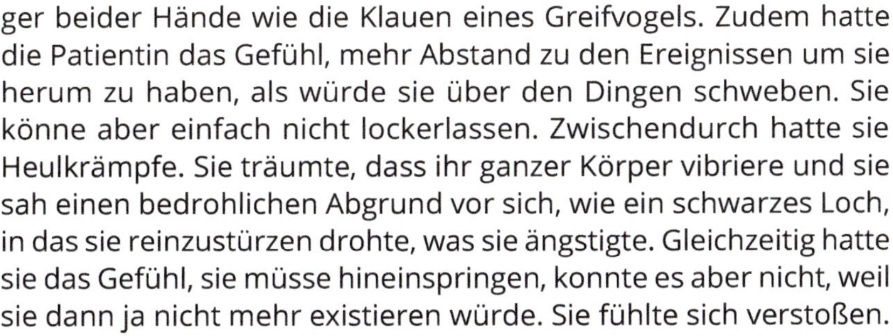

ger beider Hände wie die Klauen eines Greifvogels. Zudem hatte die Patientin das Gefühl, mehr Abstand zu den Ereignissen um sie herum zu haben, als würde sie über den Dingen schweben. Sie könne aber einfach nicht lockerlassen. Zwischendurch hatte sie Heulkrämpfe. Sie träumte, dass ihr ganzer Körper vibriere und sie sah einen bedrohlichen Abgrund vor sich, wie ein schwarzes Loch, in das sie reinzustürzen drohte, was sie ängstigte. Gleichzeitig hatte sie das Gefühl, sie müsse hineinspringen, konnte es aber nicht, weil sie dann ja nicht mehr existieren würde. Sie fühlte sich verstoßen. Das gegenteilige Gefühl des Verstoßenseins wäre, wie ein lachendes Baby geborgen in einem weichen Daunennest zu liegen.

Als Reaktion auf den Kaiseradler trat eine noch stärkere Verspannung ihre Hände auf, die sie wie die Krallen eines Adlers zeigte. Als neuer Aspekt kam das Bild eines glücklichen Babys in einem Daunennest. Die Spur mit der Vogelarznei schien also richtig. Natürlich haben viele Vögel Daunen, besonders aber die Enten und Gänse, in deren Prüfungen auch das Gefühl, hässlich und dick zu sein, auftauchte, das sich bei ihr auch verstärkt nach der Einnahme von *Medusa* zeigte. Für *Anser anser* ist außerdem das Gefühl beschrieben, dass sie Angst haben, innerhalb einer Gruppe ihre Individualität zu verlieren und sich deshalb eingeengt und nicht zugehörig fühlen. *Anser*-Patienten müssen sich anpassen um dazuzugehören und das Wohl der Gemeinschaft nicht zu gefährden. Die Patientin schwimmt gerne, weil sich da ihr Körper leichter anfühlt und sie sich unbeschwerter und freier bewegen kann. Gemeinsam mit der beschriebenen Tollpatschigkeit passt dies wiederum zu einem Wasservogel.

Verlauf nach der Gabe von Anser anser

Die Patientin erhielt also *Anser anser* MK. Eine Woche später war sie wie umgewandelt. Sie fühlte sich plötzlich sicher, geborgen und voll innerem Frieden, als sei sie mit „Gottes Gnade" verbunden. Sie hatte nicht mehr das permanente Gefühl, kämpfen zu müssen. Die verkrampften Finger waren weg, ebenso das schwarze Loch. Sie hatte auch nicht mehr das Gefühl, verstoßen zu sein. Sie fühlte sich freier, leichter, unbeschwerter, glücklicher und getragen. Im Kontakt mit ihren beiden Kindern ging vieles leichter, da sie auch nicht mehr das Bedürfnis hatte, diese kontrollieren zu müssen. Die Patientin konnte ihre Kinder einfach ziehen lassen in der Gewissheit, dass diese auch ohne sie ihren Weg gehen werden. Nach wenigen Wochen bildete sich ein schmerzhafter Abszess der linken Brust (Mamma), der spontan platzte und aus dem sich käsig stinkender

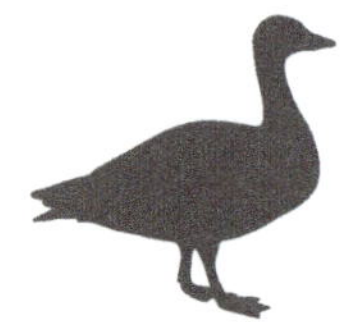

Talk entleerte, der wie Gänseschmalz aussah. Sie hatte das Gefühl, dass sich ganz viel alter Mist in ihr aufgestaut hatte. Sie hatte ein klärendes Gespräch mit ihrer Mutter, auf die sie seit ihrer Pubertät wütend war. *Anser* wurde als C 30 wiederholt und *Hepar sulfuris* D6 zweimal täglich dazu gegeben. Danach gingen die Brustschmerzen deutlich zurück und der Abszess verheilte innerhalb von zwei Wochen vollständig. Die Patientin konnte auch viel besser mit der Wut ihrer eigenen pubertierenden Tochter umgehen, die sie zuvor sehr verletzt hatte.

Kommentar

Weil sich die Patientin als Kind selber nie richtig geborgen gefühlt hatte, wollte sie es bei ihren eigenen Kindern besser machen und ihnen die Geborgenheit eines sicheren Nestes bieten. Als ihre Kinder langsam flügge wurden, hatte sie zunächst Probleme, diese ziehen zu lassen und behinderte sie eher mit ihrem mütterlichen Kontrollbedürfnis. Das Thema der übermäßigen mütterlichen Sorge taucht auch beim Haushuhn (*Gallus gallus domesticus*) auf.

Allgemeines

Die im hohen Norden lebenden Graugänse ziehen im Winter in südlichere Regionen, dann kann man sie in der typischen V-förmigen Formationen am Himmel beobachten. Aus der Graugans wurde unsere Hausgans gezüchtet. Gänse zählen zu den schwersten flugfähigen Vögeln. Sie halten sich gerne an Binnengewässern mit deckungsreicher Ufervegetation auf und ernähren sich hauptsächlich von Gräsern und Sämereien. Ihr flaches Nest polstern sie mit Gras und Daunen weich aus. Gänse sind sehr wachsame Tiere und halten, wenn sie Junge haben, ständig Ausschau nach Feinden wie z. B. Raubvögel und Füchse. Sie haben einen schnatternden Ruf. Gänsefedern wurden früher zum Schreiben verwendet. Mit ihren extrem leichten Daunen füllt man Kissen, Decken, Kleidung und Schlafsäcke. Heute noch stellt man Federbälle zum Badmintonspielen aus Gänsefedern her.

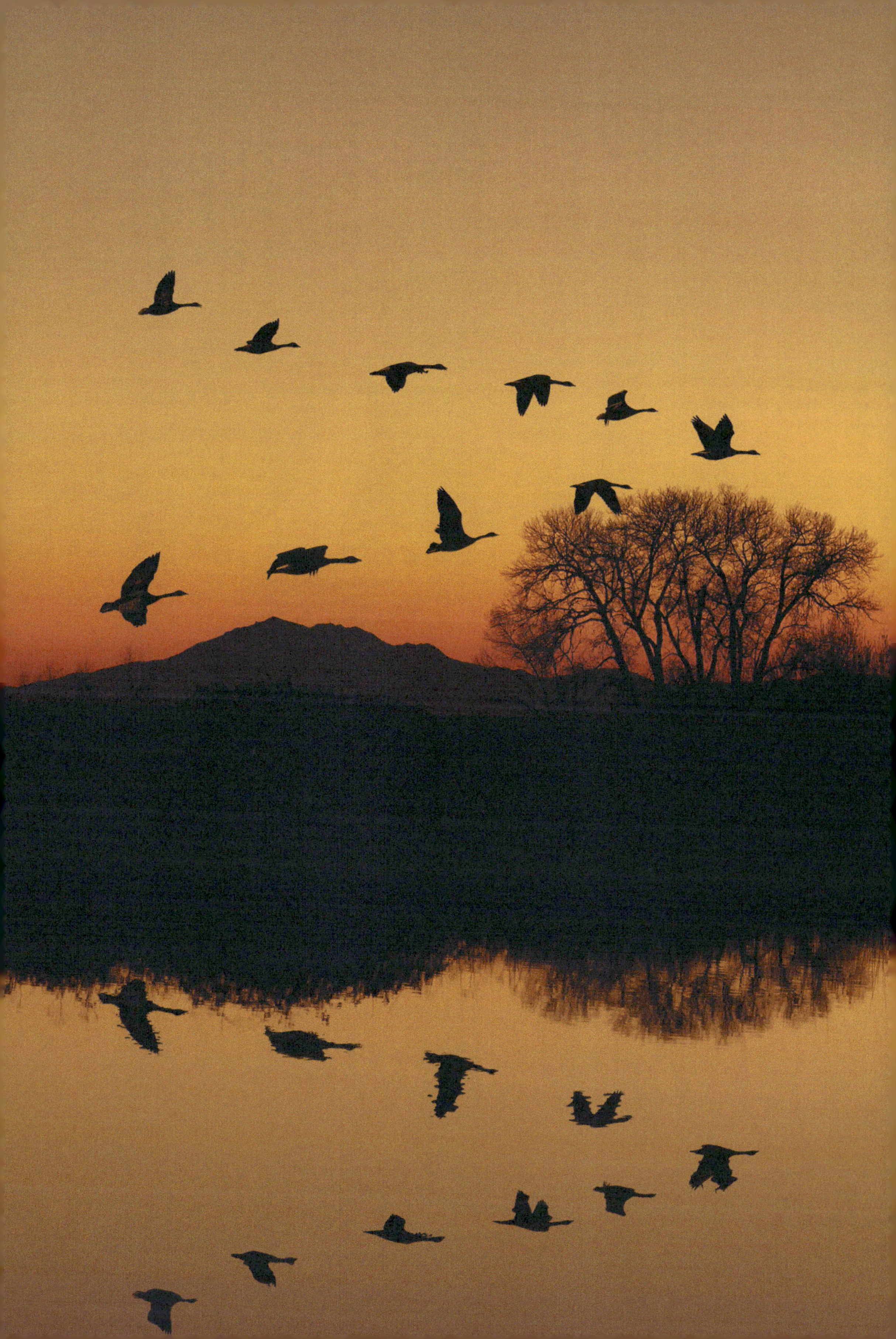

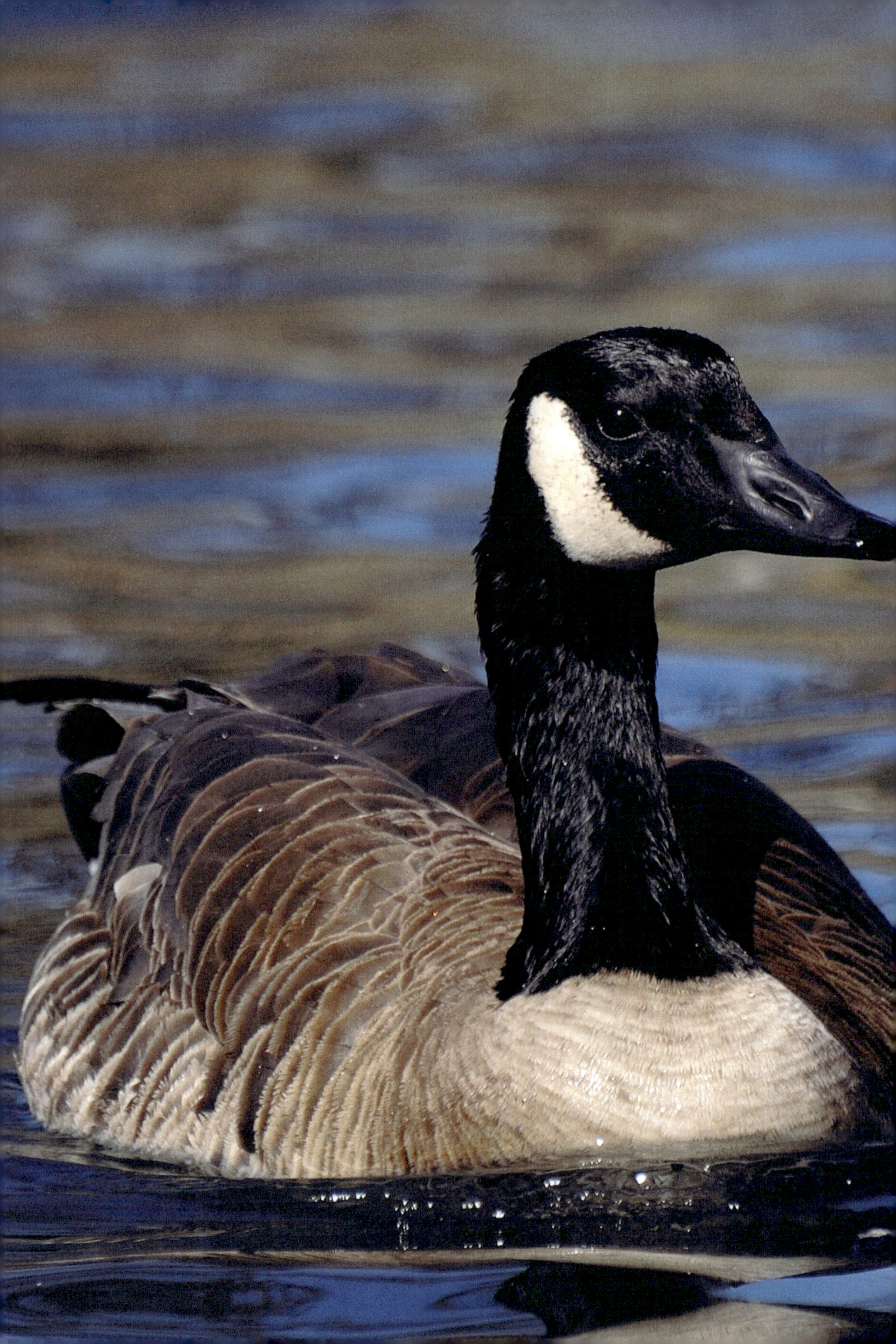

3.2 Kanadagans

Branta canadensis *Branta*

Ordnung: Gänsevögel (Anseriformes)

Familie: Entenvögel (Anatidae)

Gänse unterstützen sich gegenseitig und steuern auf ein gemeinsames Ziel zu.

Fall: 41-jähriger Mann – chronische Lumboischialgie

Ein sympathischer schlanker, hagerer Patient mit schmalem Gesicht, hellen, wachen Augen, langem Hals, prominentem Kehlkopf und leichter Trichterbrust. Die Schultern und die Hüften stehen etwas schief und er hat eine leichte linkskonvexe Skoliose der Lendenwirbelsäule. Die Muskeln entlang der LWS sind stark angespannt und verhärtet. Er ist ein selbstbewusster, hilfsbereiter und freundlicher Mann, der mehrere Sprachen spricht und in einer internationalen Gemeinschaft eine führende Position innehat. Er ist viel beschäftigt, gut organisiert, mitfühlend, achtsam und wach für die Bedürfnisse seiner Mitmenschen, leidet aber manchmal zu sehr unter deren Sorgen und Problemen, sodass ihm wenig Raum für sich selbst bleibt. Meist hat er seinen Terminplaner dabei, in den er fein säuberlich alle Termine und ärztlichen Ratschläge notiert.

Wie schon sein Vater leidet er seit 15 Jahren unter chronischen Schmerzen der Lendenwirbelsäule, die in die rechte Hüfte und das rechte Bein ausstrahlen. Der Raum zwischen dem vierten und fünften Lendenwirbel ist verschmälert. Außerdem hat er über dem Kreuzbein eine okkulte Spina bifida. Er ist oft mit dem Flugzeug unterwegs und sitzt bei der Arbeit viel vor dem Computer. Er spannt sich innerlich immer mehr an und der Schmerz ist pulsierend und klopfend. Es ist schlimmer beim Beugen nach vorne und durch langes Sitzen. Besser wird es beim Laufen, beim Strecken und nach dem Hinlegen. Seit einem langen Interkontinentalflug ist es jetzt ganz schlimm. Er findet keine Entspannung mehr und muss ständig aufstehen und umhergehen. Er fühlt sich unsicher, als würde er umfallen. Wenn er nicht täglich seine Gymnastikübungen macht, ist er morgens nach dem Aufstehen oft ganz steif. Immer wieder

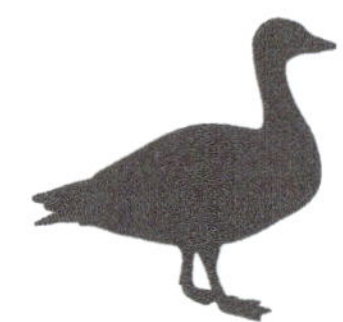

muss er sich auch beim Krankengymnasten behandeln lassen. In letzter Zeit ist er innerlich aber einfach zu sehr angespannt. Er mag keine Muskelrelaxanzien einnehmen, weil ihm davon so duselig im Kopf wird. Der Rücken wird auch schlimmer, wenn er innerlich sehr unter Druck steht. Es stresst ihn, wenn er eine Arbeit zu einem vorgegebenen Zeitpunkt fertigstellen muss.

Sich um andere kümmern zu müssen empfindet er als belastend, obwohl er gerne hilft. Er ist sehr besorgt, wenn Familienmitglieder oder Freunde krank sind. Er fragt sich oft, wie er anderen helfen kann, damit sie sich selbst helfen. Er ist fasziniert von dem Gedanken der Selbstfindung. Die Schmerzen ärgern ihn und absorbieren seine Aufmerksamkeit – es ist ein ständiger Kampf, die Schmerzen zu vermeiden. Er beschreibt die Schmerzen wie einen straffen Knoten, der immer fester angespannt wird, so als „drücke etwas auf ihn drauf". Manchmal hilft es, wenn er ein festes Kissen gegen den Rücken drückt. Nachts knirscht er mit den Zähnen und wacht morgens mit einem verspannten Kiefer auf.

Entspannt, glücklich und im Frieden mit sich selbst ist er, wenn er im Wald spazieren geht oder gemeinsam mit anderen singt und betet. Als er dies erzählt, breitet er seine Arme so aus wie ein Vogel.

Die Eltern ließen sich scheiden, als er zehn Jahre alt war. Sie haben nie gestritten. Er war damals wütend auf seinen Vater und auf Gott. Warum hat er das zugelassen? Er ist sehr gerne zu Hause im Kreise seiner Familie, muss berufsbedingt aber viel reisen, auch über weite Strecken mit dem Flugzeug. Er liebt Familienfeste, bei denen die ganze Familie und Freunde zusammenkommen, wie an Thanksgiving oder an Weihnachten.

Vom Wesen her ist er offen und kontaktfreudig. Er bezeichnet sich als flexibel und offen für jeden mit unterschiedlichem Hintergrund. Er sei kein Schwarz-Weiß-Denker.

Im Traum wird er verfolgt oder er muss sich beeilen, um jemanden zu retten.

Er freut sich, wenn er einen Schwarm Gänse am Himmel fliegen sieht. Für ihn sind Gänse ein Symbol für das, was er anstrebt. Sie unterstützen sich gegenseitig und steuern auf ein gemeinsames Ziel zu. So stellt er sich auch das Leben in einer Gemeinschaft wie einer Familie oder Gemeinde vor.

Er mag keine Oliven, Avocados und Auberginen und hat ein Verlangen nach Schokolade, Tomaten, Pasta und Milchprodukten. Er mag gerne Eichen, Kiefern und Ahornbäume. Als Lieblingsfarbe wählt er ein dunkles Türkisblau (17/18D).

Analyse

Er ist ein freundlicher, zugewandter, sympathischer Mann, der immer um einen guten Kontakt bemüht ist. Sehr wach und aufmerksam ist er für die Bedürfnisse und Sorgen der ihn umgebenden Menschen. Manchmal leidet er zu sehr mit. Vieles an ihm erinnert an das Arzneimittelbild von *Phosphor*.

Er nimmt nicht gerne Medikamente ein und ist fasziniert von der Idee der Selbstverwirklichung. Außerdem will er anderen helfen, damit sie sich selbst helfen und ihren eigenen Weg finden. Dies sind Hinweise für ein Lanthanid.

Er ist aber – im Gegensatz zu den Lanthaniden – ein Familienmensch und eine Art spiritueller Führer in seiner Gemeinschaft. Er singt gerne in einem Chor und breitet bei der Beschreibung von Wohlbefinden und Freiheit seine Arme aus wie ein Vogel, der Flugbewegungen macht. Er fühlt sich eingespannt durch die Pflichten innerhalb der Familie, die ihn wie eine schwere Last nach unten drücken. Dies und seine hagere Statur passen zu einem Vogelmittel. Seine Rückenbeschwerden wurden ganz schlimm nach einem langen Interkontinentalflug, wo er sich wenig bewegen konnte.

Es geht ihm schlechter, wenn er unter Termindruck steht, und im Traum muss er sich beeilen, um andere zu retten. Dies passt zum Stadium 8.

So suchte ich nach einem Vogelmittel mit Charakteristiken von Stadium 8, wie unter Zeitdruck seine Aufgabe verfolgen und sich nicht aufhalten lassen. Mein Praxiskollege Ulrich Welte hatte nach dem intensiven Studium der Materia Medica die Vogelarzneien der Gänsevögel dem Stadium 8 zugeteilt.

Das Vorbild des Patienten sind Gänse, die sich gegenseitig unterstützen und auf ein gemeinsames Ziel zusteuern. Bei ihrem Zug in die Winterquartiere haben sie immer ihr Ziel vor Augen, müssen immer weiter und dürfen sich nicht aufhalten lassen. Charakteristisch ist ihre V-förmige Flugformation, wodurch sie sich gegenseitig unterstützen: Die Vögel übernehmen abwechselnd die Führungsposition. Die anderen Vögel sparen dadurch Kraft. Da er aus Nordamerika kommt, hätte ich ihm gerne direkt die Kanadagans gegeben, hatte aber nur die Graugans zur Verfügung. So erhielt er zunächst *Anser anser* C 30.

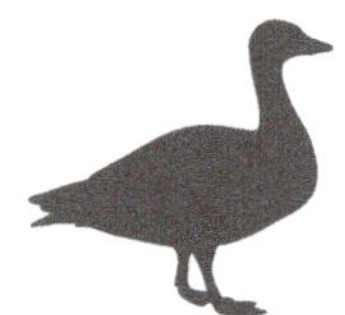

Verlauf

Zwei Wochen nach der Einnahme von *Anser* C 30 nach der Plussing-Methode ist er etwas entspannter, macht sich aber immer noch große Sorgen um seine chronisch kranke Frau. Morgens ist er nicht mehr ganz so steif. *Anser* C 30 wird wöchentlich wiederholt und wiederum zwei Wochen später sind seine Rückenschmerzen wieder viel schlechter. Er hatte versucht, Fußball zu spielen.

Dieses Mal erhält er *Branta* MK jeden Monat eine Gabe. Ein Vierteljahr vergeht, er kann wieder Sport machen und kommt dieses Mal, weil seit einem Fußballspiel sein rechtes Knie angeschwollen ist und er es nicht mehr schmerzfrei bewegen kann. Es fühlte sich an, als sei dort ein Hindernis, eine Sperre, als würde etwas den Weg blockieren. Das Knie lässt sich nicht mehr leicht und ohne Widerstand bewegen. Die gegenteilige Empfindung der Sperre und der Blockade sei ein Gefühl von Frieden, alles ist in Ordnung und funktioniert gut, man kann sorgenfrei das Leben genießen und die Vögel am Himmel beobachten.

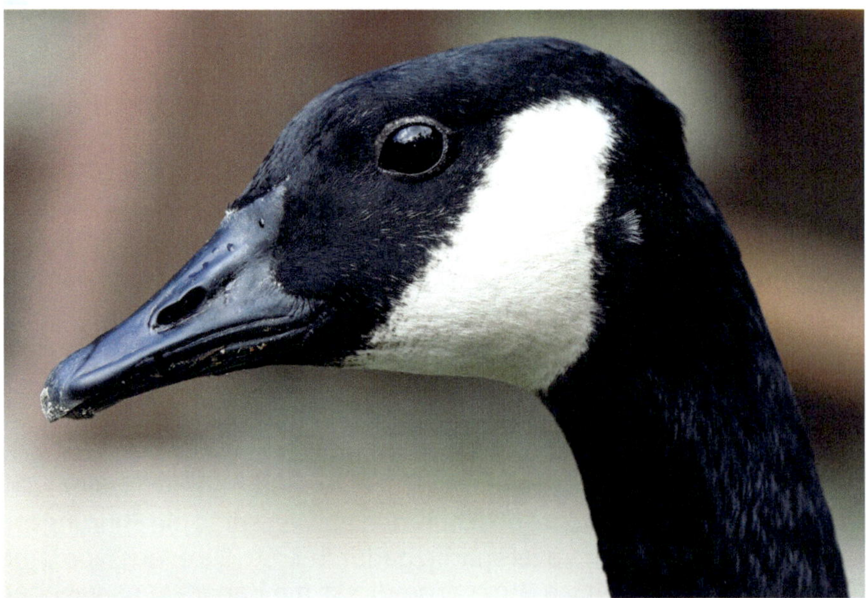

Kanadagans (*Branta canadensis)*

Die körperliche Untersuchung ergibt keinen Hinweis auf einen organischen Schaden und die Kniebeschwerden bessern sich unter Schonung innerhalb weniger Tage von selbst. Ein ganzes Jahr ver-

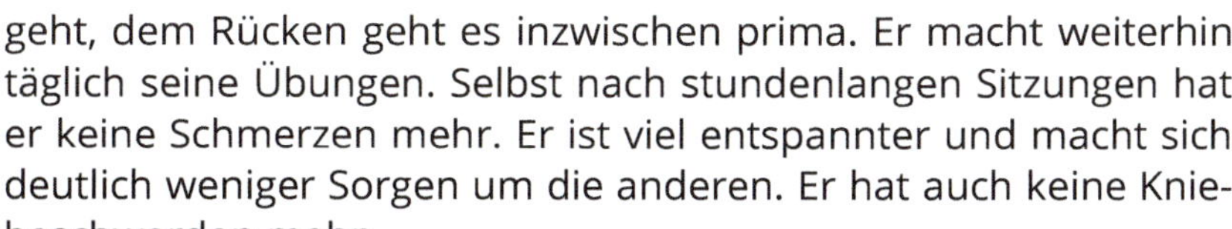

geht, dem Rücken geht es inzwischen prima. Er macht weiterhin täglich seine Übungen. Selbst nach stundenlangen Sitzungen hat er keine Schmerzen mehr. Er ist viel entspannter und macht sich deutlich weniger Sorgen um die anderen. Er hat auch keine Kniebeschwerden mehr.

Wieder ein Jahr später sehe ich ihn wegen Schmerzen im rechten Unterarm. Er hat ein Kribbeln im rechten Ring- und Kleinfinger. Der rechte Trapezmuskel ist massiv verspannt. Insgesamt fühlt er sich aber recht gut, er hat wieder eine Lebensperspektive. Er schaut in den Himmel und beobachtet die Vögel. Er versucht die größeren Zusammenhänge zu sehen und nicht nur das kleine Selbst, das er ist. Vögel sind frei, dort hinzugehen, wohin sie wollen. Sie überblicken die Welt aus größerer Distanz und sehen so den größeren Zusammenhang. Als er dies erzählt, breitet er wieder seine Arme wie zu Flügeln aus. *Branta* MK wird wiederholt. Wiederum vergeht ein Jahr, bis er auf Stress mit Extrasystolen im Liegen reagiert. Erneut hilft ihm *Branta*, sein inneres Gleichgewicht wiederzufinden.

Rubriken (exemplarisch)

Gemüt

- Albern (Vogel).
- Angst plötzliche.
- Angst zu ersticken.
- Berührung, Abneigung gegen.
- Denken schwerfällig.
- Distanziert (Vogel).
- Drang Vergangenes hinter sich zu lassen und sich auf die Zukunft konzentrieren.
- Drang immer weiter zu ziehen.
- Drohen.
- Eile.

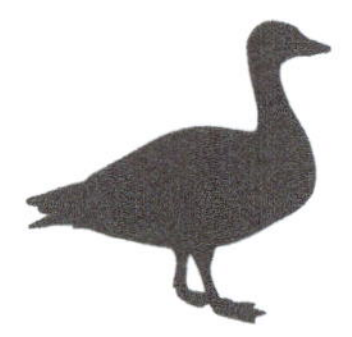

- Fehler beim Schreiben, verdreht Buchstaben und Zahlen.
- Gereiztheit, schlimmer in geschlossenen Räumen, schlimmer durch Unterbrechung.
- Heimweh.
- Mitgefühl, Empathie.
- Panik.
- Perfektionismus.
- Singen, Verlangen zu.
- Stimmungswechsel schnelle.
- Tanzen, Verlangen zu.
- Ungeduld.
- Wachsam, will mit dem Rücken zur Wand sitzen.
- Wahnidee – alt zu sein (Vogel).
- Wahnidee – beobachtet, wird von Männern.
- Wahnidee – betrogen worden zu sein.
- Wahnidee – entfremdet zu sein von der Welt.
- Wahnidee – gefangen zu sein. (Vogel)
- Wahnidee – gefesselt, er sei.
- Wahnidee – hässlich zu sein (Galloanserae).
- Wahnidee – Kleider seien feucht und schwer.
- Wahnidee – Krieger, er sei ein.
- Wahnidee – losgelöst zu sein von der Welt.
- Wahnidee – machtlos zu sein.
- Wahnidee – sauber zu sein.

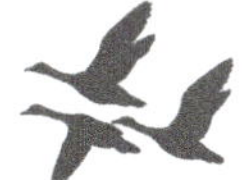

- Wahnidee – schmutzig zu sein.
- Wahnidee – verbunden, er sei nicht mit der Welt.
- Wahnidee – verfolgt zu werden.
- Wahnidee – vergiftet zu werden körperlich und/oder geistig.

Empfindungen

- als ob die Augen seitlich am Kopf sitzen.
- als ob ihr jemand in den Bauch geboxt habe.
- als ob die Fußfesseln, wie von einem Band oder Reifen eingeengt oder eingeschnürt wären.
- als ob sie Gänsehaut hätten (besonders im Gesicht).
- als ob das Gesicht oben seitlich nach innen gedrückt wäre.
- als ob das Gesicht sich vorne nach außen stülpt.
- als ob die Haare zu Berge stehen.
- als ob etwas im Hals feststecken würde.
- als ob etwas Lebendiges im Bauch sei.
- als ob sie leicht sind und schweben (Vogel).
- als ob sie Plattfüße hätten (Galloanserae).
- als ob sie watscheln.
- Brennen.
- Einengung.
- Stechend. Schmerzen wie Messerstiche.
- Steifheit.
- Vibrieren (Vogel).
- Völle.

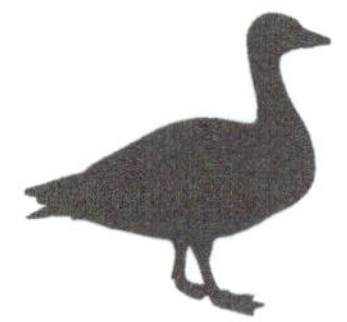

Allgemein

- Verlangen nach Aufenthalt im Freien.
- > Baden.
- > im Freien.
- < Essen, nach dem.
- Schmerzen tief in den Knochen, wandernd.
- Speisen: Verlangen nach Fleisch, Hühnchen, Meeresfrüchte, Milch, Putenfleisch, Rohkost, Warme Getränke.

Kopf

- schmerzen klopfend, stechend um die Augen.

Augen

- Absonderungen klebrig.
- Fotophobie < warme Räume, < Tabakrauch.
- Schmerzen brennend.
- Tränenfluss.

Sehen

- Funken.
- Gesichter beim Augenschließen.
- Punkte.
- Sterne.
- Verschwommen.

Ohren

- Ohrenschmalz vermehrt.
- Ohrenschmerzen.

Innerer Hals

- Kloßgefühl, so als würde etwas feststecken.
- trocken.

Abdomen

- aufgetrieben, voll.
- Flatulenz.
- Schmerz brennend, krampfend.

Blase

- Schmerz krampfend in der Harnröhre.
- Urin Geruch süßlich.
- Urin trüb.
- Völlegefühl mit Frostschauern und Gänsehaut.

Rücken

- Schmerz, wie zerschlagen besonders cervikal, thorakal und sakral.
- Steifigkeit
- Knacken in der Halswirbelsäule bei Bewegung des Kopfes.
- Krämpfe < Bewegung des Halses.

Haut

- Gänsehaut.
- Hautausschläge: Akne, Ekzeme, Friesel, Furunkel.

4 Hühner

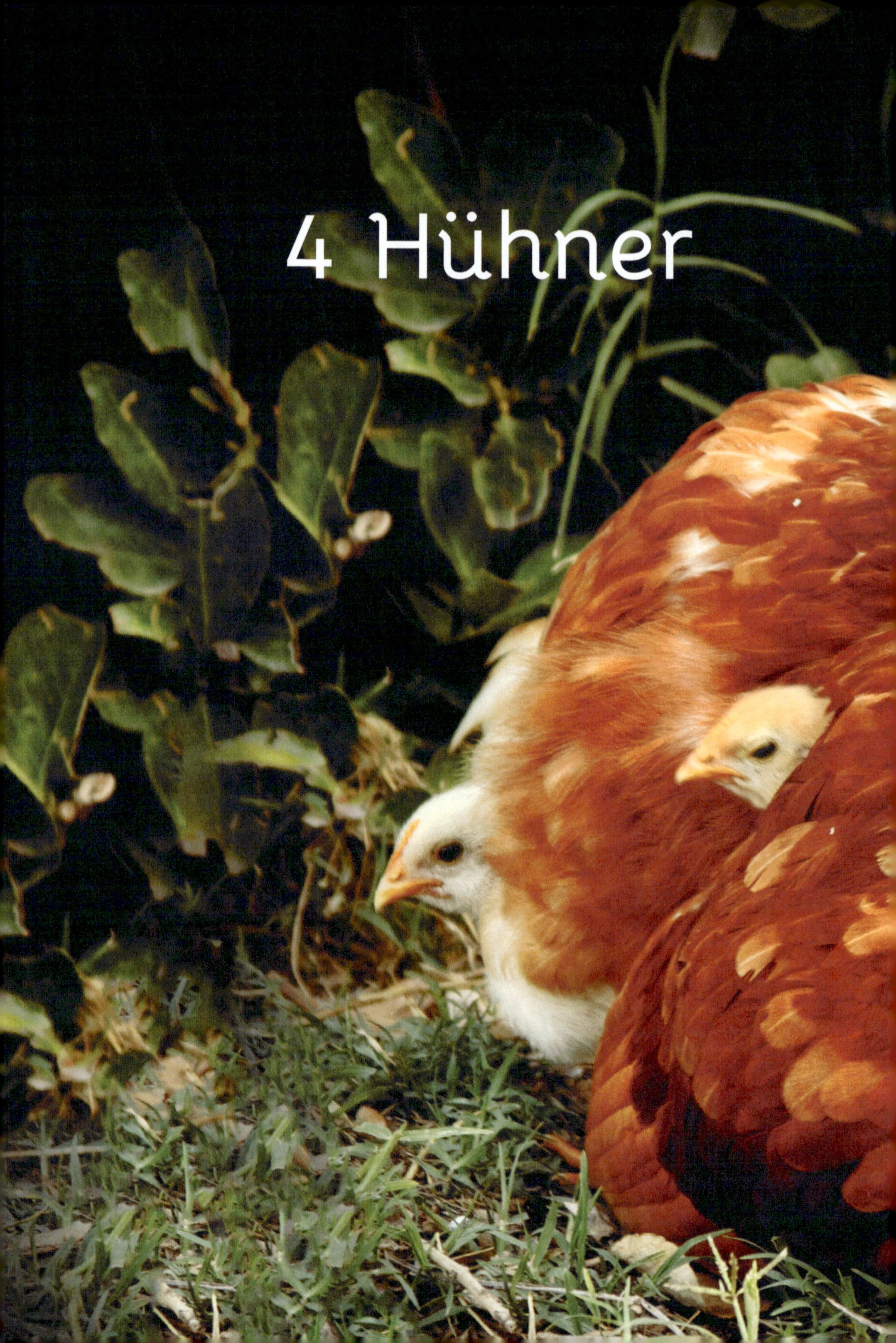

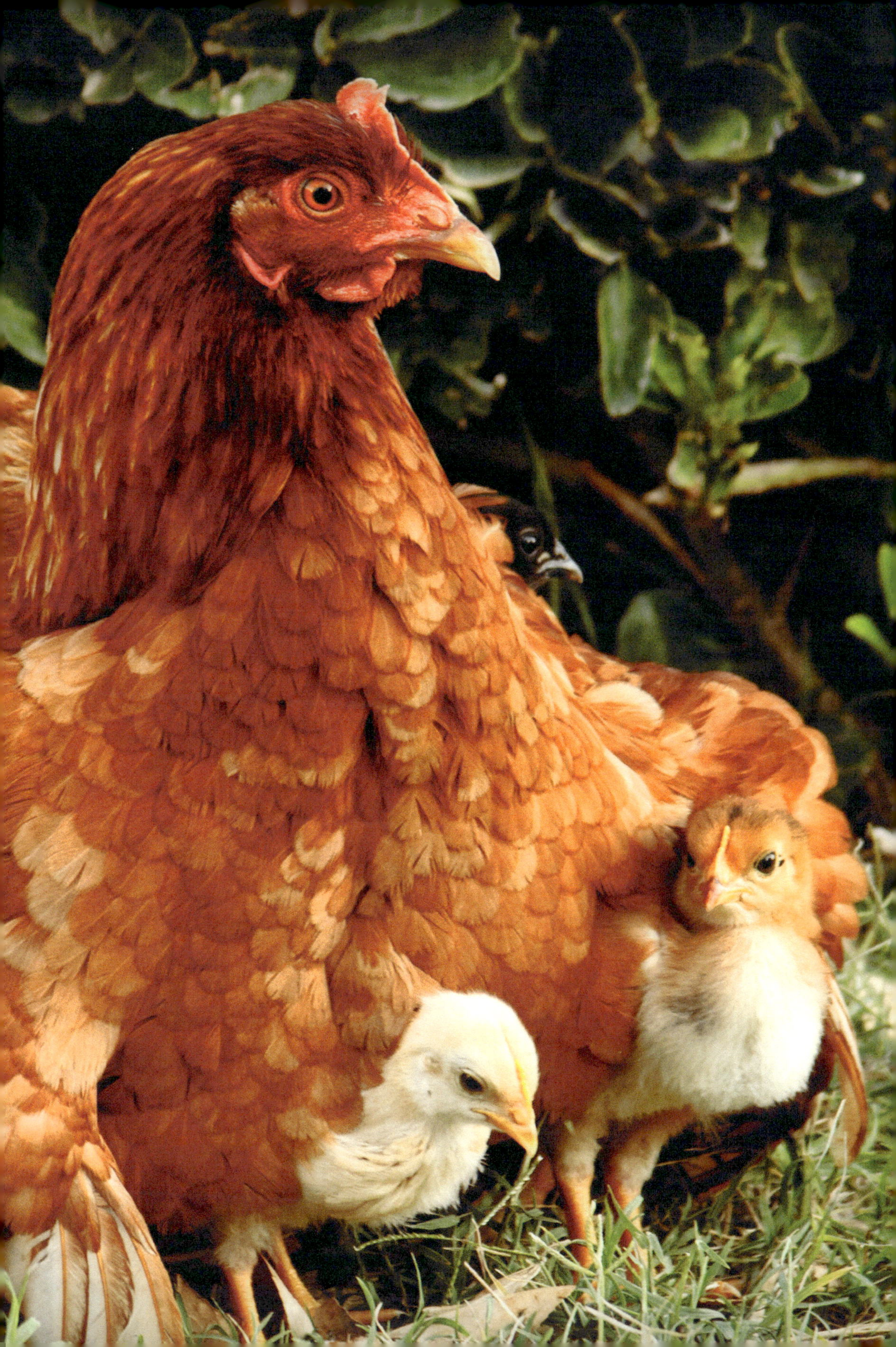

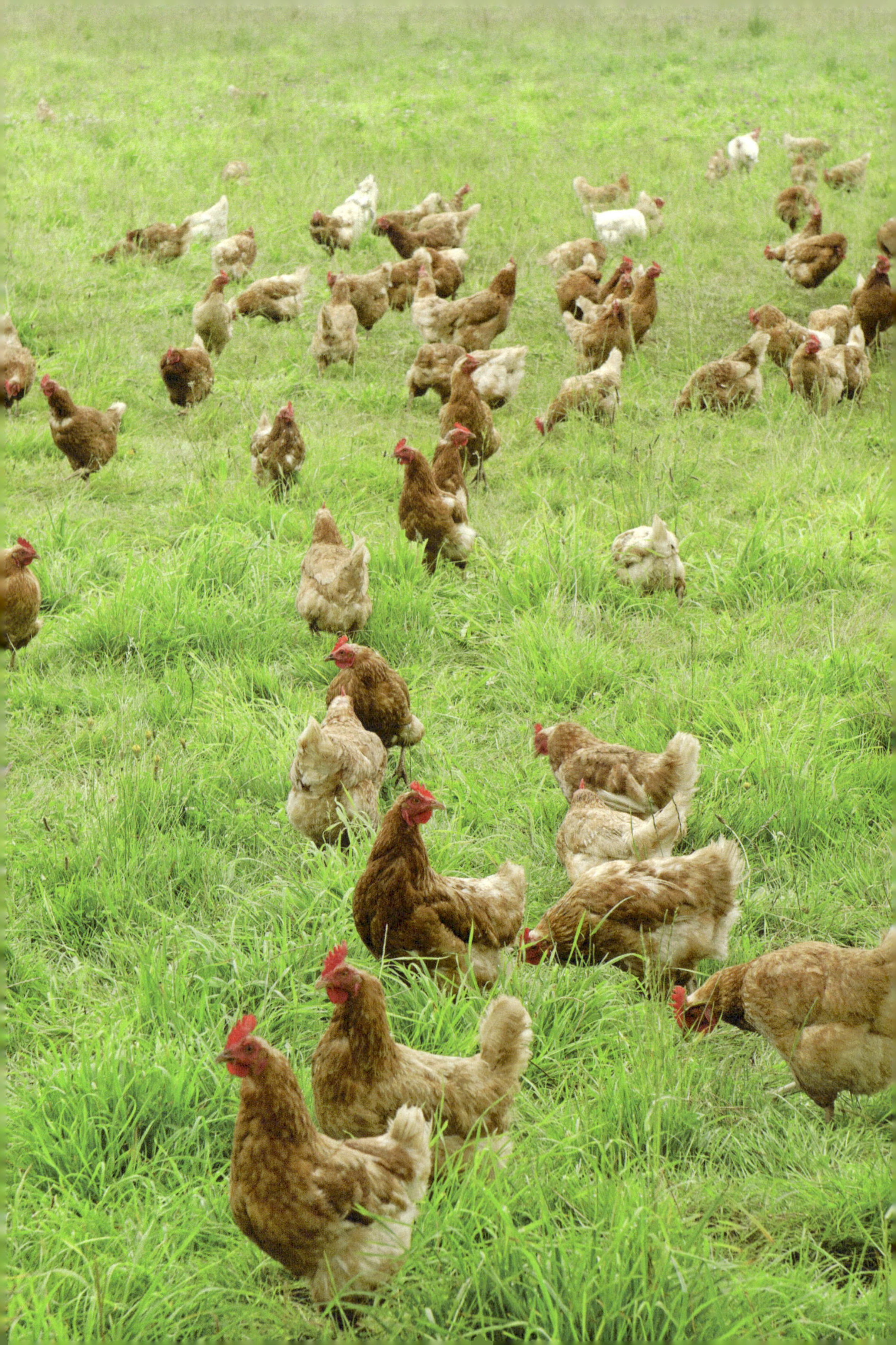

4.1 Haushuhn

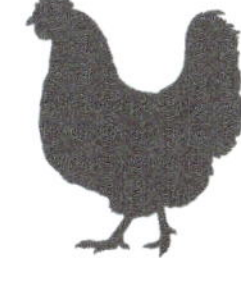

Gallus gallus domesticus *Gall-g.*

Ordnung: Hühnervögel (Galliformes)
Unterordnung: Fasanenartige (Phasianidae)
Familie: Kammhühner (Gallus)
Art: Bankivahuhn (Gallus gallus)

Sie haben immer auf mir herumgehackt, wie auf einem kranken Huhn. Ich bin eine richtige Glucke.

Fall: 67-jährige Frau – Kopfschmerzen, Hitzewallungen

In die Sprechstunde kommt eine lebenslustige Rentnerin. Sie ist kräftig gebaut, deutlich übergewichtig und trägt ein schwarzes T-Shirt mit silbrig schimmernden Federn. Mit ihren kräftigen Armen könnte man sie sich gut als Verkäuferin hinter einer Fleischtheke vorstellen. Viele Jahre hat sie mit ihrem Mann einen Handwerksbetrieb geführt und die Büroarbeiten erledigt. Nach der Übergabe des Betriebs an ihre Kinder wollte sie eigentlich ihren Lebensabend genießen, allerdings ist sie durch ihre zahlreichen Beschwerden zunehmend eingeschränkt.

Seit zwei Jahren treten immer wieder Kopfschmerzen auf, die blitzartig in den Hinterkopf schießen und zum linken Auge ausstrahlen. Es sei dann so, als würde ihr jemand von hinten das Auge herausdrücken. Die Patientin macht dabei mit ihrem linken Daumen, Zeige- und Mittelfinger eine merkwürdige Geste, als würde sie nach etwas picken. Ganz schlimm sei es morgens nach dem Erwachen. Urplötzlich hat sie auch Schmerzen im linken Bein. „Zack!“ – ist der Schmerz da. Der ziehende Schmerz strahlt vom Gesäß in die linke Kniekehle aus. Er ist schlimmer beim Sitzen, beim Laufen, nachts beim Drehen im Bett und beim Liegen auf der schmerzenden Seite. Ein Jahr zuvor waren lumbal zwei Bandscheiben entfernt und die Wirbel verblockt worden. Seither hat sie abends immer ganz unruhige Beine.

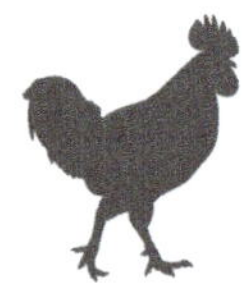

Seit vier Monaten schwitzt sie außerdem an Kopf, Nacken und Hals. Der Schweiß kommt in Schüben und ist so stark, dass die Haare ganz nass sind. Sie sei nicht der Typ, der gleich zum Doktor rennt und will von ihren vielen Medikamenten runterkommen. Von ihrem Hausarzt bekommt sie zwei Blutdruckmittel, zwei Schmerzmittel, Kortisontabletten wegen der Entzündung, ein Antidepressivum zum Einschlafen und ein Parkinson-Mittel gegen das Zittern der Beine. In der Apotheke empfahl man ihr noch *Sanguinaria* für das Schwitzen, was auch schon etwas geholfen habe.

Sie unternimmt gerne Reisen in slawische Länder, war aber auch schon in Nordafrika. Sie fährt dann immer mit dem gleichen Reiseveranstalter. Da ist alles gut durchorganisiert und sie weiß, was sie erwartet.

Der Schlaf ist gut und an Träume kann sie sich nicht erinnern. Schon als Kind sei sie kräftig gewesen. Ihre Mutter habe ihr Süßigkeiten, die sie geschenkt bekam, weggenommen oder sie dazu gezwungen, mit dem Bruder zu teilen. Deshalb habe sie sich angewöhnt, es immer schnell aufzuessen. Selbst heute hat sie manchmal Heißhunger auf süße Kekse, den sie einfach nicht kontrollieren kann. Sie mag gerne Fleisch. Fisch und Geflügel isst sie nur selten. Mit Gemüse könne man sie aber vollstopfen. Sie mag vor allem Kartoffeln, Sauerkraut, Blumenkohl. Erbsen, Bohnen, Linsen und gekochte Eier.

Sie sei eine richtige „Glucke" und koche heute noch täglich für ihren erwachsenen Sohn. Es macht sie wütend, wenn es Spannungen gibt zwischen ihrem Sohn und dessen geschiedener Frau und die Enkelkinder die Leidtragenden sind. Sie selbst fühlte sich als Kind immer ungeliebt. Ihre Mutter wollte sie nicht und ihr älterer Bruder mochte sie nicht. Er hat sie sogar häufig beim Vater verpfiffen. Für ihre Mutter war es dann immer eine Genugtuung, wenn der Vater sie heftig schlug. Sie war wie ein krankes Huhn, auf dem alle herumpickten. „Die haben mich immer klein gehalten. Das hat mich allerdings stark gemacht." Selbst an ihrem Lebensende, als sie pflegebedürftig wurde, habe die Mutter sie meist nur beschimpft.

Sie mag Katzen und hatte als Kind immer Hasen und Hühner. Sie mochte ein zahmes, sanftmütiges Perlhuhn besonders gern, das sie immer streichelte, dadurch kam sie zur Ruhe, wenn die anderen Familienmitglieder sie wieder einmal „gepiesackt" hatten. Mit Pflanzen hat sie es nicht so. Für den Garten ist ihr Mann zuständig. Sie mag nichts Enges am Hals, der Kragen muss immer locker sitzen, sonst habe sie das Gefühl, es schnüre ihr den Hals ab. Bei Gewaltszenen im Fernsehen muss sie wegschauen.

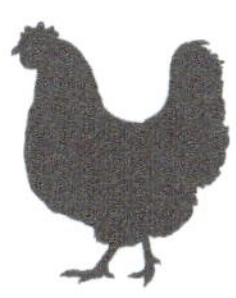

Als Farben sucht sie sich Blau (16C) und Schwarz aus, weil es schlank macht.

Analyse

Manche der Äußerungen und Symptome lassen an *Calcium carbonicum* denken. Sie wirkt wie eine kräftig anpackende Frau aus der Eisenserie. Sie mag gekochte Eier und kann keine Gewaltszenen in Filmen ertragen. Auch das starke Schwitzen am Kopf passt dazu. Patienten, die auf *Calcium* und seine Salze gut ansprechen, wählen aber meist ein kräftiges Rot als Lieblingsfarbe. (8C: calc, calc-ar, calc-br, calc-i, calc-l, calc-m, calc-s, calc-sil) oder das etwas dunklere Rot (8-10D: calc-br, calc-f, calc-m, calc-p, calc-sil). Sie bevorzugt jedoch eindeutig ein kräftiges Blau (16C), was bei den Eisenserienmitteln eher zu den *Kalium-* und *Cuprum*-Verbindungen passt. Sie wirkt auch nicht so unsicher, abwartend und anpassend wie das im Stadium 2 der Eisenserie stehende *Calcium*.

Trotz ihrer schwierigen Kindheit und den Demütigungen, die sie erfahren hat, hat sie sich nicht unterkriegen lassen. Sie fühlte sich zwar „wie ein krankes Huhn, auf dem alle herumpickten" und alle schauten immer nur auf sie herab. Das aber hat sie stark gemacht. Sie bezeichnet sich selbst auch als „Glucke", die noch täglich ihren erwachsenen Sohn bekocht. Als Kind war ihr Lieblingstier ein zahmes Perlhuhn, das sie gerne streichelte, und bei dem sie zur Ruhe kam.

Bei der Beschreibung ihrer Augenbeschwerden macht sie eine seltsame Bewegung mit ihrer Hand, so, als würde sie nach etwas picken. Auf Nachfrage bestätigt sie das aus der Materia Medica bekannte Symptom der Abneigung gegen enge Kleidung am Hals. Auch die Abneigung gegen Gewaltszenen im Fernsehen findet man. Also erhält sie *Gallus gallus domesticus* MK.

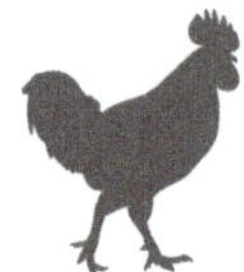

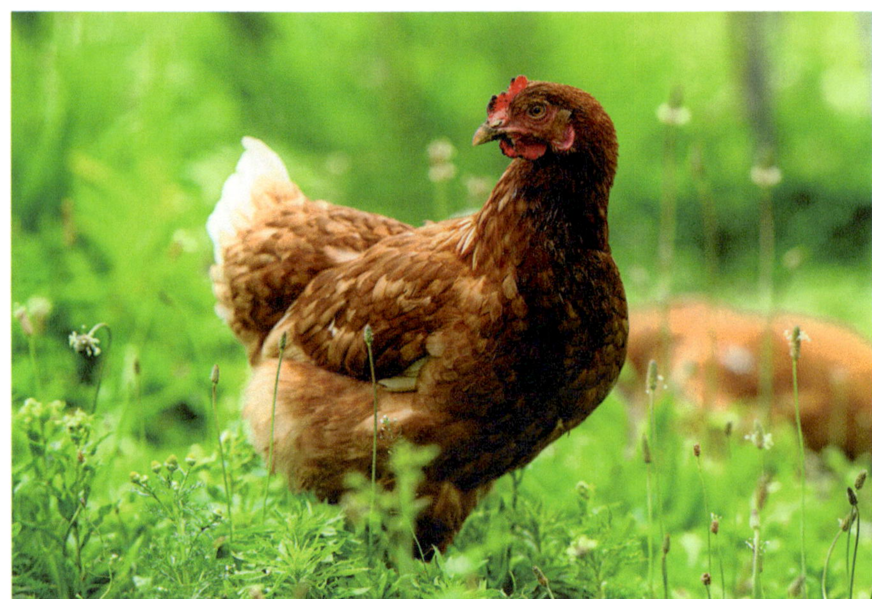

Haushuhn (*Gallus gallus domesticus*)

Verlauf

Drei Wochen später sind die Hitzewallungen um die Hälfte besser. Sie treten seltener auf und sind von kürzerer Dauer. Ihr Mann sagte, sie sei ruhiger geworden und würde nicht mehr ständig, wie ein verrücktes Huhn durch die Gegend rennen. Davor sei sie andauernd von einem Ort zum nächsten gerannt, um eine Sache zu beginnen und gleich weiterzuflitzen. Die blitzartigen Schmerzen im Hinterkopf sind nicht mehr aufgetreten. Die Patientin verspürte nur noch ein Hitzegefühl im Auge. *Gallus* MK wird wiederholt. Nach weiteren vier Wochen geht es ihr gut. Die Kopfschmerzen sind überhaupt nicht mehr aufgetreten. Sie hat aber das Gefühl, in ihren Augenlidern und Beinen würde sich Wasser einlagern. Sie träumt mehr und kann sich sogar an einen Traum erinnern: Sie traf eine frühere Arbeitskollegin, die bereits verstorben ist, nahm sie in den Arm und lud sie zu sich zum Essen ein. Im weiteren Verlauf verschlimmerte sich ein alter Schmerz der linken Hüfte. Fast gleichzeitig kam ihre Wut auf die Ex-Schwiegertochter hoch. Diese würde Geschenke, die sie den Enkeln mache, einfach in den Müll werfen. Die Hüftschmerzen und der Ärger beruhigten sich nach drei Wochen von selbst.

Eine merkwürdige Koinzidenz am Rande: Eine Kollegin sagte, als sie das Bild der Patientin sah: „Sie erinnert mich an die alte

Schneiderin meiner Mutter, eine kräftige, anpackende, mütterliche Frau mit großer Brust. Sie sieht ihr sehr ähnlich. Die Schneiderin hieß Frau Henne."

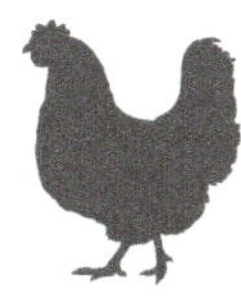

Fall: 43-jährige Frau – Struma nodosa, periorale Dermatitis, HWS-Syndrom

Eine lebensfrohe Mutter von zwei Kindern im Alter von zwei und sieben Jahren beginnt ihre Anamnese mit den Worten „Ich bin ein Kümmertyp, der nicht Nein sagen kann". In ihrer Schriftprobe äußert sie die Hoffnung, endlich ihr jahrelanges Problem in den Griff zu bekommen. Sie fühlt sich für alles verantwortlich und kann schwer Nein sagen. Sie ist kräftig gebaut, in ihren Armen schläft ihre kleine Tochter und die Worte sprudeln nur so aus ihr heraus. Sie ist sehr harmoniebedürftig und hat ein schlechtes Gewissen, weil sie zuletzt oft aggressiv war, schnell explodierte und streng mit den Kindern wurde. Sie hat das Gefühl, gleich zu platzen und würde am liebsten etwas auf den Boden werfen oder etwas kaputt schlagen. Wenn sie die Kontrolle verliert, kann sie auch mal vor Wut mit der Faust gegen die Wand schlagen. Sie will es allen recht machen und hat dann zu wenig Zeit für sich. Sie ist mit sich selbst nicht im Reinen und hat sich selbst verloren, weil sie aus diesem Kreislauf nicht rauskommt. Sie hat das Gefühl, sich selbst im Weg zu stehen. Nichts kann sie liegen lassen. Aus Frust stopft sie dann Essen in sich hinein, weil es die einzige Art sei, sich etwas Gutes zu tun. Sie isst, um sich zu erden. Sie meint, es liegt an ihrer trägen Schilddrüse. Abends ist sie oft nervös und flattrig.

Bevor sie Kinder bekommen hat, hatte sie mehr Zeit für sich selbst. Sie machte Yoga, Pilates und meditierte. Wenn sie jetzt nur wenige Meter joggt, bekommt sie schon einen knallroten Kopf. Ihr Glück hängt davon ab, dass es den anderen um sie herum gut geht. Bei der Folgeanamnese fällt auf, dass sie immer erst über ihre Kinder und deren Probleme spricht und sich selbst hintenan stellt, meist ist dann die Zeit schon abgelaufen und sie selbst kommt wieder mal zu kurz.

Als „Glucke" kümmere ich mich immer erst um die anderen. Alle zupfen an mir herum und es bleibt nur ein zerzaustes Flatterkleid.

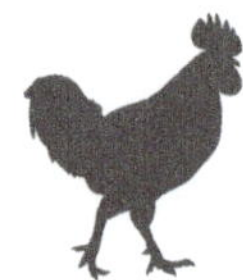

Bei ihr zu Hause gab es eine „Hackordnung". Ihre Mutter war dominant und hatte die Hosen an. Sie selbst kommt mehr nach ihrem Vater, der sich aufopferte und als Handwerker sein Geld verdiente. Wie er ist auch sie etwas übergewichtig. Als Kind wollte sie immer in die Dritte Welt und armen Menschen helfen. Ihre deutlich jüngere Schwester war als Nesthäkchen immer der Mittelpunkt der Familie. Es ärgert sie, dass sie selbst immer nur an zweiter Stelle stand. Sie war immer die Brave, die sich kümmerte. Ihre Eltern suggerierten ihr auch, dass sie als Ältere doch die Vernünftigere sei. Nie wurde sie gelobt, sondern immer nur kritisiert, wenn sie etwas vergessen hatte. Wenn sie sich einmal gegen die Anschuldigungen ihrer Mutter zur Wehr setzte, wurde sie von ihr einfach übergangen. Die Wut darüber hat sie immer in sich reingefressen. Sie war ein Wunschkind, wurde aber nicht gestillt. Morgens hat sie ein Verlangen nach Salzigem und Cola light. Schokolade kann sie nicht herumliegen sehen.

Sie hat mit ihrem Mann die Welt bereist und lange im Ausland gelebt. Dort hat sie sich auch von daheim abgenabelt. Trotzdem ruft sie auch heute noch täglich ihre Mutter an.

Die Patientin kann nichts liegen lassen und hat das Gefühl, sich selbst im Weg zu stehen. Es ist als würde sie sich dreimal im Kreis drehen und nicht ankommen in dem ewigen Kreislauf von Aufstehen, Essen, Arbeiten, Schlafen, Geborenwerden, Aufwachen, Arbeiten, Leben, Altwerden und Sterben ... es ist wie eine Endlosspirale, in der sie allem hinterherrennt. Sie fühlt sich „wie eine Glucke" und von ihrer Familie sehr eingeschränkt. Immer will sie es allen anderen recht machen und hat dann keine Zeit mehr für sich selbst. Manchmal ärgert sie sich über sich selbst, weil sie wieder mal zu gutmütig war und sich hat breitschlagen lassen, Aufgaben von anderen zu übernehmen. Besonders von ihrer kleinen Tochter fühlt sie sich ausgesaugt und total in Besitz genommen. Sie stehe manchmal schon um 5 Uhr morgens am Bett und wolle etwas von ihr.

Bei dem Begriff Freiheit denkt sie an einen Adler, der zu jedem Zeitpunkt selbst bestimmen kann, was er macht und was er isst.

Sie kann keine Psychothriller oder Krimis anschauen, weil sie die schlimmen Bilder bis in ihre Träume verfolgen. Schreckliche Geschichten gehen ihr unter die Haut und sie bekommt dann regelrecht eine Gänsehaut, so z. B. von einem Buch über ein missbrauchtes Kind, das nach seinem Tod vom Himmel aus sah, wie die Eltern daran zerbrechen.

Sie träumt, dass ihren Kindern etwas zustößt oder dass sie gestohlen werden. In einem anderen Traum verliert sie ihre Tasche mit dem ganzen Geld und den Kreditkarten. Sie mag den Konkurrenzkampf im Fitnessstudio nicht.

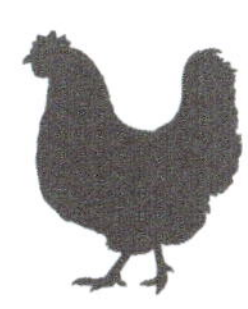

Oft sind ihre Nacken- und die Schultermuskeln verspannt und manchmal hat sie Schmerzen im Bereich der Lendenwirbelsäule, die ins Bein ausstrahlen. Sie kann nichts Enges am Hals ertragen. Immer wieder hat sie Aphthen im Mund und bei Stress bekommt sie oft Lippenherpes. Sie fühlt sich wankelmütig, schwer, kraftlos, aufgeblasen und aufgebläht. In ihr sei ein großes Loch, das man eh nicht fühlen könne. Nervlich sei sie am Ende und es sei egal, was sie mache, es höre ihr eh niemand zu.

Sie mag keine Karussells, weil man da haltlos und nicht geerdet ist, man kann sich nicht festhalten und hat keinen festen Boden unter den Füßen. Einmal wurde sogar ein Karussell extra wegen ihr angehalten, weil sie so laut schrie. Sie braucht festen Boden unter den Füßen. Deshalb kann sie sich auch nicht auf ein Pferd setzen. Das ist ihr zu wackelig und sie kann es nicht kontrollieren. Als die Firma, für die sie arbeitet, an einen Investor verkauft wurde, bekam sie Einschlafprobleme und Herzrasen. Sie hatte das Gefühl, in der Luft zu hängen und nicht mehr geerdet zu sein. Achterbahn kann sie überhaupt nicht fahren. Sie schwimmt auch nicht gerne in schlammigem Wasser, weil man da den Boden nicht sehen kann.

Ein Gefühl zieht sich wie ein roter Faden durch ihr Leben. Sie hatte es schon als Kind bei ihren Eltern. Sie hat es manchmal in ihrer jetzigen Familie und zuletzt auch bei ihrer Chefin. Sie fühlt sich wertlos, nicht respektiert, ja, manchmal werde sie geradezu ignoriert. Dabei mache sie doch alles, um zu gefallen und es den anderen recht zu machen. Wertschätzung bekommt man nur, wenn man sich kümmert.

Ihre Lieblingsfarben sind Königsblau (15C) und Lila (14C).

Über vier Jahre brachten verschiedene Mittel eine Besserung in Teilbereichen. *Bambusa arundinacea* half bei ihren Nackenverspannungen. *Lac caninum* milderte die Aggressionen gegen ihre Kinder ab und nach *Carboneum tetramuriaticum* konnte sie auch mal Nein zu ihrer Mutter sagen, ohne gleich ein schlechtes Gewissen zu haben und sich rechtfertigen oder entschuldigen zu müssen.

Schließlich erkrankte sie akut an einer heftigen Bronchitis mit Atemnot. Mit *Kalium cyanicum* war die Atemnot schnell weg, es blieb aber ein Reizhusten und ein über Wochen andauerndes Gefühl von Verschleimung. Sie hatte das Gefühl, etwas würde in der Luftröhre festhängen. Und sie fühlte sich auch wieder ausgesaugt. Alle würden an ihr herumzupfen. Sie habe deswegen schon ein ganz zerzaustes Flatterkleid. Sie verliere wieder den Überblick und den Boden unter den Füßen. Als ich sie bitte, ganz in dieses Gefühl einzutauchen, schließt sie die Augen und sagt: „Es ist, als ob Blätter aufwirbeln." Dabei fuchtelt sie wild mit beiden Armen und es sieht

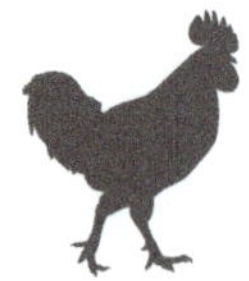

aus wie wilde Flugbewegungen eines aufgescheuchten Vogels. „Oh jetzt bekomm ich eine Gänsehaut. Ich bin wütend auf mich selbst, weil ich so dumm bin. Warum kann ich nicht einfach Nein sagen?!" Nochmals gefragt nach dem zerzausten Federkleid sagt sie: „Ich sehe ein weißes Huhn, eine Glucke, es gibt eine Hackordnung." Verwundert öffnet sie die Augen.

Analyse

Wieder sieht man hier das Kernproblem der Vögel. Die Einschränkung der eigenen Freiheit durch die familiären Verpflichtungen. Im Gegensatz zu anderen „Vogel-Patienten", die diese Einschränkung mit den Worten „wie festgenagelt, angekettet oder eingesperrt" beschreiben, verwendet sie die Worte „ausgesaugt" und „zupfen". Alle würden an ihr „herumzupfen" und zuletzt bleibt ein „zerzaustes Federkleid", welches sie selbst mit einer „Glucke", einem „weißen Huhn" assoziiert. Wie die Patientin in Fall eins, die sich auch als Glucke bezeichnete, hat sie dieselbe Farbvorliebe: Königsblau 16C. Sie hat Nackenverspannungen, ist übergewichtig und ein mütterlicher Kümmertyp mit großer Brust, der es den anderen recht machen will und dabei selbst zu kurz kommt. Sie verträgt ebenfalls nichts Enges um den Hals und von schrecklichen Geschichten bekommt sie eine Gänsehaut und kann nicht schlafen. Vor Frust stopft sie unkontrolliert Essen in sich hinein und ärgert sich dann über sich selbst. Abends ist sie oft nervös und flattrig.

In ihrer Herkunftsfamilie gab es eine „Hackordnung". Beim Nachspüren ihrer Empfindung bekommt sie eine „Gänsehaut". In Stresssituationen hat sie das Gefühl, die Kontrolle und den Boden unter den Füßen zu verlieren. Sei es bei der Fahrt auf dem Karussell, auf dem wackeligen Rücken eine Pferdes oder wenn sie durch den Verkauf der Firma, in der sie arbeitet, ihren Arbeitsplatz in Gefahr sieht. Sie will lieber festen Boden unter den Füßen haben und geerdet sein. Dies scheint zunächst im Widerspruch zu einer Vogelarznei zu stehen. Ist das Element der Vögel doch die Luft und das Fliegen. Hühnervögel können zwar noch fliegen, halten sich aber doch überwiegend auf der Erde auf, scharren im Boden oder picken nach Nahrung.

Man sieht bei ihr auch Lanthanidenqualitäten. Schon als Kind wollte sie die Welt verbessern und armen Menschen in den Entwicklungsländern helfen. Wenn sie Zeit für sich findet, macht sie Yoga und meditiert.

- Vogelthemen allgemein:
  - *Einschränkung durch Familienpflichten einerseits. Wunsch nach Freiheit und Selbstverwirklichung andererseits. (DD: Lanthanide).*
  - *Hackordnung.*
  - *Flattrig.*
- Themen – Hühner-, Enten- und Gänsevögel:
  - *Gänsehaut.*
  - *Mit Essen vollstopfen, Fettleibigkeit.*
- Themen – *Gallus gallus domesticus*:
  - *Glucke.*
  - *Weißes Huhn mit zerzaustem Federkleid.*

Verlauf

Sie erhielt *Gallus gallus* MK. Fast zehn Wochen geht es ihr viel besser. Sie ist viel ruhiger und ausgeglichener. In Situationen, in denen sie sonst schnell gereizt war und die Kinder angeschrien hat, wenn diese nicht aufräumen wollten, kann sie souveräner reagieren. Von ihren täglichen Pflichten im Haus und mit den Kindern fühlte sie sich nicht mehr so ausgesaugt und eingespannt. Sie traute ihren Kindern mehr zu und konnte viel besser Nein sagen. Früher hatte sie oft wie selbstverständlich die Kinder anderer Mütter mit gehütet und ihre eigenen Termine verlegt. Aus Angst, nicht mehr geliebt zu werden, traute sie sich nicht Nein zu sagen und ärgerte sich anschließend über ihre eigene Nachgiebigkeit. Jetzt sagte sie gleich, dass sie keine Zeit hatte, und wunderte sich, dass die anderen ihr das nicht übelnahmen. Sie nahm sich auch wieder mehr Zeit für sich selbst und achtete mehr auf ihre eigenen Bedürfnisse. *Gallus* MK wurde wiederholt und danach wurde ihr bewusst, dass sie immer nur machte, was die anderen von ihr erwarteten. Sie grenzt sich jetzt mehr ab und macht wieder viel mehr für sich: Sie fährt Rad, macht Aquajogging und geht zur Gymnastik.

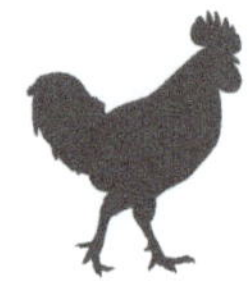

Differenzialdiagnose

- *Calcium muriaticum*: Auffallend ist in beiden Fällen die Ähnlichkeit zu *Calcium*. Beide Patientinnen ertragen keine grausamen Geschichten und haben Ängste um ihre Lieben. Beide neigen zu Übergewicht. Es geht um die alltäglichen Pflichten (Eisenserie) und die Versorgung der Kinder (Muriaticum, Siliciumserie). Eine Patientin hat ein Verlangen nach gekochten Eiern.

- *Anas indica*: Sie fühlen sich dick und hässlich und meinen, andere könnten sie wegen ihrer Kleidung auslachen. Es hat ihnen an Nestwärme gefehlt oder sie haben das Gefühl, das Geschwisterkind wurde von den Eltern mehr geliebt. *Anas indica* ähnelt wiederum *Calcium sulfuricum*.

Materia Medica

- Eine übergewichtige Mutter, die ihre Kinder übermäßig bemuttert – die „Glucke".

- Mutterschaft ist wie ein Gefängnis.

- Glaubt, ihre eigene Freiheit aufgeben zu müssen, um eine gute Mutter zu sein.

- Wie in einer Falle gefangen, aus der es keinen Ausweg gibt.

- Die tägliche Routine gibt Sicherheit, es bleibt aber kein Raum für die eigenen Bedürfnisse. Furcht, aus der sicheren Alltagsroutine auszubrechen.

- Kommt sich vor, als diene sie anderen als Fußabtreter.

- Reagiert empfindlich auf Grausamkeiten.

- Einfältig, naiv, kopflos. Angst, andere könnten sie für dumm halten.

- Furcht zu verhungern. Furcht vor Unfällen.

- Abneigung gegen Enges am Hals.

- Allgemeines: Lieblingsfarbe blau (15-16C). Übergewicht, Neigung zu Fettleibigkeit. Verlangen nach Fettem.

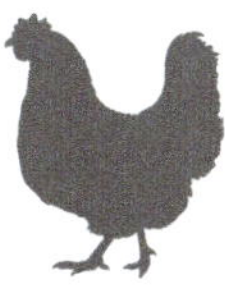

Allgemeines zum Huhn

Hühner können zwar noch kurze Strecken auffliegen und sich so vor Angreifern in Sicherheit bringen, meist sieht man sie aber auf dem Boden, wo sie nach Nahrung scharren. In einer Gruppe von Hühnern gibt es eine klare Hackordnung.

Im Englischen heißen Hühner auch chicken. Chicken-hearted bedeutet feige, ängstlich und bange. Wie der lateinische Name Gallus domesticus schon andeutet, wurden Hühner domestiziert. Durch Züchtung wurden sie zu Haus- und Nutztieren und haben somit ihre Wildheit und ihren Freiheitsdrang weitgehend eingebüßt. Hühner werden fast nur noch wegen ihres Fleisches oder wegen der Eier gehalten. Früher verwendete man ihre Federn zum Stopfen von Kissen. Wenn sie Glück haben, dürfen sie sich noch im Freiland aufhalten. Die extremste Form sieht man in den Legebatterien, wo sie eingepfercht in engen Käfigen ihr Dasein fristen.

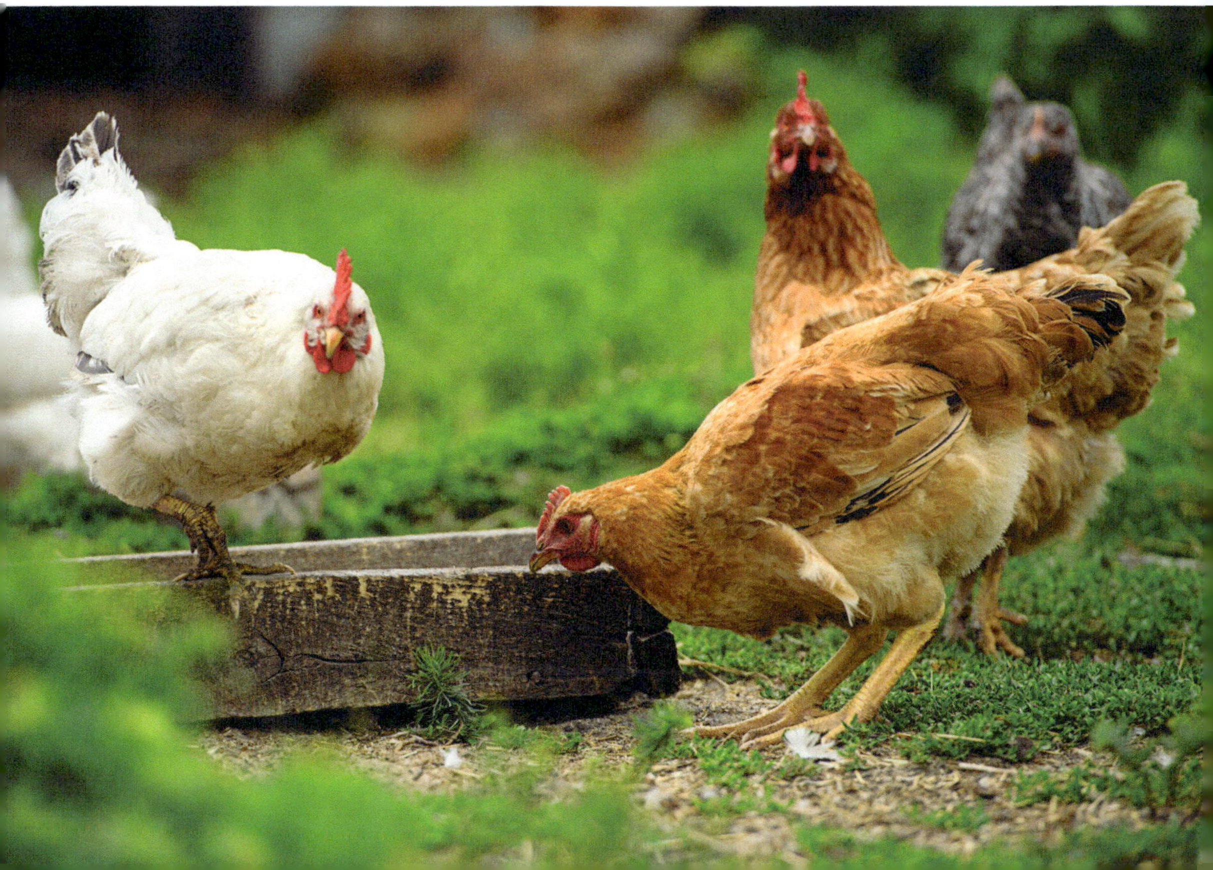

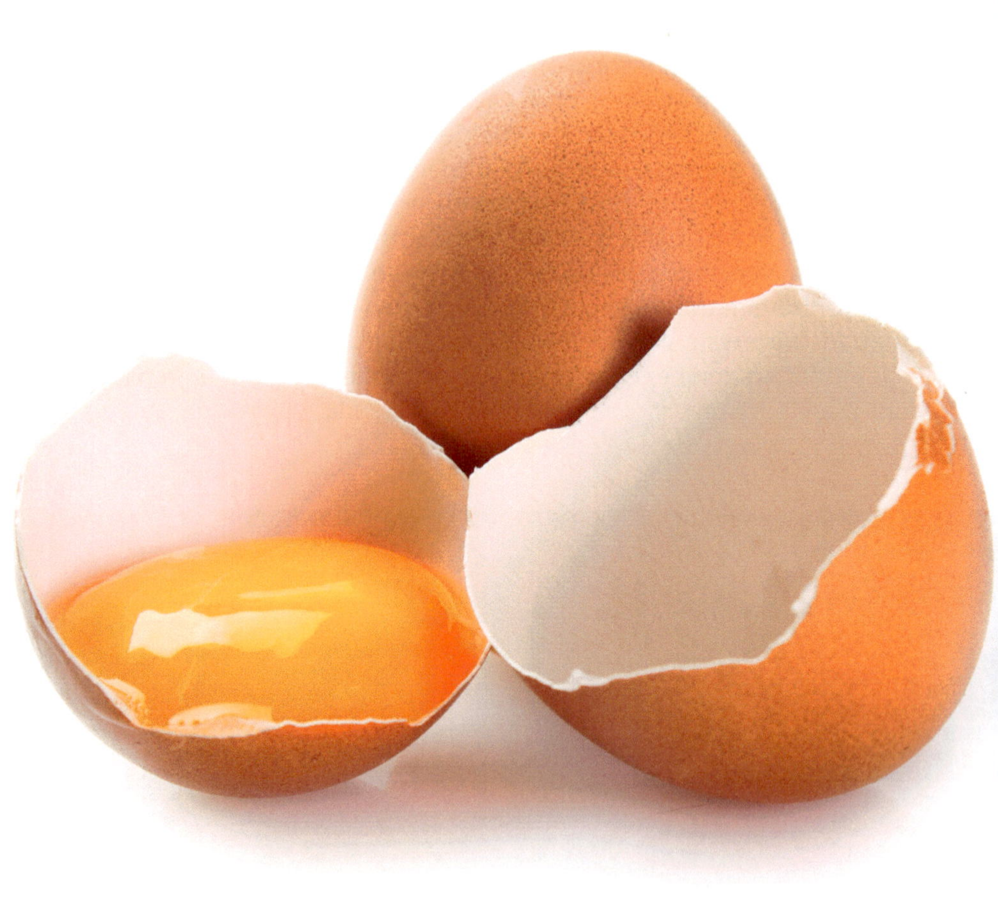

4.2 Hühnereidotter

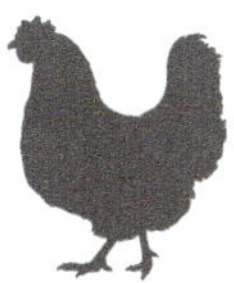

Ovi vitellus *Ovi-v.*

Angst, in die Pfanne gehauen zu werden.

Fall: **7-jähriger Junge – Ängste**

Hans ist ein feingliedriger, zarter Erstklässler, ein einfacher, netter, höflicher und schüchterner Junge mit wachen blauen Augen und schmalen, roten Lippen. Er tippelt unruhig mit den Fingern auf den Armlehnen des Stuhles. Wenn etwas nicht gleich klappt, ist er schnell eingeschnappt und sagt: „Das kann ich nicht". Die Mutter bezeichnet ihn auch als eigensinnig und dickköpfig. Wenn er etwas nicht gleich bekommt, will er es nicht mehr. Manchmal steht er sich dadurch selbst im Weg und wird sehr unzufrieden. Er ist eher abwartend, beobachtet lange und macht etwas erst dann, wenn er sich ganz sicher ist, dass er es auch kann. Er singt gerne und will, wenn er mal groß ist, Baggerfahrer werden. Er kann sehr anhänglich sein und klammert sich dann an seine Mutter. Es nässt nachts noch ein, das kommt mehrmals in der Woche vor. Er merkt es einfach nicht, weil er so tief schläft.

Für seine Wachstumsbeschwerden, die andauernd verstopfte Nase und sein wiederholtes Nasenbluten half ihm bisher *Calcium phosphoricum* in seltenen Gaben. Als er wieder einmal in die Praxis kommt, berichtet seine Mutter von den Ängsten ihres Sohns, die seit Kurzem bestehen. Er fürchte sich vor Feuer und Einbrechern und wolle nicht mehr alleine draußen spielen. Die Einbrecher könnten ihn klauen, in die Pfanne hauen und braten. Er mag Eier nur, wenn sie gekocht sind. Solange nur noch ein bisschen etwas Flüssiges daran ist, rührt er die Eier nicht mehr an. Rühreier mag er lieber als Spiegeleier. Er isst auch gerne Speck und Salami. Er beobachtet gerne Vögel und versucht sie zu fotografieren. Wenn er einen Bussard fliegen sieht, hat er Angst, dass dieser ihm seine Mütze klaut. Seine Lieblingsfarbe ist Rot (8-10D)

Angst, Einbrecher könnten ihn entführen und in die Pfanne hauen.

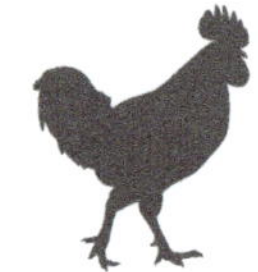

Analyse

Als ich das erste Mal vor vielen Jahren in einem Fall von diesem Mittel las, wurde dort geschildert, dass die Patientin das Gefühl hatte, sie würde von ihren Kollegen in die Pfanne gehauen. Dies schien mir damals doch recht weit hergeholt und ich dachte nicht daran, so etwas je in der Praxis zu hören. Als jedoch mein kleiner Patient von diesem merkwürdigen Gefühl sprach, erinnerte ich mich an diesen Fall. Es wurde auch eine Ähnlichkeit zu Calciumsalzen beschrieben – *Calcium phosphoricum* hatte ihm ja bereits mehrfach geholfen. Zu *Calcium phosphoricum* passt auch seine Lieblingsfarbe Dunkelrot (8-10D). Am liebsten mag er Rühreier. Er singt gerne und ist von zarter Statur. Beides sind Hinweise auf eine Vogelarznei. Vögel beobachtet er gerne und versucht sie zu fotografieren. Vor dem Bussard hat er Angst, weil er ihm seinen Hut klauen könnte.

Verlauf

Bereits eine Woche nach der Einnahme von *Ovi vitellus* C 30 geht Hans wieder alleine in den Garten zum Spielen und hat keine Angst mehr, entführt zu werden. Abends geht er jetzt auch alleine ins Bett. Sonst musste immer die Mama mitkommen und warten, bis er eingeschlafen war. Nach weiteren zwei Wochen wird das Mittel wiederholt. Wiederum eine Woche später macht er nicht mehr ins Bett. Die Eltern wecken ihn aber, wenn sie selbst schlafen gehen, weil sie Angst haben, es passiert ihm wieder. Weitere drei Wochen später geht er erstmals alleine zu einem Freund. Davor wollte er lieber im sicheren Zuhause bleiben. Die Angst, entführt und in die Pfanne gehauen zu werden, ist seither nicht mehr Thema gewesen. Das ist jetzt ein Jahr her.

Kommentar

Man sieht bei Hans viele Charakteristiken des Stadium 2. Er ist schüchtern, zurückhaltend und beobachtet lieber erst einmal alles aus sicherer Entfernung. Er bleibt auch lieber im sicheren Zuhause. Wenn etwas nicht gleich klappt, zieht er sich zurück und blockiert. Er braucht noch sehr den Halt der Mutter, an der er sich festklammert.

4.3 Hühnertuberkulin

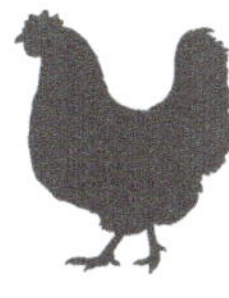

Tuberkulinum aviare Tub-a.

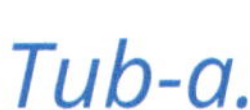

Bei Kindern mit Hinweisen auf eine Vogelarznei (zartgliedrig, schwachbrüstig, „Vögelesappetit" auf kleine Happen) und Lungenschwäche (ständige bronchiale Infekte mit oder ohne Spastik) sollte man neben *Tuberkulinum* differenzialdiagnostisch immer auch an *Tuberkulinum aviare* denken. Insbesondere, wenn sich die Kinder nach einer schweren Erkrankung wie Grippe oder Masern mit Lungenbeteiligung nicht richtig erholen und eine Schwäche zurückbleibt.

Fall: 8-jähriges Mädchen – Lungenschwäche

Anna ist acht Jahre alt und die Jüngste von drei Geschwistern. Sie ist ein zerbrechlich wirkendes zartgliedriges Mädchen mit blonden Engelhaaren und hellem Teint. Sie hat ihren eigenen Kopf und kann sehr stur und energisch sein, fordernd auftreten und manchmal auch sehr hibbelig und hysterisch sein. In der Nachbarschaft ist ihr Spitzname „wilde Hilde", weil sie sich traut, mit dem Laufrad den steilen Hang hinter dem Haus hinunterzubrausen. Seit ihrem zweiten Lebensjahr hat sie immer wieder Episoden von trockenem, hackendem Reizhusten. Infekte schlagen fast immer auf die Bronchien, und es endet dann meist in einer Bronchitis mit Rasselhusten, Fieber bis 40 Grad und begleitender Spastik. Von den homöopathischen Mitteln hilft ihr noch am besten *Pulsatilla*. Sie hat die Lungenschwäche von ihrer Mutter, die schon kurz nach der Geburt Sauerstoff benötigte, später dann an spastischer Bronchitis litt und schon einmal eine schwere interstitielle Pneumonie hatte, ihr halfen *Laurocerasus* und *Ammonium muriaticum*.

Sie mag deftige Wurst lieber als Käse und hat eine Abneigung gegen gekochte Kartoffeln und Tomaten. Ihr Appetit ist dabei eher schlecht, sie isst „wie ein Vögele" meist nur kleine Häppchen. Zwischen den Infekten erholt sie sich eigentlich nie richtig. Öfter bleibt sie dann blass und hat Ringe unter den Augen. Als sie fünf Jahre alt ist, hat der Kinderarzt bei erneuten Hustenanfällen den Verdacht auf Keuchhusten. Wieder dauert es lange, bis sie sich halbwegs erholt. Wenn sie hustet, ist das sonst blasse Gesicht dunkelrot. Ein halbes Jahr später erkranken alle drei Geschwister an Masern. Sie erwischt es am schlimmsten. Neben hohem Fieber und dem typi-

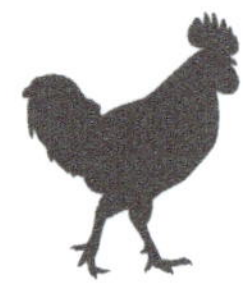

schen Ausschlag wird sie, weil sie kaum trinkt, binnen kurzer Zeit immer schwächer. Über beiden Lungenflügeln sind basal feinblasige, knisternde Rasselgeräusche zu hören. Sie wirkt schläfrig, nestelt unruhig im Bett herum, stöhnt, und reagiert nur noch schwach auf Schmerzreize. Sie muss wegen Lungenentzündung ins Krankenhaus eingewiesen werden, wo sie am ersten Tag sogar etwas Sauerstoff benötigt. Wieder bekommt sie begleitend *Pulsatilla* und erholt sich diesmal zum Erstaunen der Klinikärzte schnell. Sie hat einen Entwicklungssprung gemacht und spricht mehr.

Ihre Lungenschwäche aber bleibt. Keine zwei Monate später hat sie schon wieder eine spastische Bronchitis. Diesmal ohne Fieber. Sie pfeift beim Ausatmen und verhält sich wieder wie ein Kleinkind, lutscht am Daumen und hängt geschwächt an der Mutter. Wegen der andauernden Anfälligkeit für bronchiale Infekte, ihrer Lungenschwäche, ihrem Appetit auf kleine Happen – „wie ein Vögele" – und ihrer zarten Statur erhält sie diesmal *Tuberkulinum aviare* C 30 in Wasser verkleppert, stündlich einen Teelöffel.

Schon nach einer halben Stunde geht es ihr viel besser. Die Bronchitis scheint „wie weggeblasen". Über ein halbes Jahr hat sie keinen schweren Infekt mit Spastik mehr, bis sie sich verkühlt und mit Ohrenschmerzen erneut in die Praxis kommt. Der Infekt droht wieder auf die Lungen zu ziehen. Es ist bereits wieder ein leichtes Giemen zu hören. *Tuberkulinum aviare* wird in C 30 wiederholt und hilft wieder schnell. Inzwischen sind vier Jahre vergangen und sie hat nie wieder eine schwere Bronchitis gehabt.

Repertoriumsrubriken (exemplarisch)

Gemüt

- Ruhelosigkeit, beim Kind

Allgemeines

- Abmagerung
- Influenza
- Rekonvaleszenz, Beschwerden während der
- Schmerzen Muskeln, während Fieber
- Schwellung: Drüsen

Kopf

- Beschwerden des Kopfes, Hirnhaut begleitet von Masern
- Entzündung der Hirnhäute

Auge

- Entzündung, Bindehaut, bei Influenza

Ohr

- Entzündung, Mittelohr

Atmung

- Asthma, bei Kindern
- Asthma, bei Kleinkindern
- Atmung rasselnd ohne Auswurf

Husten

- anhaltend
- nach Masern

Brust

- Entzündung, Bronchitis
- Entzündung, Bronchitis, bei Kindern
- Entzündung, Bronchitis, akut
- Entzündung, Bronchopneumonie
- Lunge, Beschwerden der, begleitet von Masern

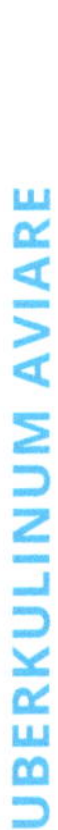

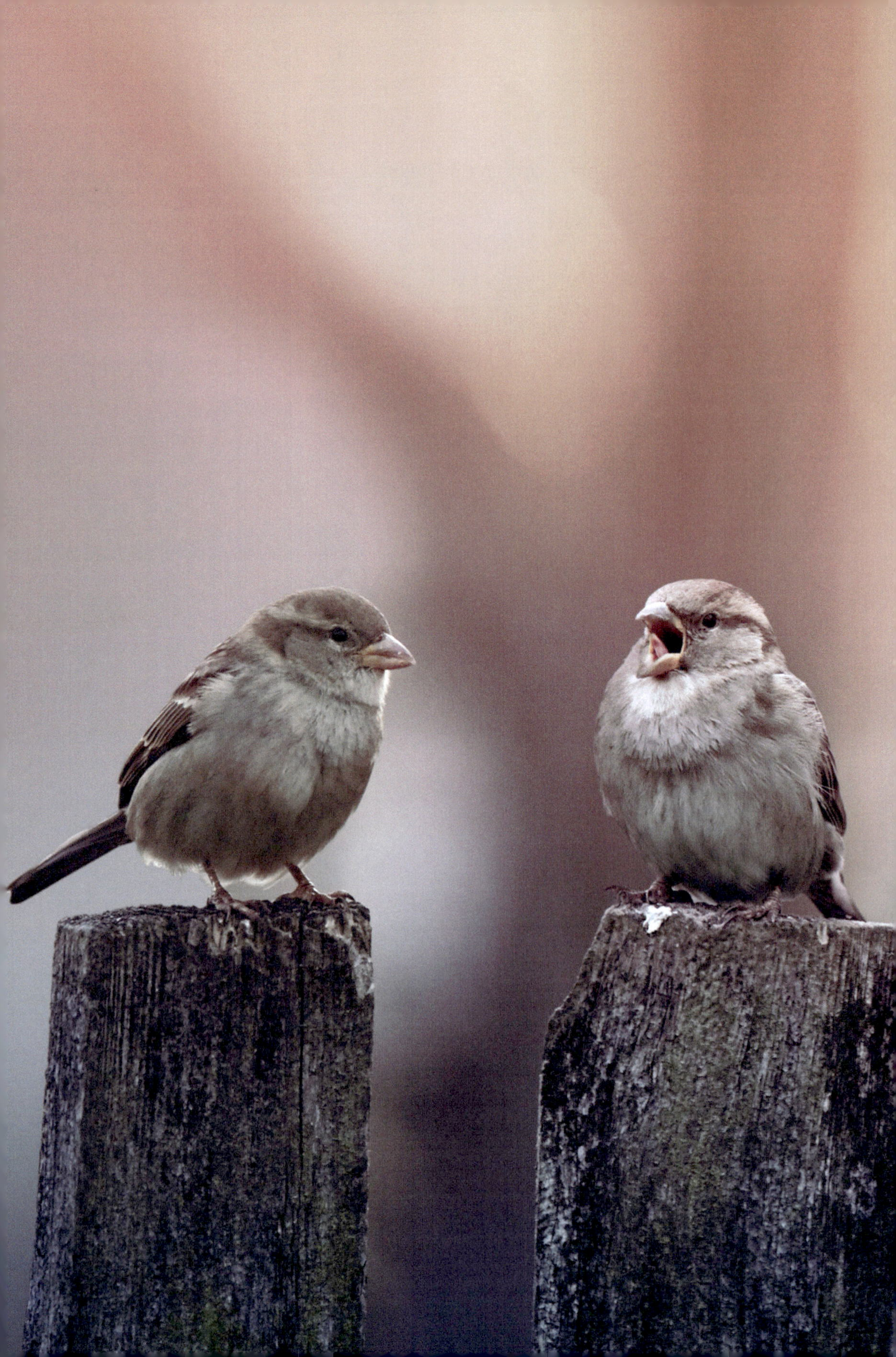

5 Singvögel

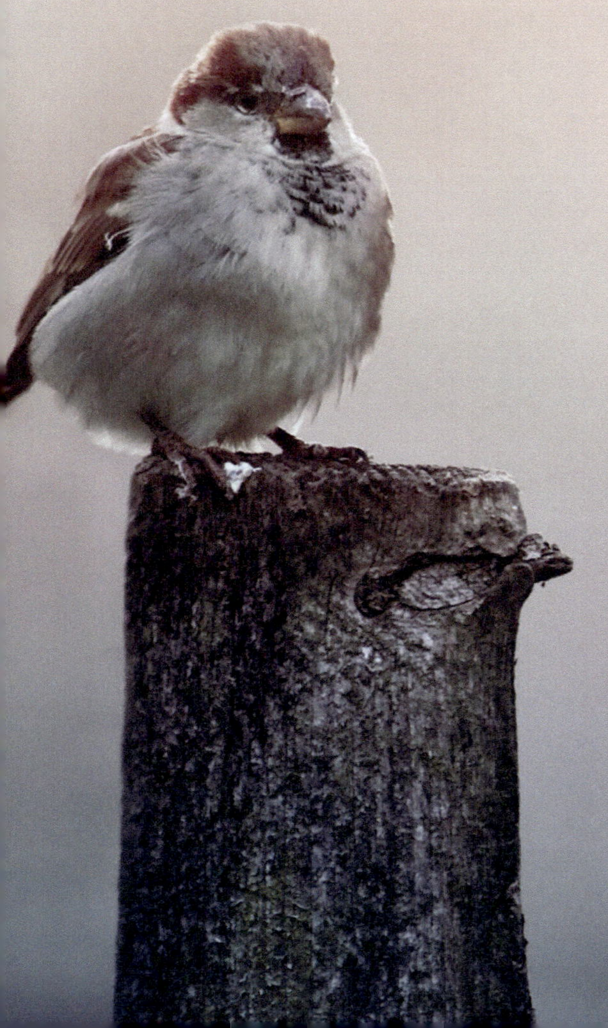
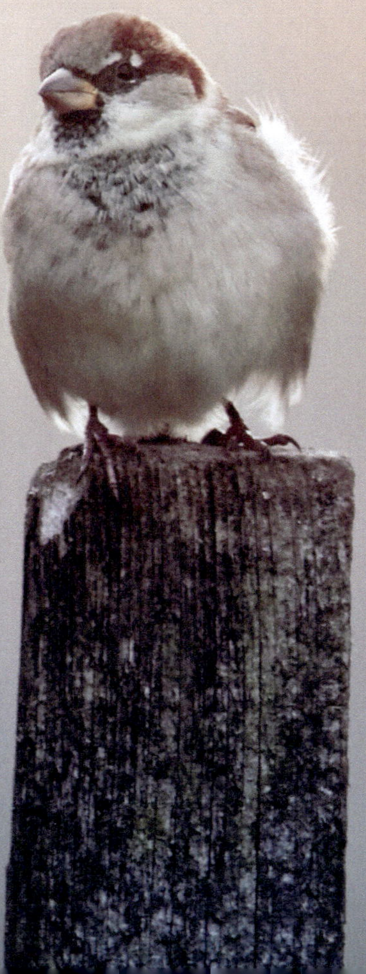

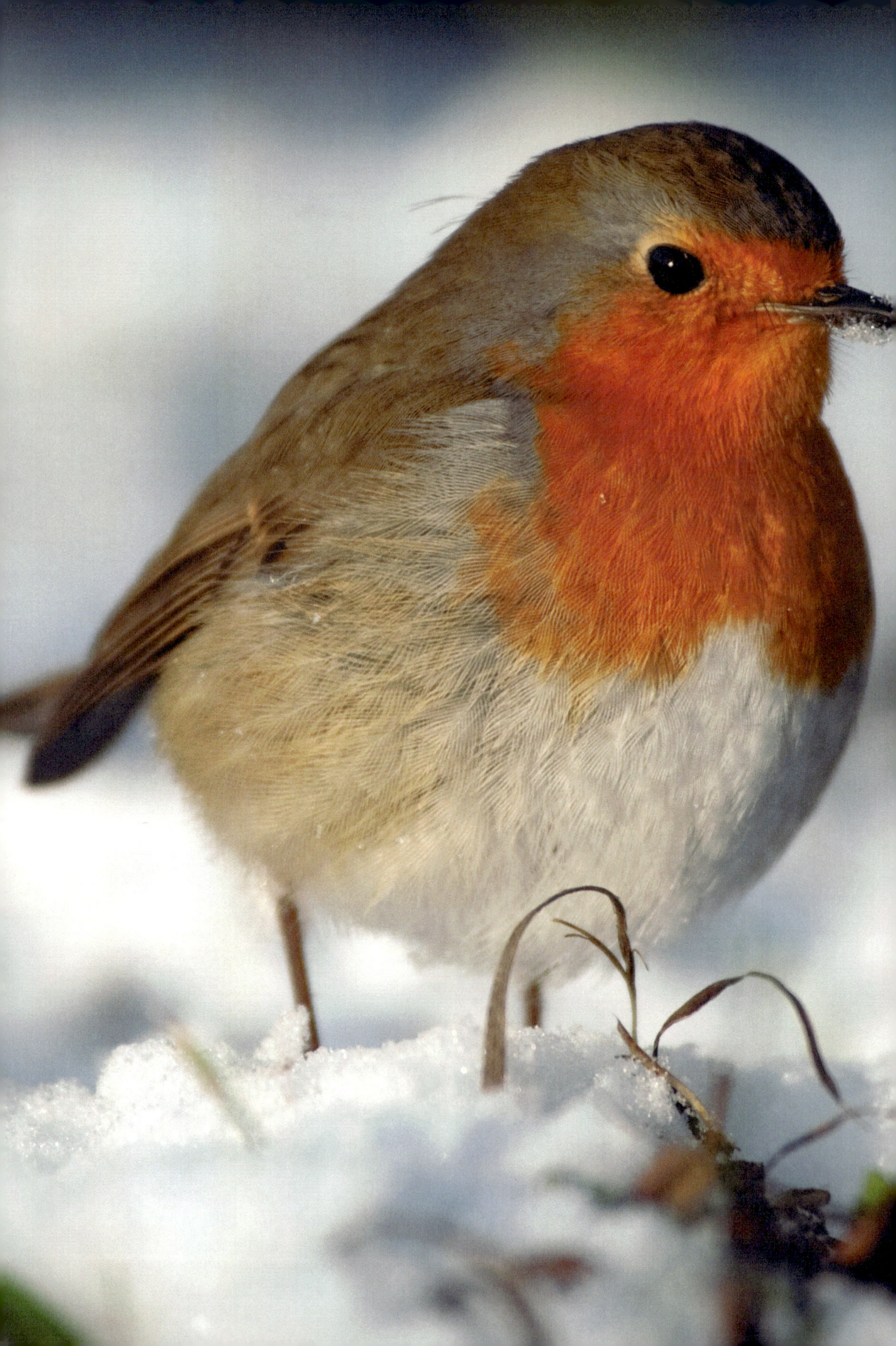

5.1 Rotkehlchen

Erithacus rubecula

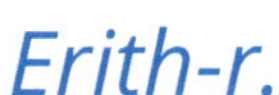

Erith-r.

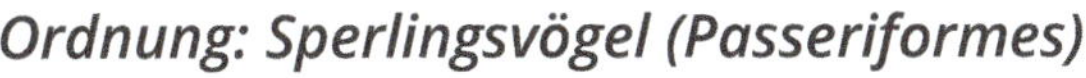

Ordnung: Sperlingsvögel (Passeriformes)

Unterordnung: Singvögel (Passeres)

Familie: Fliegenschnäpper (Muscicapidae)

Art: Rotkehlchen

Rot vor Wut auf das eigene Spiegelbild

Fall: 44-jährige Frau – Rosacea, unterdrückte Wut

Eine Frau Anfang vierzig kommt wegen einer ausgeprägten Rosacea an beiden Wangen und der Nase. Die Haut spannt, ist gerötet und von einzelnen eitrigen Knötchen durchsetzt. Es kribbelt und sticht. Sie drückt die Eiterpickel auf, danach ist die Haut aber noch mehr gereizt. Sie fühlt sich hässlich und erschrickt, wenn sie sich im Spiegel sieht. Sie ist wütend, weil es nicht weggeht und die vom Hautarzt verschriebenen Salben nicht helfen. Wenn sie sich so im Spiegel sieht, ärgert sie sich. Dabei ist ihr Gesicht ebenmäßig, ihr Blick wach und keck. Sie hat ein eher mildes Wesen und ist angenehm im Umgang, kann aber auch sehr wütend werden und explodieren. Dann erschrickt sie über diese plötzlichen Gewaltausbrüche, die so unkontrolliert aus ihr heraussprudeln. Wenn sie sich aufregt, was leicht geschehen kann, spürt sie eine Spannung in der Brust, die in die Kehle und zum Kopf hochsteigt. Sie errötet dann leicht, die Wangen werden heiß und spannen und im Kopf pulsiert es. Als sie dies erzählt, schließt und öffnet sie ihre Hände, so als wolle sie mit den Fingern etwas umfassen oder krallen. So kann sie z. B. ihren Hund anschreien oder die pubertierende Tochter. Dem Hund könnte sie sogar an die Gurgel gehen, wenn er ihr zu nahe kommt. Meistens schluckt sie ihren Ärger aber runter und spürt ihn dann wie einen Kloß im Hals.

Wütend auf das eigene Spiegelbild sein.

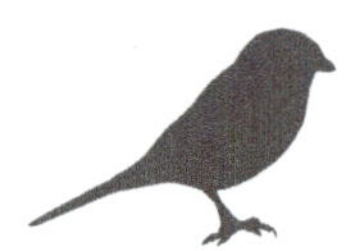

Sie mag keine großen Menschenmengen oder wenn sie im Gedrängel von überfüllten Einkaufsstraßen angerempelt wird. „Da krieg ich Vögel und könnte ausrasten." Sie mag auch keinen „small talk" oder Mütter, die nur plappern. Wieder öffnet und schließt sie ihre Finger, wie Krallen. Am liebsten ist sie draußen im Freien. Wenn sie müde wird, bekommt sie oft eine sehr rote Nase. In letzter Zeit fühlte sie sich abends wie erschlagen. Seit Absetzen der Antibiotikasalbe vom Hautarzt war der Hautausschlag wieder richtig aufgeblüht und bei der geringsten Aufregung glühten die Wangen und in der Nase stach es wie von lauter Nadelstichen. Auf die Frage, was sie den so aufrege, antwortete sie, dass sie das Gefühl habe, bei den Kindern gegen eine Wand zu reden. Es mache sie wütend, sie sei innerlich unruhig und es nähme ihr die Luft zu atmen. Es sticht sie im Hals, und er sei dann wie abgeschnürt. In einem warmen Zimmer, in großen Menschenmengen und beim Schlucken sei alles viel schlimmer. Draußen im Freien, wenn sie körperlich arbeitet und wenn sie etwas trinkt, geht es besser. Es sei, als würde ihre Ohnmacht innerlich aufkochen wie ein Dampfkochtopf. Sie könne dann etwas gegen die Wand klatschen, Türen zuknallen oder gegen den Tisch treten. Sie fühlt sich eingeengt und wie zu etwas gezwungen. Sie wird aggressiv und will nur noch nach draußen. Sie muss sich beherrschen, um nicht aus der Haut zu fahren. „Diese Wut, das bin ich nicht." Dabei hat sie auch einen dunklen, zusammengeballten, schwarzen Kloß im Bauch. Ähnlich geht es ihr, wenn sie Gewalt gegen Kinder im Fernsehen sieht. Sie hat als Kind selbst Gewalt in ihrer Familie erlebt. Ungezwungen und frei fühlt sie sich draußen im Wald oder alleine in ihrem Garten. Ruhe findet sie auch in den Bergen, abseits von allem. Da ist klare Luft, alles ist weit und offen und man blickt über Wiesen und Felder. Dieses Gefühl erlebt sie auch beim Anblick von Rotkehlchen. Die sind lieblich, fröhlich und heiter.

Analyse

Wir hatten schon verschiedene homöopathische Mittel versucht, so auch *Chromium sulfuricum*, was ihr früher öfter geholfen hatte. Diesmal schien einfach nichts anzusprechen und wir waren beide frustriert. Letztlich bat ich die Patientin, mir genau die Empfindung ihres Gesichtsausschlages zu beschreiben. So berichtete sie von ihrer inneren Spannung, der Hitze, die von der Brust zur Kehle und dann in den Kopf steigt. Ich war erstaunt über die Wut, die in ihr steckte und die sich auch darin äußerte, dass sie ihren Hund an

der Gurgel hätte packen können. Allerdings schluckte sie ihre Wut meist hinunter.

Am seltsamsten fand ich aber, als sie sagte, sie „kriege die Vögel" und könne ausrasten, wenn sie in einer Menschenmenge angerempelt wird. Dies brachte mich auf ein Vogelmittel und ich erinnerte mich, dass *Erithacus* für Frauen mit aufsteigenden Hitzewallungen beschrieben worden war. Hierzu passte auch ihre Handgeste, als würde sie etwas festkrallen. Die Empfindlichkeit auf Gewalt gegen Kinder ist auch von einem anderen Vogelmittel, dem Rotschwanzbussard (*Buteo jamaicensis*), bekannt. Entspannen kann sie sich in der freien Natur, in der klaren Bergluft, wenn sie weit über Felder und Wiesen blicken kann. Dieses Gefühl von Entspannung und Durchatmen erlebt sie auch beim Anblick der lieblichen, heiteren Rotkehlchen.

Verlauf

Sie erhielt *Erithacus rubecula* MK. Ihre Haut wurde daraufhin schnell viel besser und heilte schließlich ganz ab. Am deutlichsten für sie selbst war aber ihre innere Entspannung. Sie war weniger aufbrausend ihren Kindern gegenüber. Sie hatte ihnen mehr Aufgaben im Haushalt übertragen, was diese zu ihrer Verwunderung auch gerne übernahmen. So hatte sie mehr Zeit für sich selbst und auch ihre beiden Kinder waren zufriedener und weniger gereizt, weil sie Anerkennung für ihre erbrachte Leistung bekamen. Zuvor hatte sie, um Streit zu vermeiden, diese Aufgaben meist selbst übernommen und war dann enttäuscht und wütend gewesen, wenn keine Zeit mehr für sie selbst übrig blieb. Im Nachhinein eine schöne Bestätigung des oft anzutreffenden Konfliktes von Vogel-Patienten, die weltlichen Pflichten raubten einem die eigene Freiheit.

Materia Medica

- Wut auf das eigene Spiegelbild.
- Plötzlicher unerwarteter Ausbruch von Zorn, Eifersucht und Ungeduld, die in Selbsthass umschlagen können.
- Wut steigt von der Brust über den Hals in den Kopf.
- Wut auf den Vater, der ihre Grenzen verletzt hat.

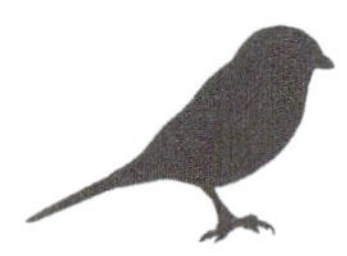

- Verlangen zu schimpfen und etwas zu zerbrechen.
- Schämt sich wegen ihres Aussehens.
- Schämt sich wegen ihrer Wut.
- Furcht vor Schlaganfall.
- Traum von brennenden Häusern.
- Hitzewallungen vom Abdomen aufsteigend mit blutrotem Hals und einem Gefühl, mit Blut übergossen zu sein.
- Gefühl, innerlich zu kochen.
- Pulsierende Kopfschmerzen.
- Gespanntes, trauriges Gesicht.
- Gesichtsrose, Rosacea.
- Epistaxis bei gerötetem Gesicht.
- Laryngitis.
- Kloßgefühl im Hals und Magen.

Prüfungssymptome

- Hitze und Kribbeln in beiden Jochbeinen. Hitzegefühl in linker Wange. Hitzegefühl in Brust, Wange und Nase, erregt.
- Pulsieren im Herzen, in Stirn und Schläfen.
- Druck und Pulsieren im Hinterkopf.
- Schläfenadern schwellen an vor Zorn.
- Vor Scham erröten, sich schämen.
- Bedürfnis, den Kopf hin und her zu drehen, dabei Reiben in den Halswirbeln.

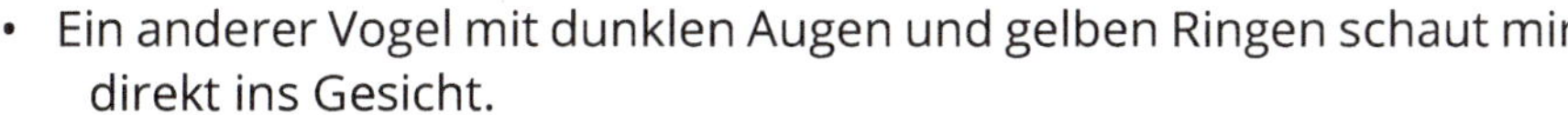

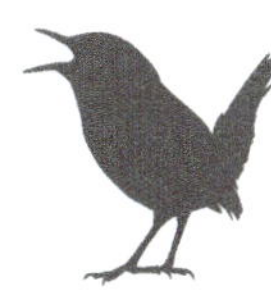

- Ein anderer Vogel mit dunklen Augen und gelben Ringen schaut mir direkt ins Gesicht.

- Traum: Eine junge Frau sieht sich selbst, wie sie neben ihrem Vater im Bett liegt. Er fasst sie an, sie traut sich nicht, sich zu wehren. Es hat etwas Verbotenes. Dann sieht sie große Edelsteine auf einem Schrank stehen. Es sind große Bergkristalle und Fluorite, die farbig glänzen und spiegeln. Auf beiden Seiten kippt ein Stein fast herunter und sie kann sie nur mit Mühe am Herunterfallen hindern. Der größte Bergkristall kippt nach vorne, dahinter liegt ein Scherbenhaufen. Mit bloßen Händen möchte sie die Splitter wegräumen. Der Vater sagt: Lass das. Nun stecken unzählige winzige Splitter, wie Glasplättchen, in ihren Handflächen. Sie schafft es kaum, sie herauszuziehen und ist wütend auf sich selbst, weil sie sich dabei immer wieder selbst verletzt und blutet. Der Vater sagt: Ich hab dir doch gesagt, du sollst es nicht anfassen. Es bleibt ein Gefühl von Scham, Wut und innerer Anspannung. Man kann sich anstrengen wie man will und wird die Splitter doch nicht alle los. Dieser Traum legt nahe, dass *Erithacus* ein gutes Mittel für Selbstverletzungen zum Beispiel durch Ritzen sein könnte.

Differenzialdiagnose: Siliciumserie, Silicea, Lac caninum, Staphisagria

Vor allem die Ähnlichkeit zu *Silicea* ist auffallend. Die Rosacea ist wie die Akne, bei der neben Bromsalzen oft *Silicea* oder Siliziumsalze hilfreich sind, eine Erkrankung des Bindegewebes und tritt meist an exponierter Stelle im Gesicht auf, wo jeder es sehen kann. Das Aussehen, wie wirkt man auf andere, sind Themen der Siliciumserie.

Silicea-Menschen ist ihr Image wichtig und sie treten nicht gerne in der Öffentlichkeit auf. Schmerzen wie Glassplitter oder Nadelstiche sind von *Silicea* ebenfalls bekannt und tauchen auch in der Prüfung des Rotkehlchens auf. Im Traum ist es sogar ein Bergkristall, der teilweise in zahllose Splitter zerbröselt. Bei *Silicea*-Patienten spielt der Vater eine wichtige Rolle, insbesondere welche Auswirkung sein Verhalten auf das Bild, also das Image, der Familie hat. Dies ist auch prägend für das eigene Selbstbild. Im Traum von Rotkehlchen überschreitet der Vater die Grenzen des Mädchens und verbietet ihr anschließend den Scherbenhaufen wegzuräumen. Verzweifelt versucht sie es trotzdem und verletzt sich dabei immer wieder selbst, bis es blutet.

Lac caninum ist ebenfalls ein Mittel für unterdrückte Wut und Selbsthass und hat sich vielfach bei traumatisierten Patienten bewährt. Sein

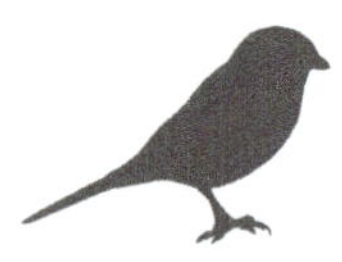

klinischer Fokus liegt bei Beschwerden der Mandeln und der weiblichen Brust, vor allem wenn die Symptome von der einen zur anderen Seite hin und her wandern. Die Patienten haben ein tief sitzendes Minderwertigkeitsgefühl und meinen, andere blicken verachtungsvoll auf sie herunter.

Staphisagria hat auch unterdrückte Wut. Meist nach Verletzungen im Intimbereich. Sie wurden geschnitten und sind zutiefst empört darüber, was ihnen angetan wurde. Wie die anderen Hahnenfußgewächse ist *Staphisagria* sehr empfindlich, die Nerven liegen sozusagen blank. Es sind die kindlichen Menschen, die unter der Rohheit und Härte der Erwachsenenwelt leiden.

Allgemeines zum Rotkehlchen

Bei ihrem Anblick geht einem förmlich das Herz auf. Die scheinbar lieblichen Vögel, die uns mit ihrem schönen Gesang von Sonnenauf- bis Sonnenuntergang fast ganzjährig erfreuen, zeigen aber auch ein recht aggressives Verhalten beim Verteidigen ihres Reviers, das bis zum Tod eines Rivalen führen kann. So attackierten insbesondere die Männchen, nicht nur eine in ihrem Revier aufgestellte Stoffattrappe, sondern sogar rote Socken auf der Wäscheleine oder ihr eigenes Spiegelbild in einem Autospiegel.

Das Rotkehlchen ist ein allgemein bekannter Vogel, der häufig in unseren Gärten und Parks anzutreffen ist. Durch die auffallend orangerote Färbung der Brustfedern ist er leicht zu erkennen und von anderen Vögeln gut zu unterscheiden. Es zählt zur Familie der Fliegenschnäpper, zu der auch die Amsel (Turdus merula) und die Nachtigall (Luscinia megarhynchos) gehören – ebenfalls Vögel mit einem auffallend schönen Gesang. Rotkehlchen können recht zutraulich werden und den Menschen, wenn diese z. B. im Garten arbeiten, sehr nahe kommen. Vielleicht hoffen sie auf einen Leckerbissen, der während der Gartenarbeit aufgescheucht wird. Hauptsächlich ernähren sie sich von Kleininsekten, Spinnen und Schnecken. Im Winter besuchen sie auch gerne das Futterhaus. Bei Rotkehlchen hat man, wie bei anderen Vögeln auch, das Phänomen der Schreckmauser beobachtet. In Schrecksituationen können sie Teile ihres Gefieders abwerfen, um Angreifer zu verwirren.

Den Germanen war das Rotkehlchen heilig und dem Donnergott Donar geweiht. Wo Rotkehlchen nisteten, glaubten die Menschen, dass der Gott Donar Haus und Hof beschütze.

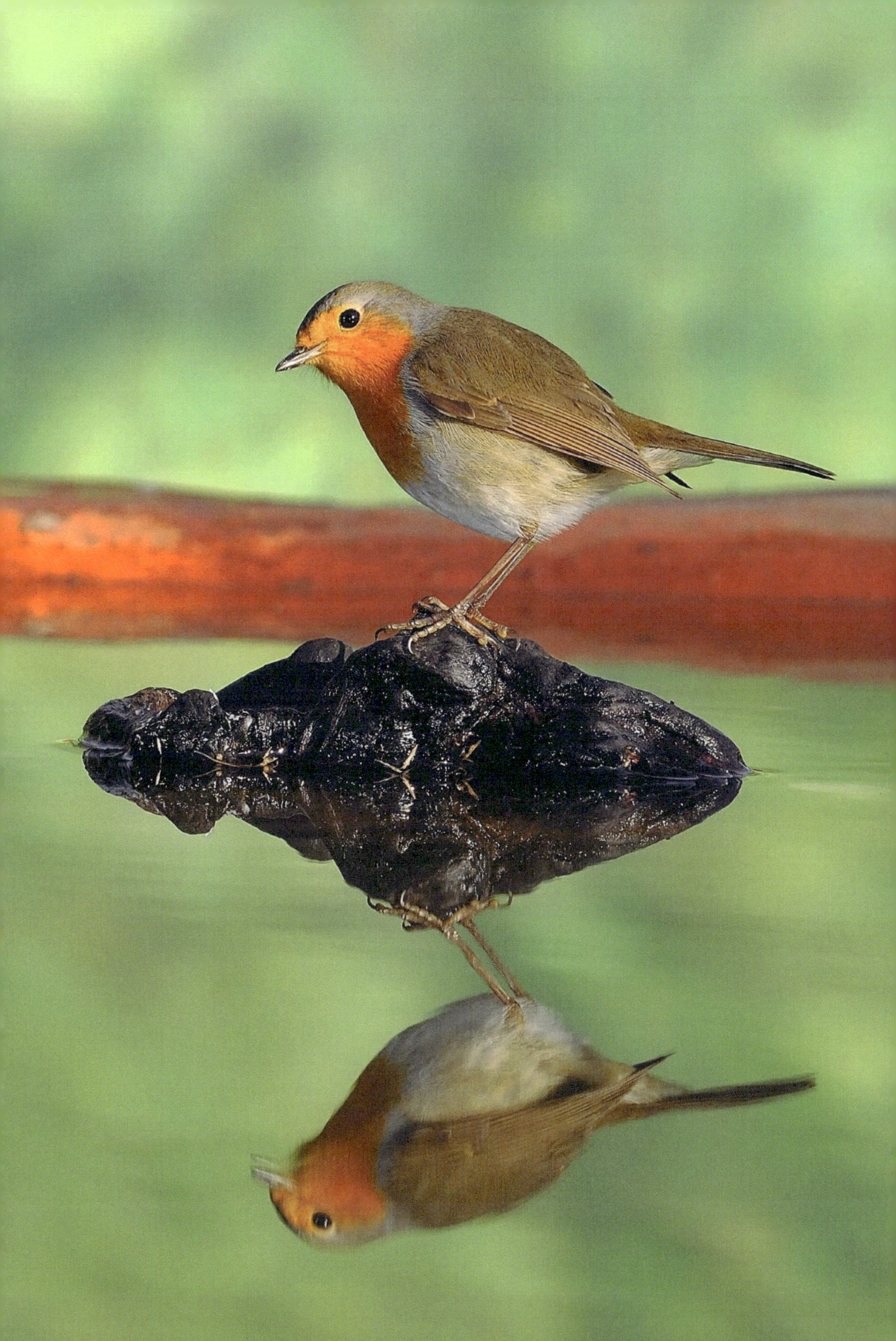

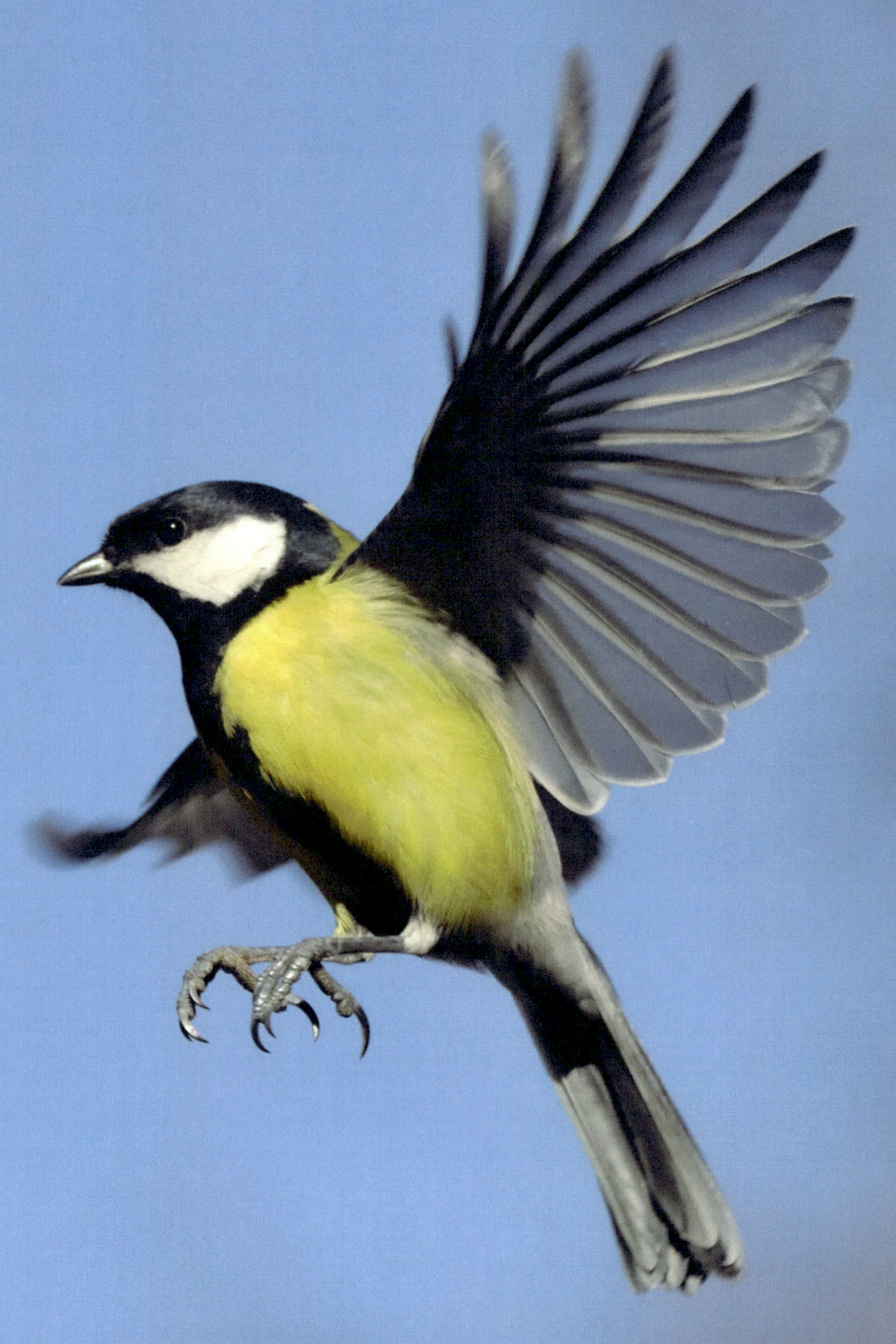

5.2 Kohlmeise

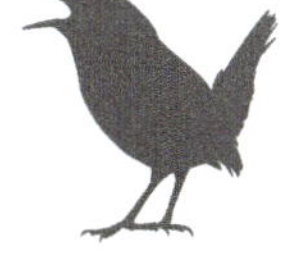

Parus major *Paru-m.*

Ordnung: Sperlingsvögel (Passeriformes)
Unterordnung: Singvögel (Passeres)
Familie: Meisen (Paridae)

Genervt von den Ermahnungen und Sorgen der Mutter, die sie noch wie ein Kleinkind behandelt. Fühlen sich entstellt durch ein Gesichtsekzem.

Fall: 55-jährige Frau – Ekzem

Sie ist immer sehr ausgewählt gekleidet, gepflegt und auf ihr Äußeres bedacht. Sie kommt wegen eines hartnäckigen Ausschlags, der vom linken Ohr ausgeht. Alles begann vor vier Monaten mit einem kleinen roten Fleck. Das ganze Ohr, die linke Wange und die angrenzende Halsregion sind rot geschwollen, zu sehen sind auch einzelne, teils nässende kleine Knoten. Die Beschwerden sind schlimmer am Morgen und am Abend. Sie kann keinen Kopfhörer mehr aufsetzen, um Musik zu hören. Sie sehe ganz entstellt aus. Verschiedene Salben, einschließlich einer Hydrocortisoncreme haben keine anhaltende Besserung gebracht. Homöopathische Versuche mit *Paris*, *Mezereum* und *Natrium muriaticum* bringen nur eine kurzzeitige Linderung, der Ausschlag breitet sich aber immer weiter aus.

Sie meint, sie hätte ein Abgrenzungsproblem mit ihrer Mutter, die sie täglich anruft. Das Ohr, das Beschwerden macht, ist nämlich ihr „Telefonohr". Die alleinstehende, kränkliche Mutter wohnt weiter entfernt und sie kann sie nur selten besuchen und sich um sie kümmern. Sie fühlt sich schuldig und ist von ihren täglichen Anrufen genervt, kann aber auch nicht Nein sagen. Sie hat das Gefühl, dass ihre Mutter ihre ganze Energie absaugt. Der Ausschlag breitet sich immer mehr aus, nässt und juckt. Sie fühlt sich kribbelig, kraftlos und genervt. Die Beschwerden beschreibt sie wie eine Art Schauer, wie elektrisiert, so als bekäme sie eine Gänsehaut. Es ist, als würde alles im Keim erstickt, als ob jemand alles aus ihr heraussaugt. (Handgeste: als würde sie einen Faden aus dem Körper ziehen, dabei macht sie ein ziehendes Geräusch). Ihre Mutter wolle alles

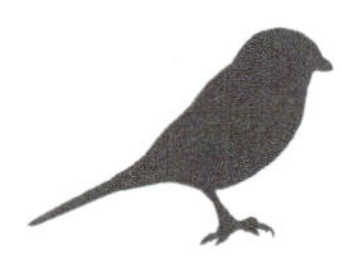

unter Kontrolle halten und sie habe versäumt, sich abzunabeln. Sie klage immer nur und fordere 24 Stunden Aufmerksamkeit von ihr. Es sei, als würde eine Krake sie gefangen halten und aussaugen. Dabei handelt es sich nicht um etwas Graziles, sondern um etwas Plumpes, Plötzliches mit breiten Armen. „Zack!" – ist es da, wie auf einen Schlag. Man ist total gefangen, ohnmächtig und es gibt keinen Ausweg. Die Anwesenheit ihrer Mutter nimmt ihr die Kraft zu atmen. Ihre Mutter war schon immer die Oberglucke und deckte sie mit ihren Sorgen und ihrem Kontrollzwang zu. Noch heute nimmt sie ihr Sachen aus der Hand und sie muss ihr dann sagen, dass sie schon groß ist. Sie hat das Gefühl, dass ihre Mutter all ihre Tätigkeiten überwacht. Sie war ein Vorzeigekind und angepasst. Als sie sich einmal mit elf Jahren, wie andere Mädchen ihrer Klasse die Lippen schminkte, reagierte ihre Mutter sehr wütend.

Genervt von den ständigen Anrufen der Mutter, die 24 Stunden Aufmerksamkeit fordert.

Die gegenteilige Empfindung ist nicht von äußeren Einflüssen gelenkt, frei und unabhängig, lebensfroh und nicht gebremst zu sein. Diese Beschreibung erinnert die Patientin an Vögel, die sich über alles erheben können. Sie sind flexibel und können die Richtung so ändern, wie sie es wollen, ohne Schuldgefühle. Sie können fliegen und über den Dingen stehen. Es sind allerdings keine Greifvögel, denn diese sind übergriffig (dieselbe Handgeste wie oben, so als würde sie etwas aus dem Körper herausziehen). Sie ist fasziniert von den kleinen Blaumeisen, den Überlebenskünstlern, die selbst dem kalten Winter trotzen. Sie mag auch Störche, weil diese nicht angegriffen werden, und Möwen. Vor Kurzem hat sie sich einen lang gehegten Wunsch erfüllt und hat den Pilotenschein für kleine Sportflugzeuge gemacht.

Als sie die homöopathischen Mittel Kohlmeise (*Parus major*), Silbermöwe (*Larus argentatus*), Rotschwanzbussard (*Buteo jamaicensis*) und Weißstorch (*Ciconia ciconia*) nacheinander in die Hand nimmt, spürt sie nur bei der Kohlmeise ein Elektrisieren ihrer Hand, das der Empfindung im Ohr ähnlich ist.

Analyse

Sie fühlt sich von den ständigen Anrufen der kränkelnden, weit entfernt lebenden Mutter genervt. An ihrem „Telefonohr" entwickelt sich ein quälender, juckender und nässender Ausschlag. Es kribbelt dort wie Gänsehaut. Es ist, als säße dort plötzlich eine Krake, die ihr die Lebensenergie absaugt. Würde man nur auf der Bildebene bleiben, wird man in die Irre geleitet und vielleicht an Mittel wie Krake denken. Doch die Patientin führt uns mit ihren Empfindungen und deren Gegenpol zu einer Vogelarznei. In den Fängen der Krake fühlt sie sich ausweglos gefangen und ohnmächtig. Das Gegenteil davon ist frei und unabhängig von äußeren Einflüssen zu sein – eine allgemeine Empfindung bei den Vogelmitteln. Sie will sich unabhängig, flexibel und ohne Schuldgefühle frei bewegen können. Allerdings nicht wie ein Greifvogel, denn diese seien auch „übergriffig". Sie gibt sich selbst die Schuld. Hat sie sich doch nie richtig abgenabelt und traut sich jetzt nicht, Nein zu sagen. Die Fähigkeit zur Selbstreflexion erfordert eine gewisse innere Entwicklung und eine Lanthaniden-Qualität, wie wir sie bei vielen Vogelarzneien und Patienten finden, denen Vogelmittel helfen. Die Schwierigkeit liegt auch hier nicht darin, an ein Vogelmittel zu denken, sondern den passenden Vogel zu finden, insbesondere, wenn es von dem Vogel noch keine Prüfung oder geheilten Fälle gibt. Oft bleibt dann nur der Ausweg zu fragen, welchen Vogel die Patienten am liebsten haben oder zu welchem sie den stärksten Bezug haben, und das muss nicht immer ein positiver sein. Als Bestätigung kann hilfreich sein, den Patienten die erwähnten Mittel in die Hand zu geben. Im direkten Vergleich spürte sie nur bei der Kohlmeise ein elektrisierendes Kribbeln ähnlich wie im betroffenen linken Ohr. In ihrem Fall hätte ich gerne die Blaumeise selbst gegeben, hatte sie aber nicht vorrätig.

Verlauf

Nach *Parus major* C 200 heilte der Ausschlag innerhalb von zwei Wochen vollständig ab. Sie war viel gelöster und erleichtert. Sie hatte inzwischen ihre Mutter besucht und war selbst erstaunt, wie entspannt alles verlaufen war. Sie habe die Talsohle jetzt durchschritten. Zuvor sei sie ganz entstellt gewesen. Als sie wieder mal ihre Mutter besucht, nimmt sie prophylaktisch *Parus major* C 200 ein und wird nach der Ankunft dort prompt krank. Sie hat die Nase voll, einen dicken Hals und die Ohren sind verstopft. Die Bronchien sind belegt und nachts schreckt sie aus dem Schlaf auf und hat das

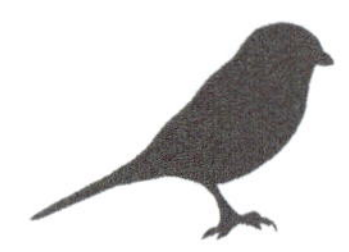

Gefühl, nicht genug Luft zu bekommen. Sie ist wütend und fühlt sich ohnmächtig, weil sie ihre Mutter nicht ändern kann und sie die ihr angebotene Hilfe nicht annehmen möchte. Die Erkältung klingt innerhalb von zehn Tagen ab. Ihr wird klar, dass sie ihre Mutter nicht mehr ändern kann. Sie kann das Telefon jetzt klingeln lassen, ohne gleich ein schlechtes Gewissen zu haben.

Kommentar

Auffallend ist, dass sie sich durch den Ausschlag entstellt fühlte. Das verwandte Rotkehlchen heilte eine Rosacea, ebenfalls ein sichtbarer Hautausschlag im Gesichtsbereich. Diese Patientin war wütend auf ihr Spiegelbild. Das Aussehen ist ein Hinweis auf die Siliciumserie. Man denke nur an die Teenager, die sich im Spiegel betrachten und wütend über jeden kleinen Pickel im Gesicht sind.

Materia Medica

- Gemüt: Wut auf die eigene Mutter, empfindlich gegen Tadel und Ermahnungen.
- Ohr, Gesicht, äußerer Hals: Hautausschläge links, brennend, juckend, pulsierend.

Prüfungssymptome

- Jemand zieht wie durch einen Trichter Energie aus dem linken Ohr ab, man kann sich nicht dagegen wehren.
- Als würde jemand ständig auf die linke Schulter tippen und Aufmerksamkeit fordern.
- Die linke Körperhälfte (Kopf, Hals, Arm und die Brust bis zu den Rippenbögen) fühlt sich leer, schwach und kraftlos an.
- Linksseitiges Pulsieren von Gesicht, Hals und Ohr mit dem Bedürfnis, das Ohr zuzuhalten.
- Wütend, will die ständigen Ermahnungen nicht mehr hören.

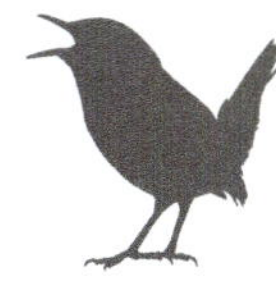

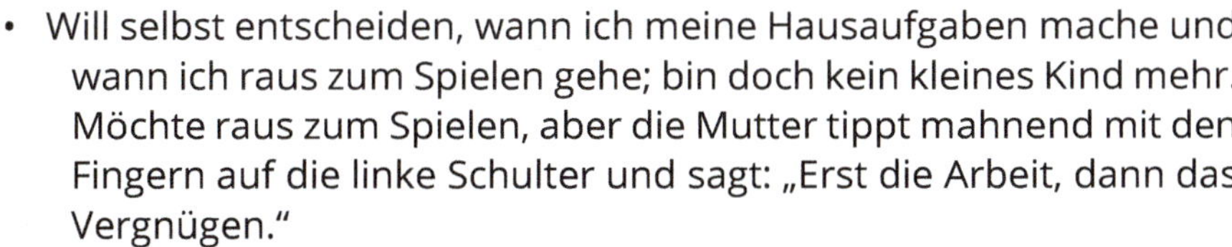

- Will selbst entscheiden, wann ich meine Hausaufgaben mache und wann ich raus zum Spielen gehe; bin doch kein kleines Kind mehr. Möchte raus zum Spielen, aber die Mutter tippt mahnend mit den Fingern auf die linke Schulter und sagt: „Erst die Arbeit, dann das Vergnügen."

- Mutter tadelt mich wegen meines Aussehens, weil ich mich mit Lippenstift geschminkt habe.

- Zahnschmerzen im linken Oberkiefer, als hätten die Zähne keinen rechten Biss.

- Brennende Schmerzen der linken Wange, als hätte man gerade eine Ohrfeige bekommen.

- Pulsierendes Klopfen der linken Stirnhöcker.

- Lieber stell ich mich auf den Kopf und schau mir die Welt verkehrt herum an. Bedürfnis, es anders zu machen als die Erwachsenen.

- Will mich frei bewegen und herumturnen. Will ausbrechen aus der strengen Erziehung, die alles schwarz und negativ sieht. Die Welt ist bunt, na und!

- Eigene Gedanken sind nicht erwünscht, wer aus der Reihe tanzt, bekommt eine „geknallt".

- Aus den strengen Fesseln eines Mädcheninternats ausbrechen und sich einer Gauklertruppe anschließen. Lachend kopfüber an einem Trapez schwingen und sich frei fühlen. Abschlussfeier am College. Alle sind in schwarzen Roben gekleidet und haben schwarze Doktorhütte auf. Werfen den Hut erleichtert fort und ziehen den schwarzen Umhang aus. Endlich frei sein, endlich selbst entscheiden.

- Frei und ungebunden umherziehen ohne Regeln, die andere einem auferlegen.

- Bedürfnis, den Kopf zu schütteln und hin und her zu drehen.

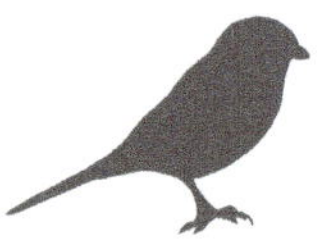

Allgemeines zur Kohlmeise

Die Kohlmeise ist die bekannteste und größte einheimische Meisenart. Sie ist leicht an den kohlrabenschwarzen Kopf- und Kinnfedern zu erkennen, die sich als Streifen mittig über den sonst gelben Bauch ziehen. Ihnen verdankt sie ihren Namen. Es sieht nämlich aus, als sei sie dort verkohlt oder verbrannt. Auch der französische Name Mésange charbonnière (charbonnière = Köhlerin, Kohlenmeiler) deuten darauf hin.

Die Kohlmeise ist deutlich größer als die Blaumeise, die sie oft an Futterstellen verdrängt. Wie alle Meisen ist sie ein Höhlenbrüter. Nach dem Schlüpfen sind die Eltern unermüdlich von frühmorgens bis abends beschäftigt, die Jungvögel, die blind geboren werden, mit Nahrung zu versorgen. Nach dem Fressen strecken ihnen die Jungen kleine Kotpakete entgegen. In den ersten Tagen fressen die Eltern diese noch auf. Später werden sie dann aus der Höhle geflogen.

Die Kohlmeisen ernähren sich im Sommer von Würmern und Kleininsekten, die sie von Ast zu Ast turnend erbeuten. Sie wirken wie fröhliche Akrobaten, die auf dem Trapez turnen. Im Winter suchen sie sich im Futterhäuschen und an Samenspeichern oft gezielt die Sonnenblumenkerne aus. Andere Samen werfen sie dabei sogar auf den Boden. Diese werden dann von anderen Vögeln wie Spatzen, Buchfinken oder Rotkehlchen aufgesammelt. Anschließend fliegen sie auf einen nahe gelegenen Ast, klemmen den Kern mit ihren kleinen Krallen fest und picken ihn geschickt auf. Gerne nehmen sie auch fettreiche Kost von Meisenkugeln auf, an denen sie kopfüber hängen.

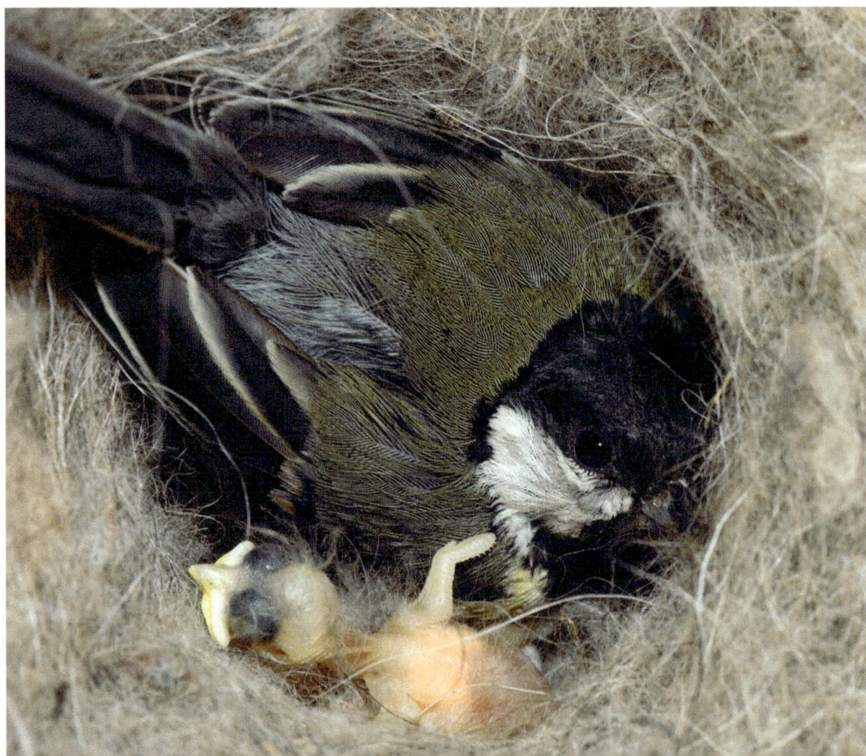

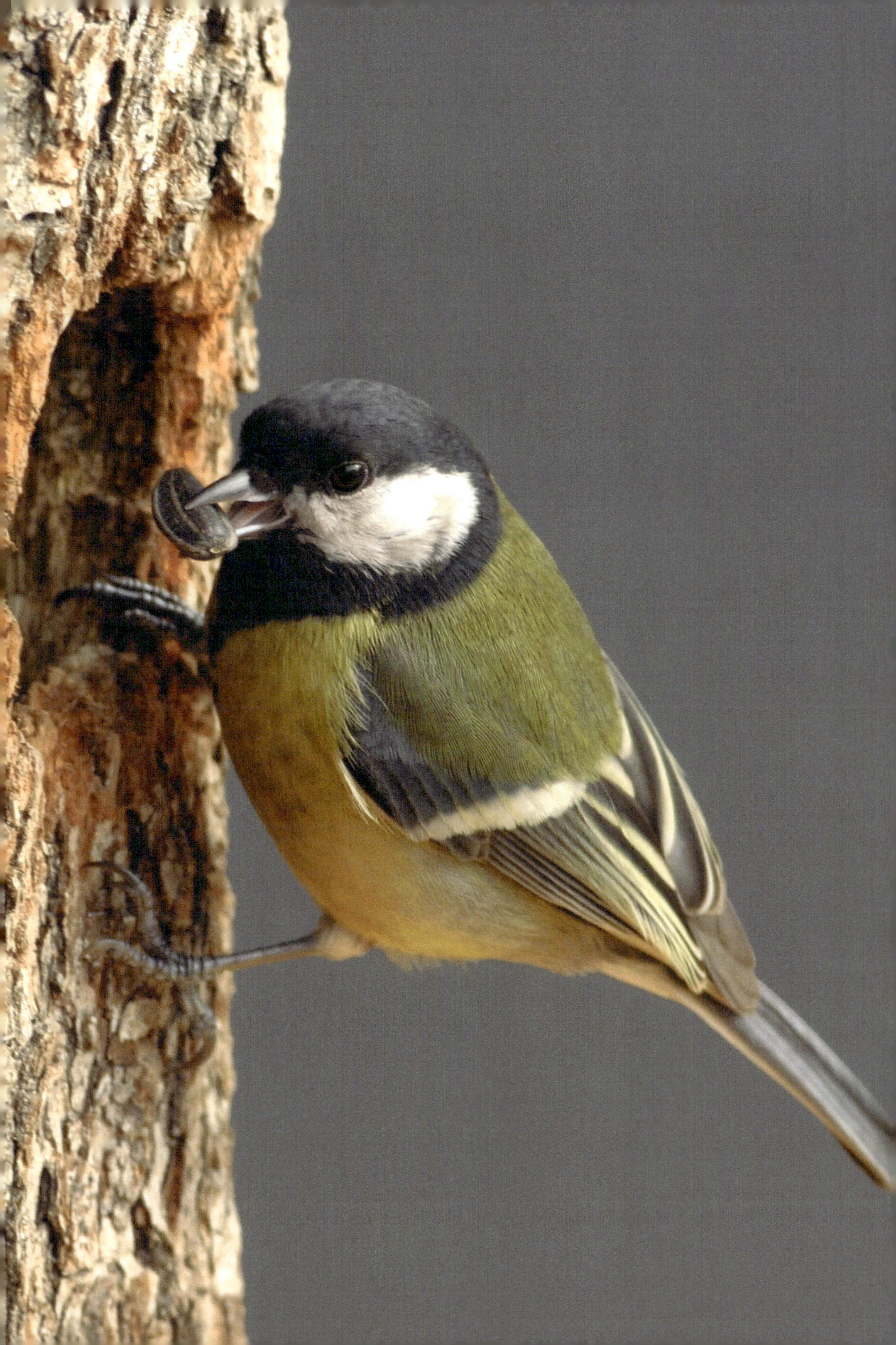

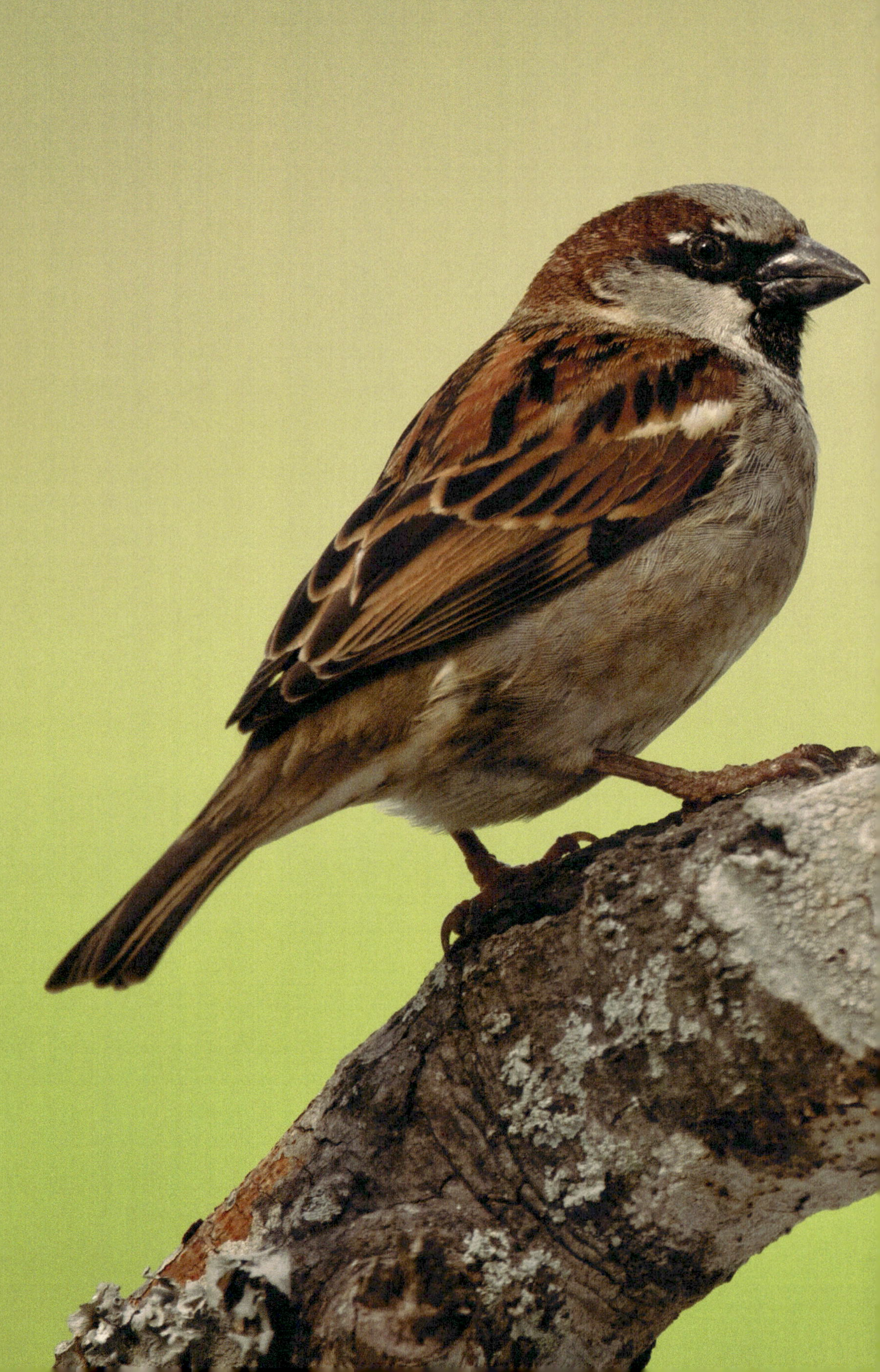

5.3 Sperling, Hausspatz

Passer domesticus *Pass-d.*

Ordnung: Sperlingsvögel (Passeriformes)

Unterordnung: Singvögel (Passeres)

Familie: Passer

Art: Haussperling

Sie müssen kämpfen und ihre Stimme erheben, damit ihr Wert respektiert wird.

Fall: 48-jähriger Mann – Psoriasisarthropathie, Konflikt am Arbeitsplatz

Ein Patient Ende vierzig kommt wegen einer Psoriasisarthropathie, die zehn Jahre zuvor schleichend begonnen hat. Zuerst hatte er trockene, schuppende Haut im Gehörgang, dann folgten Schmerzen in den Hand-, Finger- und Kniegelenken. Es fühlte sich an, als sei er geschlagen worden. Sein Knie fühlt sich so an, als würde jemand von oben ein Messer in die Kniescheibe „reinhauen". Inzwischen zeigen sich bei dem Patienten auch die typischen Psoriasisherde an beiden Ellbogen und Tüpfelnägel. Es geht ihm besser im warmen Süden und nach Salzbädern.

Er arbeitet eigenverantwortlich in einer kleinen Spezialabteilung, die einen Großteil des Gesamtumsatzes erwirtschaftet. Da sie aber mehr im Verborgenen arbeiten, werden sie von den Kollegen, die mehr im Rampenlicht stehen, eher belächelt und nicht richtig ernst genommen. „Unsere Leistung wird im Betrieb nicht gesehen."

Während der Anamnese lächelt er wiederholt. Vielleicht um gute Stimmung zu machen, vielleicht aber auch um seine Unsicherheit zu verbergen. Er hat sich gut gehalten, ist groß, sportlich und gelenkig und wirkt eher wie Anfang dreißig. Er ist ein pfiffiger, unabhängiger Lanthaniden-Typ. Als Kind beschloss er nie erwachsen zu werden, doch je älter er werde, desto schwieriger werde es, seine kindliche Spielfreude zu erhalten.

Viele Jahre war er Freikletterer, musste dann aber nach mehreren Sehnenoperationen aufhören. Er könne nicht stillstehen. Derzeit

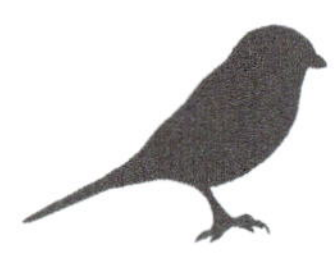

absolviere er gerade ein Fernstudium und gleich danach möchte er den Pilotenschein machen. Früher sei er mehrere Jahre mit dem Gleitschirm geflogen, bis es ihm zu unsicher wurde. Das Wetter könne man eben nicht steuern. Er versucht die Dinge aus verschiedenen Blickwinkeln zu betrachten, weil sich dann vieles relativieren würde. Er ist deshalb auch fasziniert von Chamäleons, weil diese in alle Richtungen blicken können.

Bevor er antwortet, überlegt er immer lange, was er sagt. Er mache vieles mit sich selbst ab, sei eher der stille, bedachte und kein explosiver Typ. Harmonie ist ihm wichtig. Trotzdem kann er auch recht dickköpfig werden, wenn er etwas nicht mit seiner inneren Überzeugung in Einklang bringen kann.

Er leidet auch an wiederkehrenden Magenschmerzen. Es fühle sich an wie etwas Fremdes, Brennendes, das sich in ihn hineinfrisst. Er hatte sogar schon ein Zwölffingerdarmgeschwür, weil er einem Konflikt mit den Kollegen auswich und den Ärger in sich reinfraß.

Immer wieder, auch tagsüber, hatte er tolle Flugträume. Er stürzte sich dann von Klippen oder Balkonen, machte Kunststücke über Bäume und glitt durch Häuserzeilen. Die Flugträume hörten auf, als ihm jemand im Traum die Fluglizenz entzog. Seit frühester Kindheit hat er auf hohen Gebäuden und bei Abgründen das Bedürfnis abzuspringen und zu fliegen.

Sein Vater züchtete Raben. Er selbst hat einmal einen Raben mit gebrochenem Flügel gefunden, durfte ihn aber nicht behalten.

Bei Krankheiten versucht er immer zunächst sich mit Naturmitteln selbst zu helfen. Er will auch keine Immunsuppressiva einnehmen. In seiner Kindheit und Jugend hatte er alle Freiheiten und hat viele verrückte Sachen ausprobiert. Nach einem Sprung mit einem Geländemotorrad hatte er sich nach der Landung überschlagen und eine Gehirnerschütterung zugezogen.

Als seine Lieblingsfarbe suchte er sich ein helles Türkis (17ABC) aus. Später kam noch Zitronengelb (1C) dazu.

Fährt die Ellbogen aus und verschafft sich Gehör. „Hört mal her, ich bin doch auch wer."

Analyse

Obwohl er bereits während der Erstanamnese von seinen Flugträumen und dem Wunsch, den Pilotenschein zu machen, erzählte,

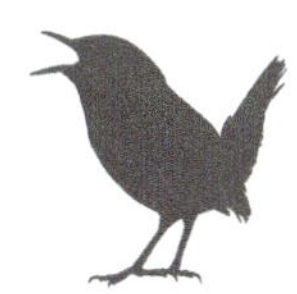

und somit die Idee zu einem Vogelmittel im Raum stand, bekam er über mehrere Jahre verschiede Lanthanide. Zu dieser Zeit haben wir vor allem bei Autoimmunkrankheiten bevorzugt Lanthanide verschrieben. Beide Mittelgruppen sind leicht zu verwechseln. Es sind Menschen, welche die persönliche Freiheit lieben und ihren eigenen Weg gehen wollen. Sie versuchen sich meist selbst zu behandeln, da sie gegen Ärzte und Krankenhäuser und somit gegen Fremdbestimmung eine tiefe innere Abneigung haben. In beiden Gruppen findet man Flugträume und Faszination für Vögel. Er war Gleitschirmflieger, hörte aber auf, weil er das Wetter nicht steuern kann. Gerne hat er die Übersicht und betrachtet die Dinge aus verschiedenen Blickwinkeln. Ebenfalls ein Hinweis auf eine Vogelarznei.

Auf die Frage nach seinem Lieblingsvogel kommt unerwartet – wie aus der Pistole geschossen – der Spatz: Dieser sei mutig, frech und immer um die Menschen herum. Er sang jahrelang in zwei Chören. „Man käme durchs Singen besser rüber, die anderen müssen einem zuhören."

Verlauf

In der Nacht nach der Einnahme von *Passer domesticus* C 30 träumt er von einem Disput mit seinem Chef, bei dem er ihm so einige Dinge verbal „an den Kopf geknallt habe". Am nächsten Tag widersprach er ihm mit klaren Argumenten und brachte ihn zum Schweigen. Der Chef kann gut reden, verkaufe sich gut und brüste sich manchmal auch mit seinen Ideen. Er selbst hat bisher immer geschwiegen und sich hinterher innerlich geärgert. Er sagt, er sei bei sich angekommen, sei frecher, schlagfertiger, könne seine Position viel besser behaupten und seine Haut jucke viel weniger. Er nahm *Passer domesticus* C 30 weiter einmal pro Woche. Nach acht Wochen berichtet er, dass er viel entspannter, ja fast gleichgültig geworden sei. Er selbst habe Fahrt aufgenommen und die anderen Schiffe segelten vorbei, ohne ihm Energie abzuziehen. Er ist viel mehr bei sich selbst. Seine Freundin meint, er sei härter geworden und weiche Konflikten nicht mehr aus. Er halte es jetzt aus, bis eine Sache geklärt sei. Früher hätte er sich immer zurückgezogen. Neu ist auch, dass er Probleme von sich aus anspricht. Seine Freundin sei dominant und er gleiche ihre Unruhe aus. Inzwischen sind sie zusammengezogen und es geht ihm weiter gut.

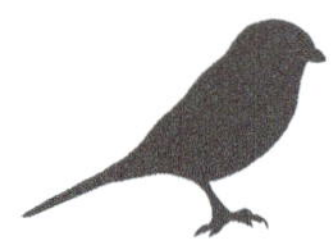

Kommentar

Der Chef brüstet sich mit seinen Ideen und heimst seine Erfolge ein. Dies erinnert an die Redewendung „Sich mit fremden Federn schmücken". Es tauchte in ähnlicher Form auch in einem Fall von *Cathartes aura*, dem Truthahngeier auf. Bei diesem steht aber noch mehr das Gefühl im Vordergrund, dass man behandelt wird, als wäre man unsichtbar. Man wird nicht wahrgenommen und ausgenutzt.

Prüfungssymptome

- Übermütig, raufen, rangeln, sich balgen wegen Kleinigkeiten.
- Sich mit Händen und Füßen wehren.
- Sich aus einem Schwitzkastengriff befreien.
- In einem Gedränge von lärmenden Menschen die Ellenbogen ausfahren und sich Platz verschaffen.
- Die Stimme erheben und sich im Lärm der Menge nicht unterkriegen lassen.
- Unruhig, hektisch, wie unter Zeitdruck.
- Eine Gruppe von Straßenkindern. Die älteren Jungs schubsen die Kleineren weg.
- Ein kleiner Junge nimmt all seinen Mut zusammen. Mit pochendem Herzen schimpft er mit einem älteren Jungen, der die Schwächeren in der Gruppe immer drangsaliert und herumstößt. Er sagt ihm, dass er es ungerecht findet und, dieser es lassen soll. Die Kleinen haben auch ein Recht, dabei zu sein.
- Der Rand des linken Kapuzenmuskels spannt und ist wie zu einem harten Strang zusammengezogen.
- Als ob zu viel Druck im Kopf wäre. Druck in der Stirn, als würde etwas nach außen drücken.
- Als hätte jemand mit einem Stock auf die linke Schulter und den Hals geschlagen. Als würden die Schulterblätter hinten in der Mitte zusammengezogen.

- Als ob sich das Herz verkleinert und eng wird. Schwerer, schmerzender Herzschlag. Das Herz brennt, als wäre dort eine Wunde.

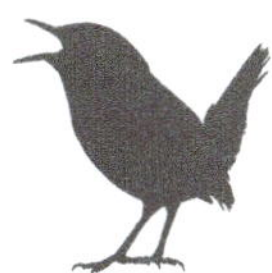

Allgemeines zum Haussperling

Spatzen sind gesellige Vögel und treten sowohl bei der Futtersuche, als auch beim Nestbau gerne in kleinen Trupps auf. Es macht den Eindruck, als würden sie ständig schimpfen, zetern und rangeln. Sie suchen die Nähe der Menschen und haben sich ähnlich wie die Tauben an das Leben in den Städten angepasst. Gerne bauen sie ihre Nester in Spalten und Ritzen unserer Häuser. Durch die Zunahme an gut abgedichteten Dächern werden ihre Nistmöglichkeiten aber immer weiter eingeschränkt. Man kann Spatzen dabei beobachten, wie sie in Straßencafés unter den Tischen nach heruntergefallenen Essensresten suchen. Zuweilen sind sie sogar so frech und dreist, dass sie Essen direkt vom Teller stibitzen. Es ist schon erstaunlich, dass gerade dieser kleine Vogel als Namensgeber für die größte Vogelgruppe überhaupt, nämlich die der Sperlingsvögel, Pate stand. Mehr als die Hälfte aller Vögel wird zu dieser Gruppe zusammengefasst.

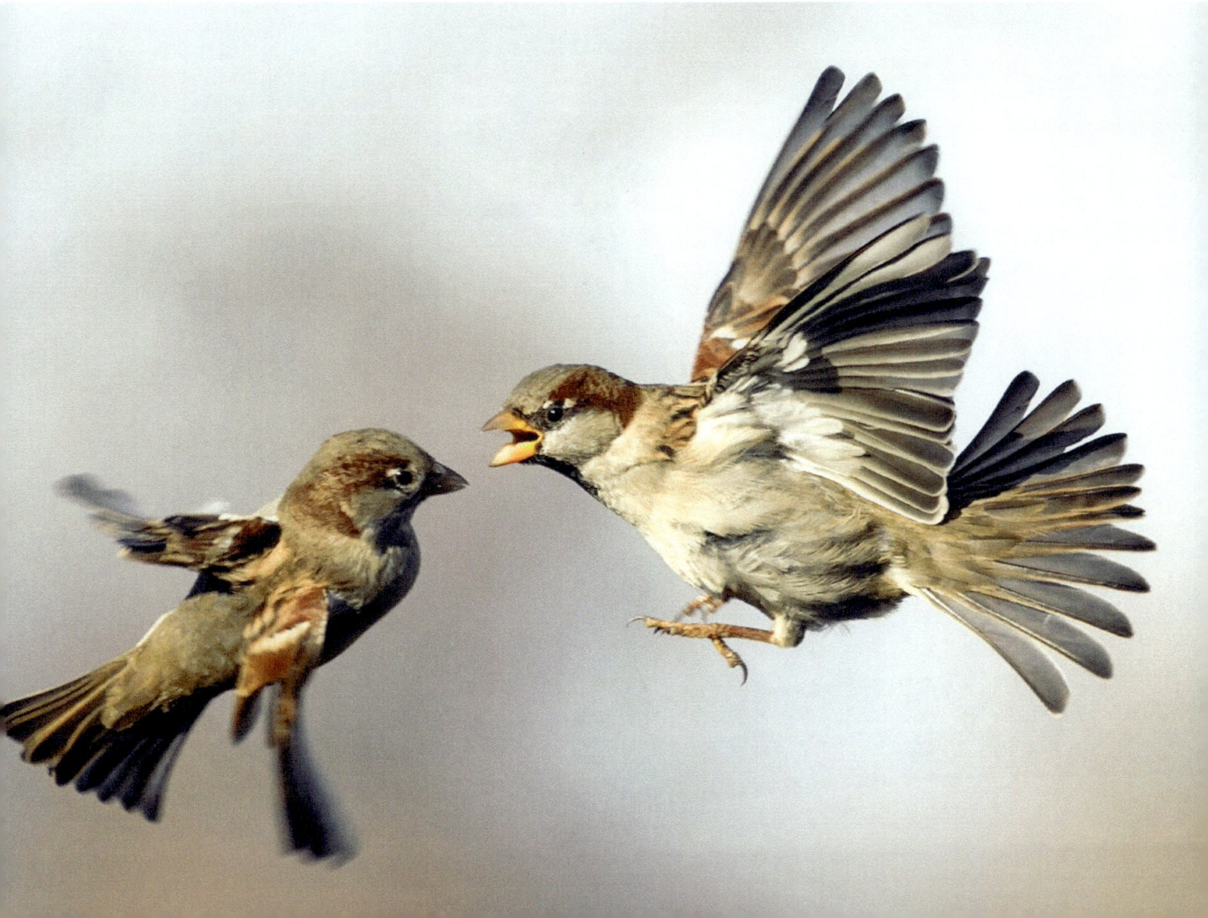

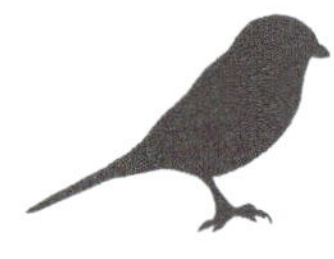

Schaut man sich die zahlreichen Namen und Redewendungen an, in denen er vorkommt, wird er oft als eher minderwertig angesehen. Exemplarisch seien hier einige in Klammern angeführte Bedeutungen genannt.

- Ein Spatzenhirn haben (als Ausdruck von Leichtsinn).
- Essen wie ein Spatz (sehr wenig essen, bedürfnislos).
- Spatzenmahlzeit (kaum der Rede wert).
- Mit Kanonen auf Spatzen schießen (übertrieben auf Geringes reagieren).
- Lieber den Spatz in der Hand, als die Taube auf dem Dach (sich mit weniger zufrieden geben).
- „Dreckspatz, Mistfink, Korndieb, Lärmender".
- Die Spatzen pfeifen es von den Dächern (Das ist längst kein Geheimnis mehr).

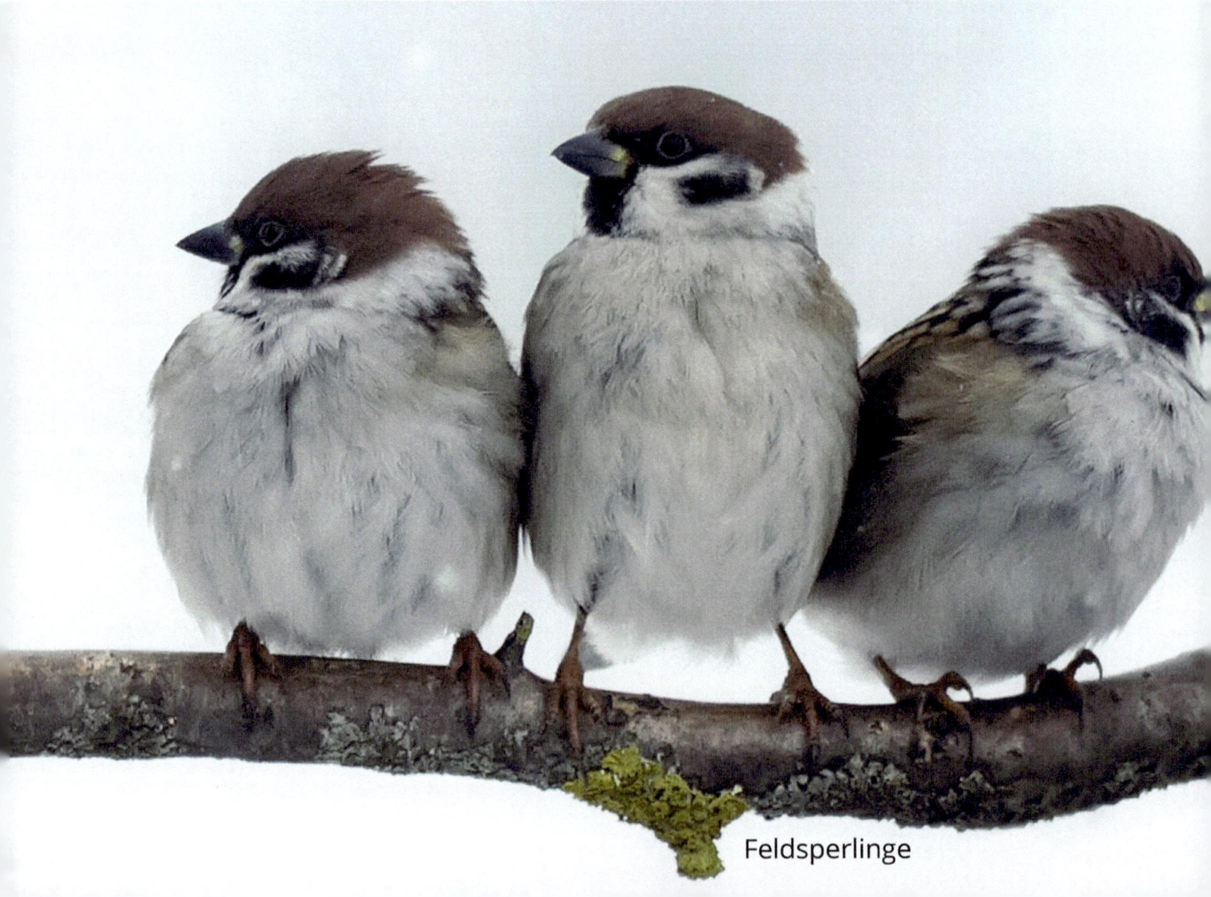

Feldsperlinge

Die drei Spatzen

In einem leeren Haselstrauch,
da sitzen drei Spatzen, Bauch an Bauch.

Der Erich rechts und links der Franz
und mittendrin der freche Hans.

Sie haben die Augen zu, ganz zu,
und obendrüber, da schneit es, hu!

Sie rücken zusammen dicht an dicht,
so warm wie Hans hat's niemand nicht.

Sie hör'n alle drei ihrer Herzlein Gepoch.
Und wenn sie nicht weg sind, so sitzen sie noch.

(Christian Morgenstern)

PASSER DOMESTICUS

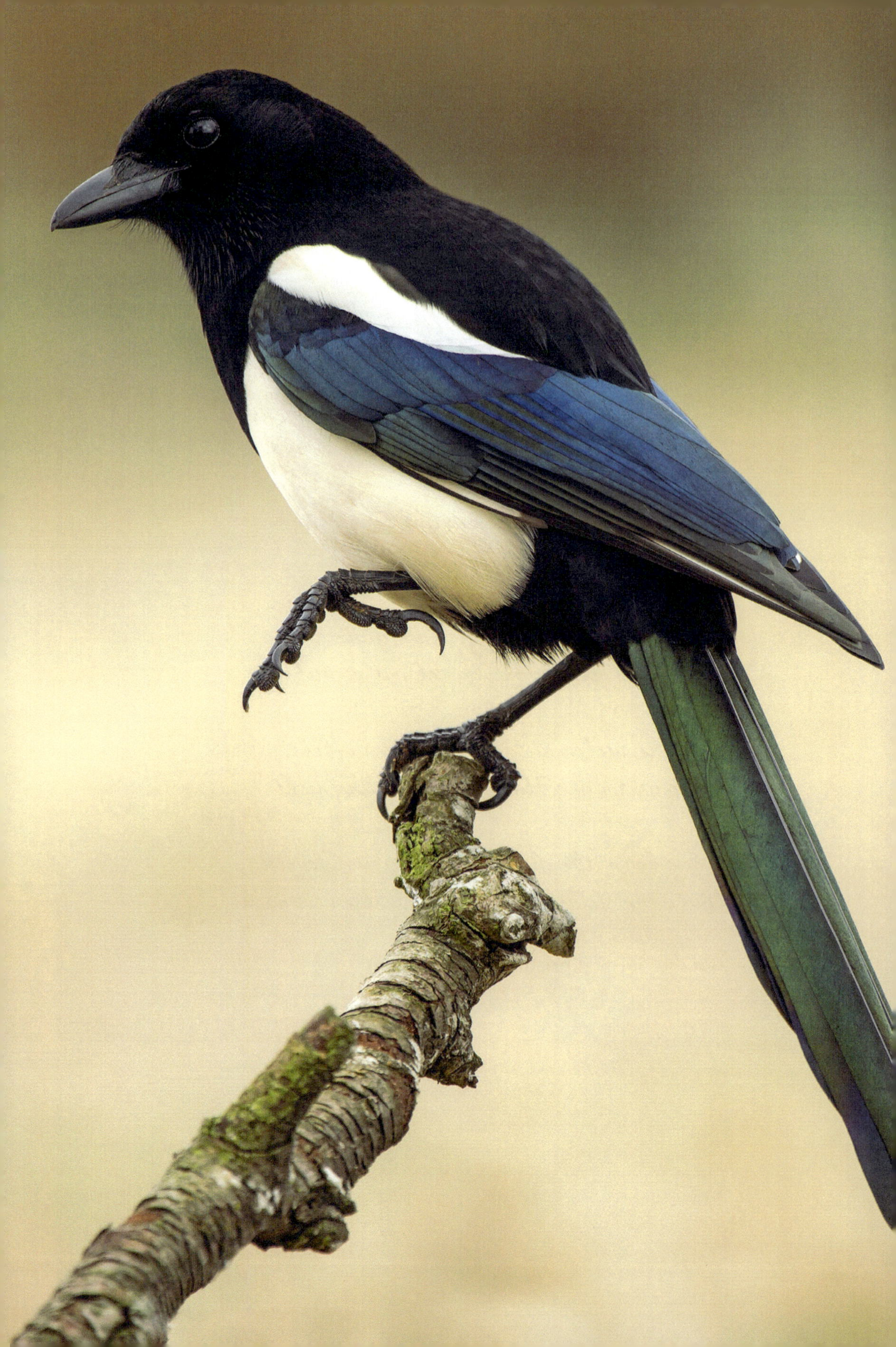

5.4 Elster

Pica Pica *Pica.*

Ordnung: Sperlingsvögel (Passeriformes)

Familie: Rabenvögel (Corvidae)

Wie eine diebische Elster, die alles stibitzt, was blinkt und blitzt.

Fall: 6-jähriger Junge – Verhaltensauffälligkeit

Eine Mutter sorgt sich wegen ihres sechs Jahre alten Jungen, weil er in letzter Zeit lügt und klaut. Er habe eine Faszination für glitzernde Gegenstände und wolle, wie seine Schwester auch, Schmuck haben. So war er hoch erfreut, als sie ihm einmal ein Glitzerarmband schenkte. Schon mehrmals habe er aus dem Kindergarten Ringe und andere Glitzersteine einfach mitgehen lassen. Er sei wie eine kleine diebische Elster, die alles stibitzt, was blinkt und blitzt.

Emil ist ein entwickelter, verfeinerter Junge, der mich mit hellwachem, fast durchdringendem Blick aus seinen großen Augen beobachtet. Er erzählt nur, wenn er dazu aufgefordert wird. Im Spiel macht er seine eigenen Regeln und verliert nicht gerne. Er pickt auf seiner jüngeren Schwester herum, macht ihre Sachen kaputt und zieht sie an den Haaren. Er hat eine große Klappe verhält sich in neuen Situationen aber zurückhaltend und schiebt seine Schwester vor. Zusammen mit einem Komplizen sei er eine hochexplosive Mischung. Einmal, als der Vater ihn unbeaufsichtigt ließ, zerschnitt er diesem die Vorhänge und bohrte Löcher in die Wand. Im Kindergarten tat er sich mit den anderen Jungs zusammen, um einen ausländischen Jungen zu jagen.

Am liebsten mag er Brot mit Erdnussbutter und Spaghetti mit Tomatensoße. Paprika mag er nicht. Von Äpfeln, Pflaumen, Kirschen und Trauben bekommt er Durchfall. Er bekommt ab und zu sehr hohes Fieber bis 40°C und ist dann total schlapp.

Gerne spielt er mit Rittern. Am meisten mag er „Angriffsritter", die sich unter der Mauer hindurchschleichen.

Die Mutter wünscht sich, dass ihr Sohn ausgeglichener wird und sie wegen seines Verhaltens nicht immer die Daumenschrauben ansetzen muss.

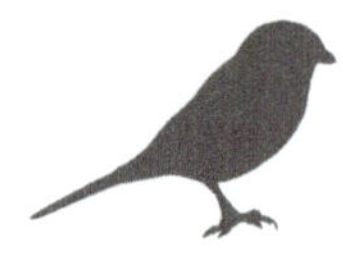

Verordnung: Emil bekommt eine Gabe *Pica Pica* C 30. Bereits nach vier Wochen berichtet die Mutter erfreut, dass ihr Sohn seit dem Tag viel zufriedener und ruhiger gewesen sei. Er habe seine Schwester nicht immer geärgert und habe seither auch nichts mehr aus dem Kindergarten geklaut und nach Hause gebracht.

Allgemeines

Elstern gehören, wie die Eichelhäher und Krähen, zu den Rabenvögeln. Sie haben einen schlechten Ruf und gelten als schlau, gerissen und diebisch. Sie haben eine Faszination für glitzernde Gegenstände, sei es nur ein Bonbonpapier, eine Alufolie, Schmuckgegenstände oder auch nur eine Schraube, die während einer Reparatur kurz auf einer Mauer abgelegt wurde und in der Sonne blinkte. Elstern leben gerne in der Nähe von Menschen und sind durch ihr charakteristisches Federkleid mit dem metallisch grün-blau glänzenden Federn und dem wippenden Schwanz unverkennbar. Dort kann man sie beobachten, wie sie Küchenabfälle vom Kompost stibitzen oder Meisenkugeln geschickt um einen Ast wickeln, sie mit ihren scharfen Schnäbeln aufpicken und abtransportieren. Ihre schnatternden Rufe erinnern an Rätschen, die beim Verjagen von Vögeln oder auch zum Krachmachen in der Fasnacht verwendet werden. Sie können Nester anderer Kleinvögel plündern oder ihnen am Futterplatz das Futter stehlen. Ihre eigenen Nester bauen sie mit einer Art Dach hoch oben in den Bäumen.

In Deutschland heißt die Software, mit der man seine Steuererklärung elektronisch erstellen kann, ELSTER. Im Französischen gibt es die Redewendung „bavarde comme une pie" – schwatzhaft sein, wie eine Elster.

Ein gemeinsames Thema aus Prüfungen und Fällen von Rabenvögeln sind einerseits Betrügereien und andererseits das Bedürfnis nach Gerechtigkeit und Aufklärung.

- Kolkrabe (*Corvus corax*): Themen sind Wortbruch, Betrug, Erbstreitigkeiten, Preisgabe von Geheimnissen. Sie sehen überall den Tod und denken, sie müssten auch bald sterben. Zerstückelte Körper. Schwarze Magie. Verlangen sich schwarz zu kleiden. Schilddrüsenprobleme mit Heißhunger.

- Glanzkrähe (*Corvus splendens*): Wissen wie sie Gesetze zu ihren Gunsten auslegen und verdrehen können. Decken Lug und Betrug auf, lügen und stehlen aber auch selbst, ohne eine schlechtes Gewissen zu haben. Schadenfreude.

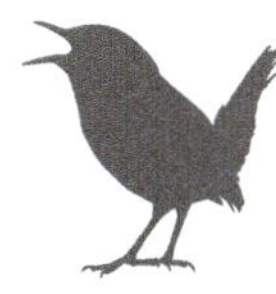

- Weitere verfügbare homöopathische Rabenmittel sind Dohle (*Corvus monedula*), Eichelhäher (*Garrulus glandarius*), Nebelkrähe (*Corvus corone cornix*), Rabenkrähe (*Corvus corone corone*) und Sundkrähe (*Corvus caurinus*).

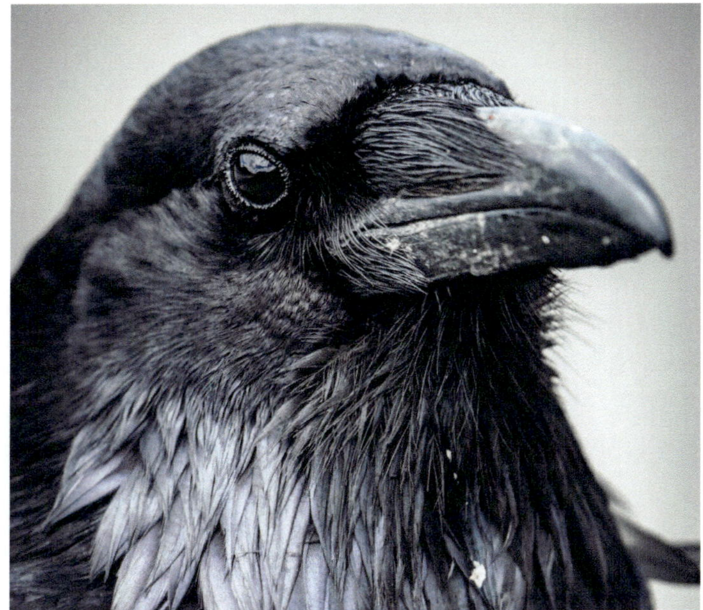

Kolkrabe (Corvus corax)

Kurzprüfung

- Kleinkriminelle, Taschendiebe, raffinierte Langfinger.
- Schnelles Geld machen, mogeln.
- Einem Räuber ins Bein schießen.
- Anderen hinterherjagen und geschickt die Beute abjagen.
- Versuchen, sich geschickt irgendwo reinzuschleichen.
- Lästern, über andere herziehen, ratschen, tratschen.
- Als würde sich der Hinterkopf am Haaransatz zusammenziehen.
- Kribbeln an der Außenseite der Oberarme.

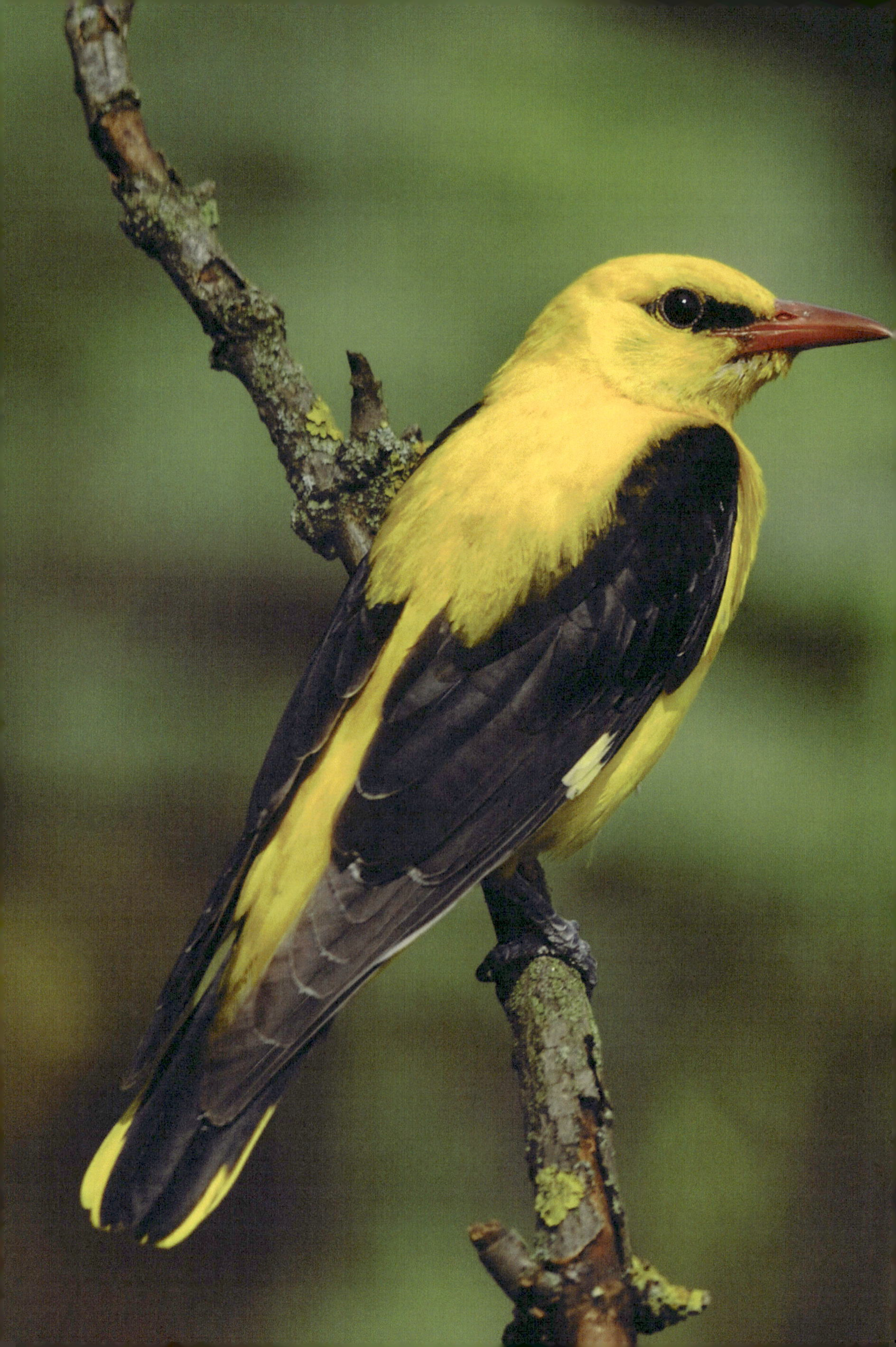

5.5 Pirol

Oriolus oriolus *Pirol.*

Ordnung: Sperlingsvögel (Passeriformes)

Unterordnung: Singvögel (Passeres)

Familie: Pirole (Orioildae)

Fall: 50-jährige Frau – Schulterschmerzen nach Radunfall

Die Patientin entstammt einer Großfamilie, deren Mitglieder wie bei einem Clan eng zusammenhalten. Mit ihren kurz geschnittenen Haaren hat sie eine burschikose, maskuline Ausstrahlung. Ihre Augen sind hellwach. Der Blick ist starr und ängstlich. Es wirkt, als sei sie wie auf der Hut und allzeit darauf gefasst, eine schlechte Nachricht zu bekommen. Tatsächlich fürchtet sie sich vor Krankheiten. In einem lustigen Traum schwebt sie auf einer Wolke. In einem anderen fliegt sie in einem Flugzeug und kommt nicht mehr herunter. Sie ist nicht gerne auf hohen Türmen. Am besten wirkten bei ihr bisher *Natrium muriaticum, Kalium muriaticum* und *Carcinosinum*.

Ihr Nacken ist eines ihrer Hauptprobleme. Sie hat manchmal das Gefühl, jemand sitze ihr im Nacken. Die Beschwerden werden schlimmer, wenn sie durch äußere Umstände zu etwas gezwungen wird, auf die sie keinen Einfluss hat. So musste sie zwei Jahre ihren schwer kranken, gelähmten Mann bis zu dessen Tod pflegen. Alle drei Monate hatte sie vor lauter Verspannung einen schiefen Hals. Seit einem Fahrradsturz vor fast zwanzig Jahren treten immer wieder heftige Schmerzen in der linken Schulter auf, die in den linken Arm ausstrahlen und von Kribbeln begleitet werden. Manchmal werden auch die Fingerkuppen und Handballen pelzig, heiß und schwellen an. Sie hat dann das Gefühl, die Hand gehört nicht mehr zu ihr. Besser ist es, wenn sie die Hand bürstet oder fest reibt. Immer wieder ging sie zur Massage und nahm Schmerzmittel ohne lang anhaltende Besserung. Einmal wurde ihr vor lauter Schmerzen schlecht, sie wurde kreidebleich und der Notarzt wurde alarmiert. Es war aber dann doch kein Herzinfarkt. Die Patientin schwitzt stark im Nacken am Haaransatz.

Als sie wieder einmal wegen der Schulter in die Praxis kommt, kann sie den Arm kaum heben. Es ist, als würde er in der Achsel festkleben. Morgens schnellt ihr rechter Ringfinger.

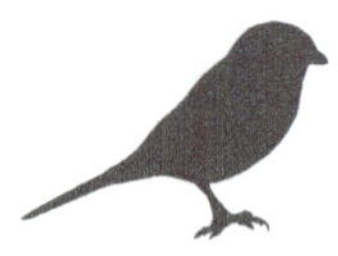

Analyse

Inzwischen hatten wir in vielen anderen Fällen erfolgreich Vogelmittel bei Nackenverspannungen, HWS und Schulter-Arm-Syndrom verschrieben. Schlechter werden die Beschwerden, wenn die Patientin durch äußere Umstände zu etwas gezwungen wird, auf das sie keinen Einfluss hat. Eine Einschränkung von außen hindert sie also in ihrer eigenen Bewegungsfreiheit – ebenfalls ein Kernthema bei Vogelarzneien. Und da sie vom Fliegen und Schweben auf einer Wolke träumte, wurde sie nach ihrem Lieblingsvogel gefragt. Sie sagte, sie wäre gerne ein Pirol.

Verlauf

Nach der Einnahme von *Oriolus* C 30 verschlimmerten sich die Schmerzen unmittelbar am Einnahmetag. Sie stöhnte und jammerte noch mehr als sonst. Ab dem zweiten Tag besserten sie sich nach und nach und es taten nur noch einzelne Stellen am Oberarm weh. Nach fünf Tagen war alles gut und die Patientin berichtete erstaunt, dass ihre Flügel wieder in Ordnung seien. Ein halbes Jahr hatte sie keine Schulter- und Nackenbeschwerden. Sobald die Schulter wieder anfängt, wiederholt sie selbstständig *Oriolus* C 30 und jedes Mal geht es innerhalb von zwei Tagen wieder gut. Sie sagte auch, dass sie sich durch das Mittel innerlich freier fühle.

Im weiteren Verlauf half ihr der Vogelknöterich (*Polygonum aviculare*)[1] bei Schmerzen in ihren Großzehen. Sie hat beidseits einen ausgeprägten Hallux valgus. Eine Seite wurde bereits operiert. Da die andere Seite infolge der Einnahme von *Polygonum aviculare* viel besser geworden ist, konnte die bereits geplante Operation abgesagt werden. Auch die Heberdenknoten an ihren Fingerendgelenken waren weniger schmerzhaft.

Differenzialdiagnose

Sich in der eigenen Bewegungsfreiheit eingeschränkt fühlen bei schmerzhaften Verspannungen – dieses Symptom lässt sich auch in Fällen des Rotschwanzbussards (*Buteo jamaicensis*) und Sperbers (*Accipiter nisus*) beobachten.

1 Die Knöterichgewächse oder Polygonaceae sind nach Jan Scholten hilfreich bei arthritischen Knotenbildungen an Fingern und Zehen. Zu dieser Familie gehört auch der Buchweizen (*Fagopyrum*), der Rhabarber (*Rheum*) und der Krause Ampfer (*Rumex crispus*).

Allgemeines zum Pirol

Trotz seiner auffallend gelben Federung zeigt sich der Pirol den Menschen nur sehr selten. Er hat seine Nester hoch oben in den Kronen von Laubbäumen und brütet gerne in Mischwäldern. Als obligater Zugvogel kehrt er nach der Überwinterung in Afrika oft erst im Mai in seine Brutgebiete zurück, weshalb er manchmal auch Pfingstvogel genannt wird.

Der Pirol ist das Wappentier der Familie von Bülow. Vicco von Bülow, der berühmte deutsche Humorist, leitete seinen Künstlernamen Loriot von der französischen Bezeichnung für Pirol ab. Die Fliegergruppe des Bundesgrenzschutzes hat den Pirol ebenfalls in ihrem Wappen.

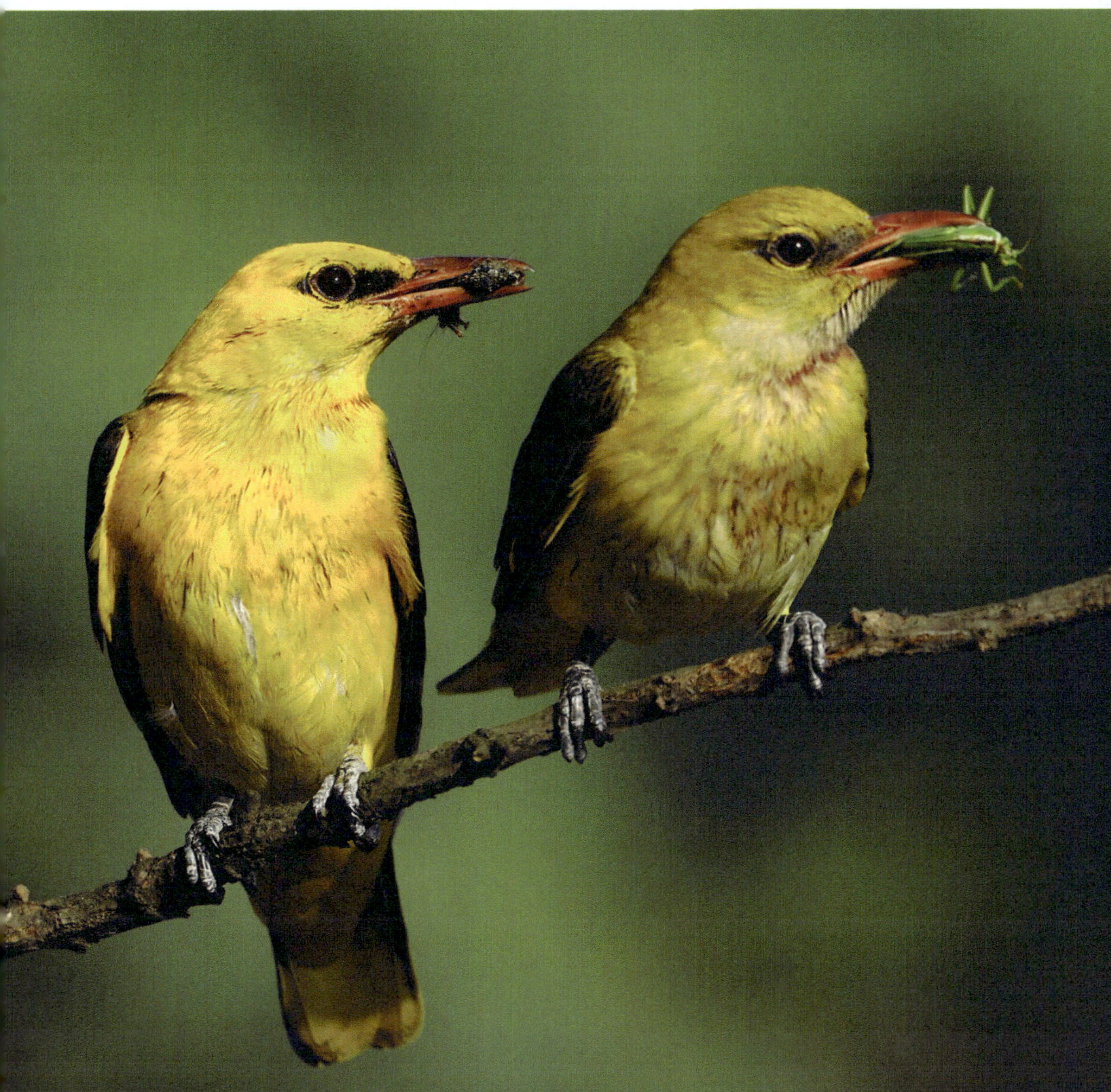

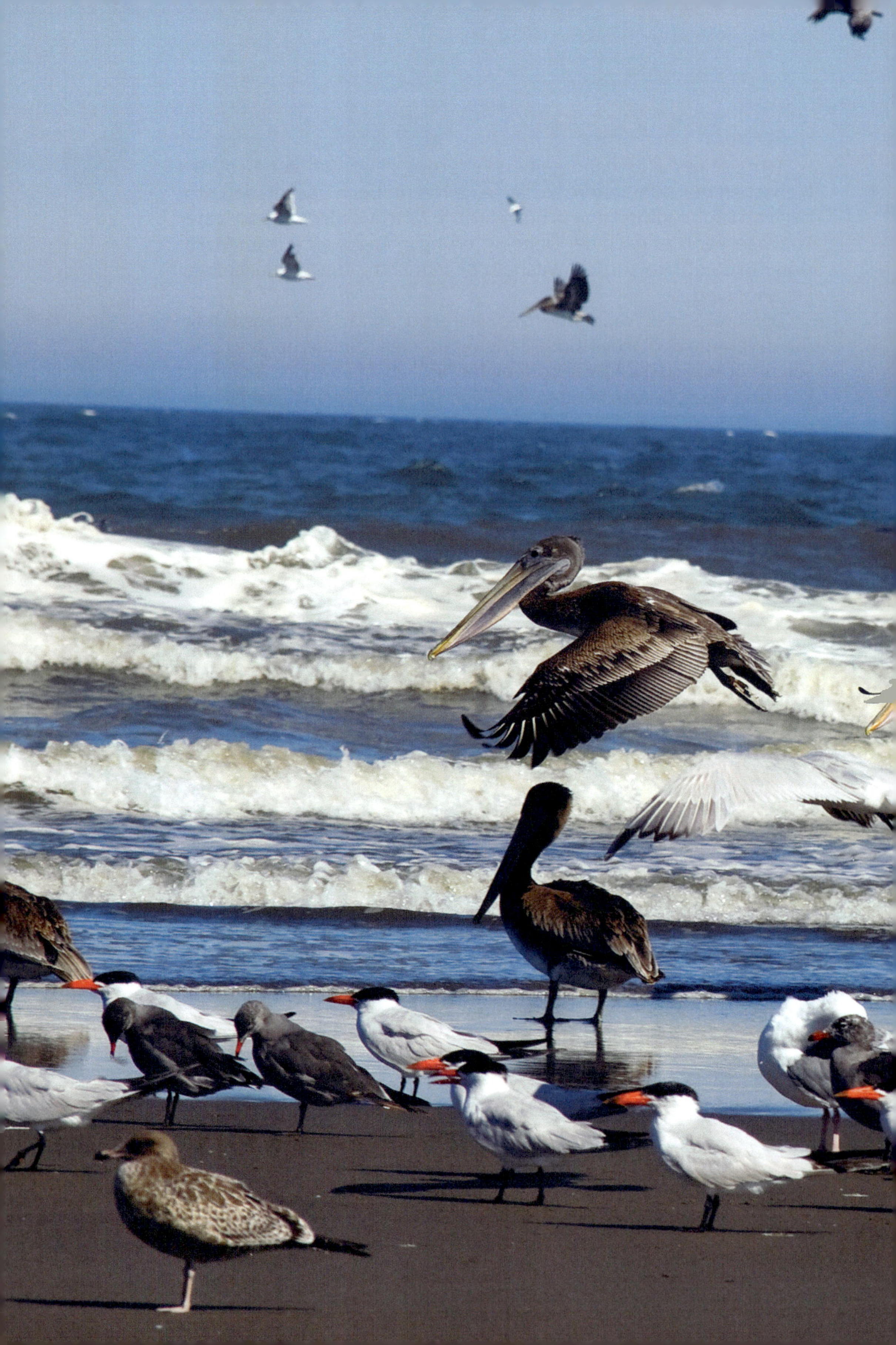

6 Meeres-vögel

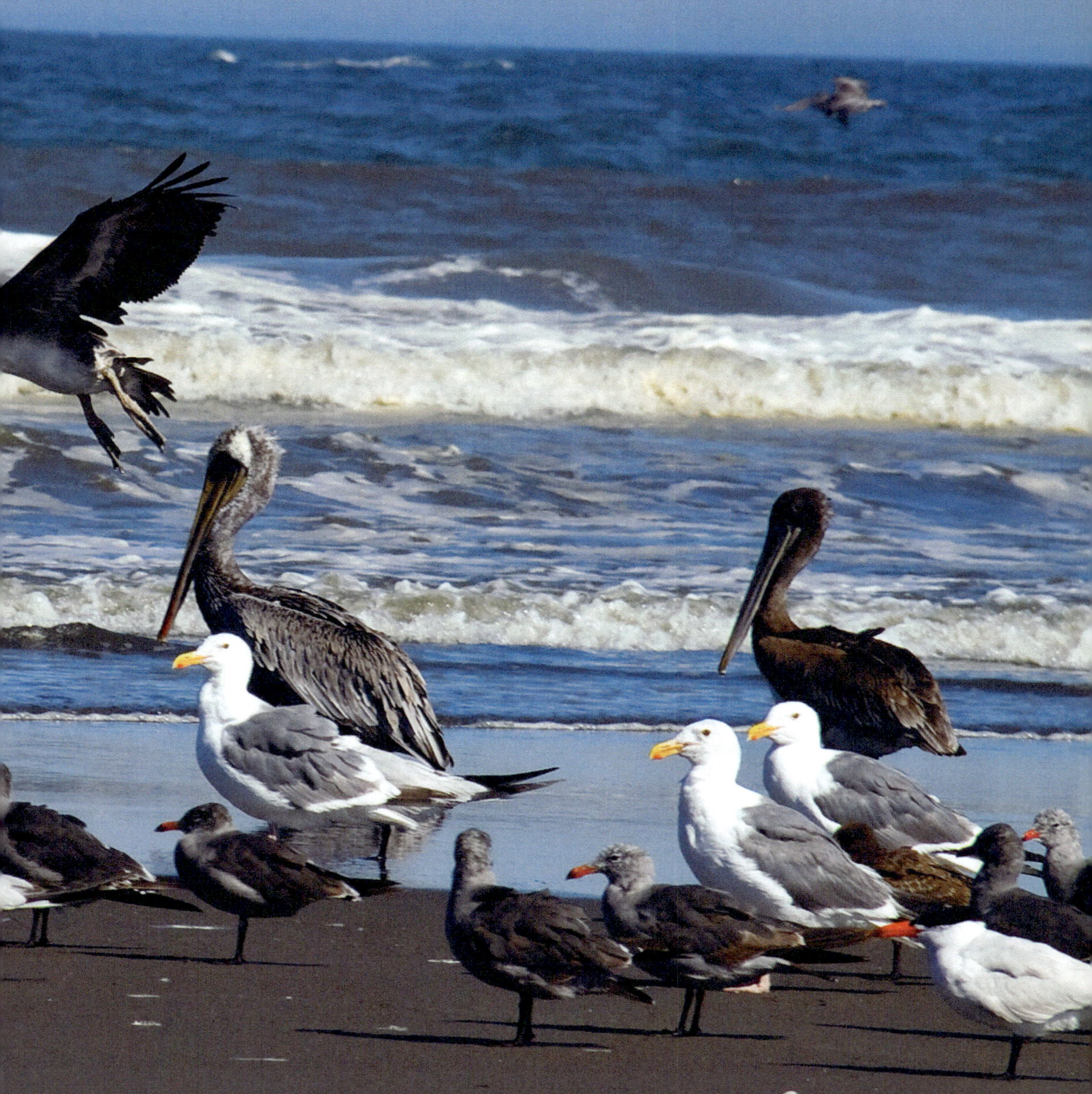

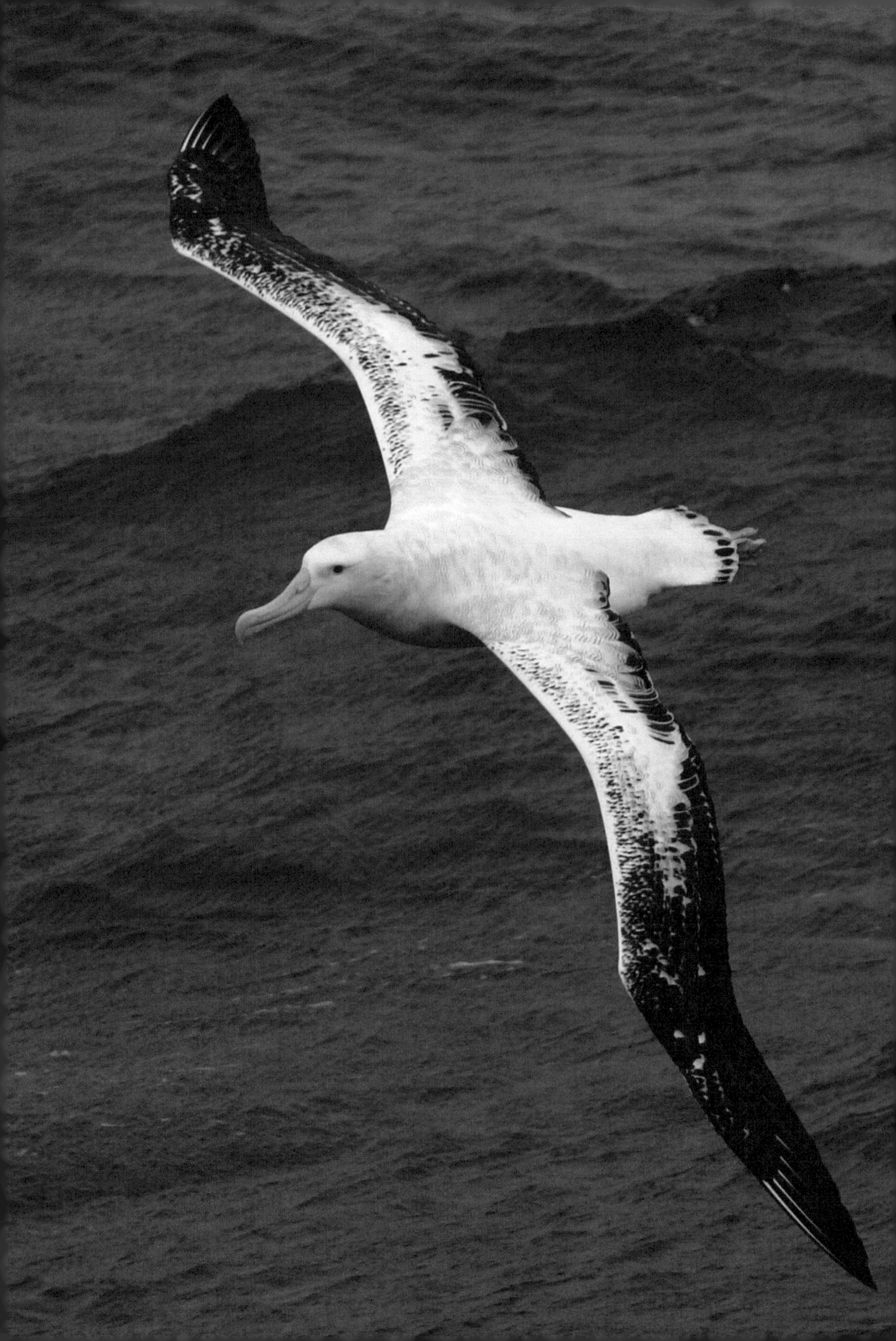

6.1 Wanderalbatros

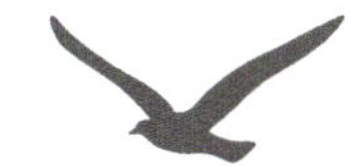

Diomedea exulans *Diom-e.*

Ordnung: Röhrennasen (Procellariiformes)

Familie: Albatrosse (Diomedeidae)

Der Wanderalbatros wurde von einer Gruppe holländischer Homöopathen um Jan Scholten auf einem Segelschiff im Wattenmeer geprüft.

Wie ein ruderloses Schiff auf dem Meer, das den Hafen nicht findet.

Fall: **41-jährige Frau – Depression, Migräne, Hashimoto-Thyreoiditis**

Die Patientin kommt seit vielen Jahren in unsere hausärztliche Praxis. Sie ist selbstbewusst, maskulin, trägt ihre dunklen Haare kurz geschnitten und hat ihren Kopf, wie auch die Patientin, der *Ara macao* half, oft schräg zur Seite gekippt. Auch ihre Handschrift ist sehr schräg nach links geneigt. Oft kam sie mit einer Kette in die Praxis, an der bunte Vögel hängen.

Die Patientin wuchs behütet als Einzelkind in einer wohlhabenden, angesehenen Familie auf und wollte immer raus aus der Enge der Kleinstadt in die große weite Welt und ihren eigenen Weg gehen. Ihre Eltern hatte hohe Erwartungen an sie. Früh fühlte sie sich als etwas Besonderes und so gab es immer wieder Konflikte mit den Klassenkameraden. Oberflächliche Kontakte machen sie wütend. Schlimm ist es auch, wenn sie für jemanden Sympathie empfindet und dann abgelehnt wird. Dann fühlt sie sich vollkommen wertlos. Sie kann sehr jähzornig werden und hat, wenn sie von anderen eingeengt wird, den Impuls, ihnen ins Gesicht zu schlagen. Beim Tanzen braucht sie um sich herum viel Platz. Manchmal weiß sie nicht, wo sie hingehört. Sie fühlt sich dann wie ein Schiff im Meer ohne Ruder, das den Hafen nicht findet.

Seit ihre Jugendzeit, mit Einsetzen der ersten Regelblutung, leidet die Patientin immer wieder an heftiger Migräne: Meist hat sie einseitige, pulsierende Schmerzen mit heftiger Übelkeit bis zum Erbrechen. Der Kopf fühlt sich an, als sei er in einen Schraubstock

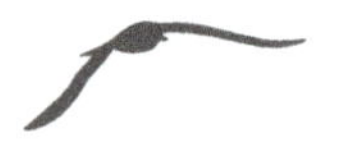

eingespannt. Meist kommen die Kopfschmerzen während ihrer Regelblutung oder wurden dadurch ausgelöst, dass sie sich in Situationen, wie z. B. einen ungeliebten Job hineingezwängt fühlte. Sie ist immer sehr ehrgeizig und setzt sich selbst unter einen hohen Erfolgszwang. Alle Beschwerden sind schlimmer in einem überwärmten Zimmer und besser an der frischen Luft. Es kann dann sein, dass Todesgedanken auftreten und das Gefühl besteht, bald sterben zu müssen. Damals half ihr *Sepia*.

Inzwischen lebt sie in der Großstadt und kommt in die Praxis, weil sie seit der Geburt ihrer Kinder zunehmend depressiv und weinerlich ist. Die Kinder sind inzwischen drei und fünf Jahre alt. In beiden Schwangerschaften war ihr permanent übel. Sie fühlt sich alt und nicht mehr wohl in ihrer Haut. Innerlich ist sie immer sehr angespannt. Dabei ballt sie beide Hände zu Fäusten, als würde sie fest die Zügel anspannen. Energie sei da, sie stehe aber wie auf der Bremse. Es sei wie eine Art Krampf. Böse und gewalttätige Impulse kämen hoch und sie könnte dann z. B. vor lauter Wut ihre Tochter kräftig schütteln. Sie fühlt sich unfrei und gefangen wie ein Tiger im Käfig. Sie vermutet, dass dieses Gefühl mit der Schilddrüse im Zusammenhang steht und erhofft sich zusätzlich zur Hormontherapie Hilfe durch ein gutes homöopathisches Mittel. Inzwischen war eine Hashimoto-Thyreoiditis diagnostiziert worden.

Ihr Partner hat sich im Ausland beworben. Gerne würde sie in der Südsee oder Karibik leben. Damit verbindet sie den Traum von Weite, Entspannung und Ruhe. Leicht und ungezwungen, schweben, in einer Hängematte liegen und keine Fußfesseln haben. Es ist nichts da, was einen bremst. Dieses innere Bild erinnert sie auch an eine Seiltänzerin auf dem Trapez: Es sei wie abheben und über den Dingen schweben – nirgends sei eine Wolke oder ein Tier, es sei wie ein Fischerboot, das sanft über die Wellen gleiten würde. Ihr Lieblingsfilm ist der Film von der Möwe Jonathan – der Möwe, die aus den Gewohnheiten und strengen Regeln ausbricht. Die Patientin mag keine Gewaltfilme.

Einmal träumte sie von einem Flugzeugabsturz. Sie hatte das Gefühl, es sind nur noch wenige Sekunden bis zu ihrem Tod und sie war erstaunt, als sie überlebte. In einem anderen Traum springt sie in Panik aus einem Bus und von einer Brücke ins Wasser. Sie hat das Gefühl, sich retten zu müssen. Sie taucht unter und wieder auf und wundert sich, dass keiner sich um sie kümmert.

Allgemein geht es ihr immer besser am Meer und sie mag das Meer auch lieber als die Berge. Sie hatte schon immer einen starken Reisedrang in ferne Länder, wo offenere und wärmere Menschen leben. Mehrfach war sie schon in Süd- und Mittelamerika.

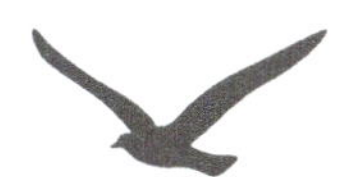

Analyse

Ihre Hauptbeschwerde, weshalb sie dieses Mal die Praxis aufsucht, ist ihre Depression. Diese begann mit der Geburt ihrer Kinder und den damit verbundenen Verpflichtungen. Die Patientin fühlt sich eingesperrt und gefangen, wie ein Tiger im Käfig oder von Fußfesseln ausgebremst. In ihrer inneren Wut hat sie Gewaltimpulse gegenüber ihrer Tochter. Im Gegenzug dazu sehnt sie sich nach der Freiheit und Weite der Südsee. Einfach ungezwungen in der Hängematte liegen, über den Dingen schweben oder sanft mit einem Fischerboot über die Wellen gleiten. Früher hatte sie im Gegensatz dazu aber auch das Gefühl, nicht zu wissen, wo sie hingehört und hilflos in einem Schiff ohne Ruder auf dem Meer zu treiben und den Hafen nicht zu finden.

Hier sieht man wieder den Hauptkonflikt vieler Vogelmittel. Die Einschränkung durch die Pflicht, sich um die Kinder und deren Versorgung kümmern zu müssen einerseits und der Wunsch nach Unabhängigkeit, Freiheit und über den Dingen zu schweben andererseits. Bestätigend für eine Vogelarznei finden wir auch bei ihr den starken Drang zu reisen, vor allem in ferne südliche Länder mit offenen und warmherzigen Menschen. Zuletzt erzählt sie begeistert von ihrem Lieblingsfilm und der Möwe Jonathan, die aus dem Korsett der normalen gemeinschaftlichen Regeln ausbrechen wollte.

Nun lag es natürlich nahe, ihr auch die Möwe oder einen anderen Vogel, der einen Bezug zum Meer und dem Gleiten über den Wellen hat, als homöopathische Arznei zu verabreichen. Als sie dann jedoch die Lachmöwe (*Larus ridibundus*), die Silbermöwe (*Larus argentatus*) und den Albatros (*Diomedea exulans*) in die Hand nahm, war ihr der Albatros am angenehmsten. Dieser nutzt, wie der Pelikan, die leichten Aufwinde über den Wellen und gleitet oft lange knapp über der Wasseroberfläche. Er hat diese Art des Fliegens ohne große eigene Anstrengung nahezu perfektioniert.

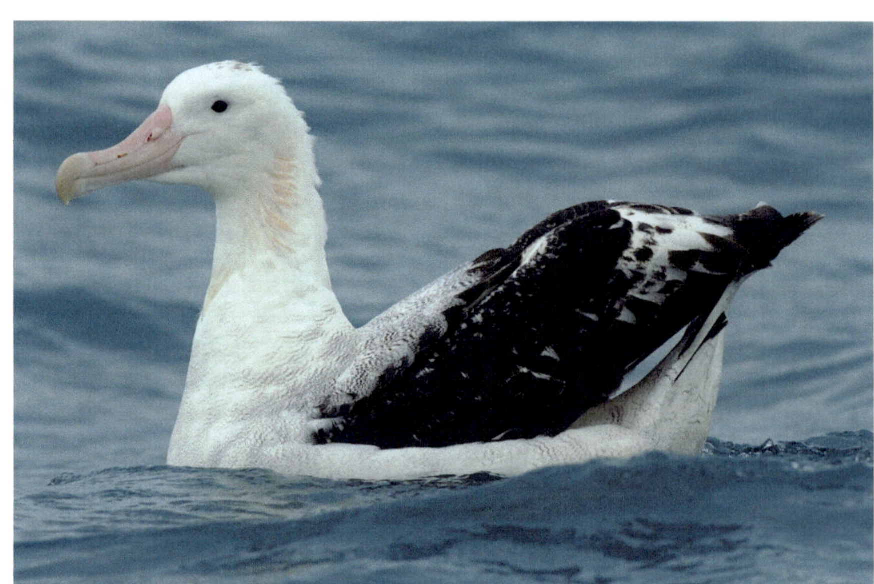

Wanderalbatros (*Diomedea exulans*)

Verlauf

Schon drei Tage nach der Einnahme von *Diomedea exulans* MK ist ihre Stimmung besser. Sie ist fröhlicher und hat ihr inneres Lachen wiedergefunden. Kurzfristig seien viele alte Beschwerden, wie Magenschmerzen mit Aufstoßen von Magensäure und ihre bekannten Kopfschmerzen angeklungen und schnell wieder verschwunden. Sie hatte einen merkwürdigen Traum von einem Theaterstück: In einer Art Zeremonie legen Leute Totenkränze um den Hals von zwei Hunden. Ein Mädchen, das daneben sterbend auf dem Boden liegt, schlägt plötzlich wieder die Augen auf, als sei es wieder zum Leben erweckt worden. Als sie diese Szene sieht, weint sie fürchterlich und ist total erleichtert, dass das Mädchen wieder lebt. Beim Erwachen kommt ihr der Gedanken, ob das Mädchen nicht ein Teil von ihr selbst ist. Ein Teil, der im Sterben lag, kurz vor dem Tod war und jetzt wieder lebendig ist.

Nach weiteren drei Wochen ist sie voller Energie und beginnt ein Praktikum für einen neuen Job. Sie hat ein klärendes Gespräch mit ihrem Mann und spricht Dinge an, die ihr in der Partnerschaft aufstoßen. Fast ein halbes Jahr hat sie gar keine Kopfschmerzen mehr. Die sonst so häufigen Migräneanfälle sind ausgeblieben. Sie hat sich sehr gut gefühlt und beruflich haben sich neue Perspektiven

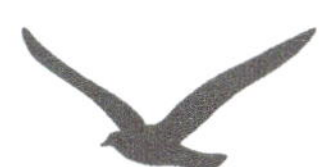

eröffnet. Sie wirkt reifer, nicht mehr so überheblich wie früher – als ob sie in der Alltagsrealität angekommen sei. Vor der letzten Regel waren wieder leichte Spannungskopfschmerzen aufgetreten und sie weinte wegen Kleinigkeiten. *Diomedea exulans* MK wird wiederholt. Drei Wochen später schreibt sie eine Karte. Es geht wieder besser. Die Wirkung war aber nicht so eindrücklich wie nach der ersten Gabe. Inzwischen sind vier Jahre vergangen und sie hat keine weitere Gabe gebraucht.

Prüfung

- Die Lippen schmecken salzig. Bedürfnis sie abzulecken.
- Ein altes Segelschiff segelt hart am Wind.
- Ein Schiffbrüchiger treibt auf einer Planke im Meer. Weit und breit kein Land in Sicht.
- Ein Kreuzfahrtschiff fährt dem Sonnenuntergang entgegen.
- Ständig die Melodie im Kopf „I am sailing, I am sailing home again, to the sea."

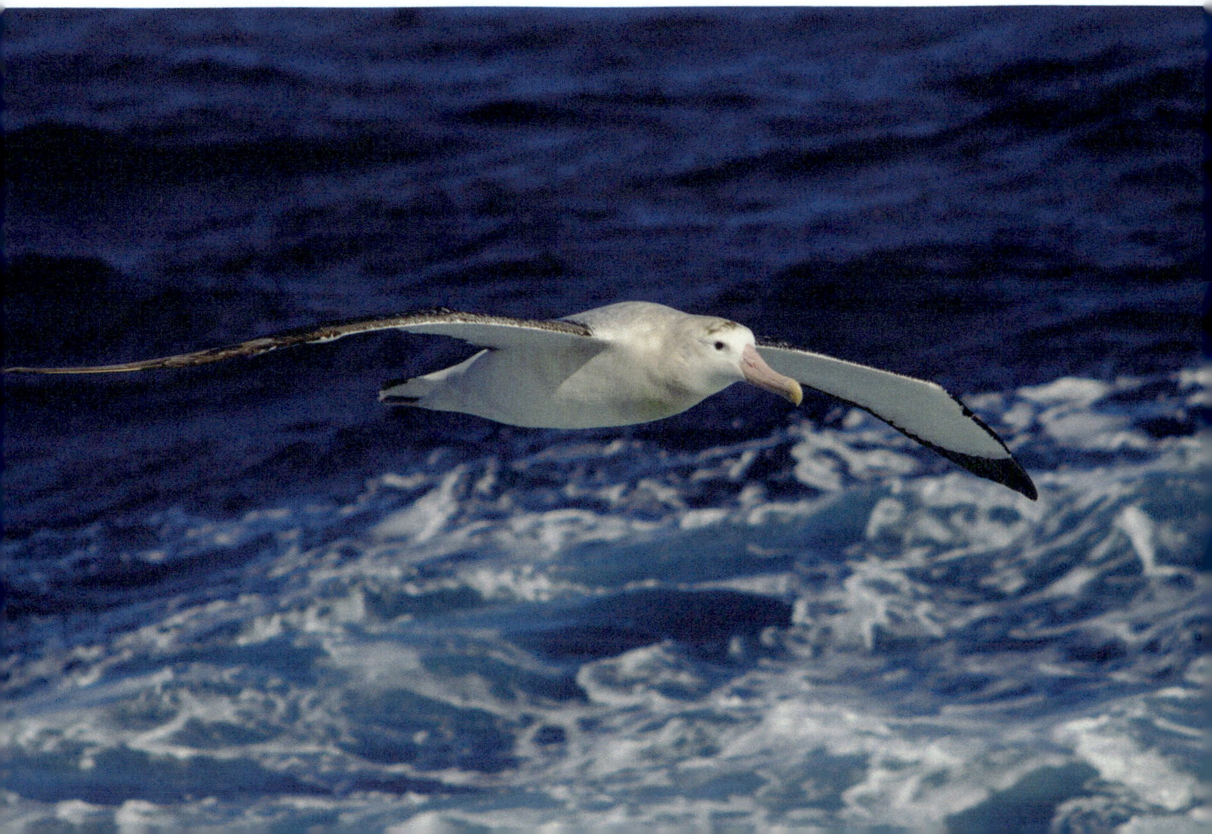

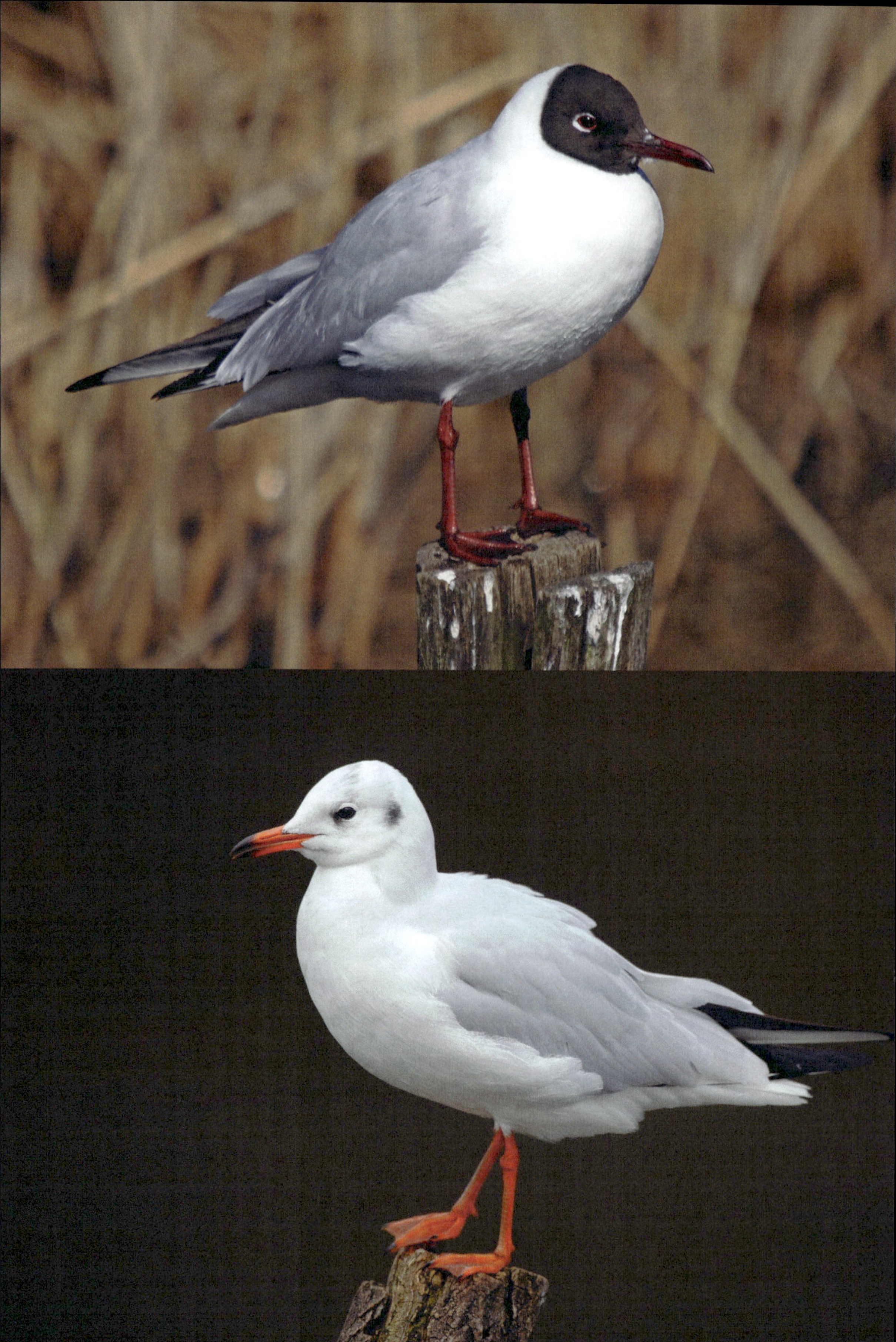

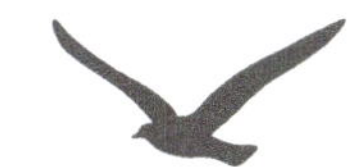

6.2 Lachmöwe

Larus ridibundus *Lar-r.*

Ordnung: Regenpfeiferartige (Charadriformes)

Familie: Möwen (Laridae)

Fall: 52-jährige Frau – Durchschlafstörung, Übelkeit, HWS-Syndrom

Sie ist eine engagierte Therapeutin und seit vielen Jahren in homöopathischer Behandlung. Zuletzt hatte sie immer wieder schmerzhafte Verspannungen der Nackenmuskulatur. Sie kommt in die Praxis, weil sie seit Längerem nicht mehr richtig durchschlafen kann. Fast jede Nacht erwacht sie zwischen 3 und 4 Uhr und kann dann schlecht wieder einschlafen. Morgens ist ihr dann oft übel. Sie kennt dieses Symptom seit vielen Jahren. Es begann während einer sehr stressigen Zeit, als sie in einer Klinik für schwer Erziehbare Jugendliche arbeitete und dort mit schrecklichen Dingen konfrontiert wurde. Es fällt ihr schwer, Härte zu zeigen und sich abzugrenzen. Schwere Fälle nehmen sie auch heute noch sehr mit. Seit Beginn der Menopause vor fünf Jahren hat sie außerdem Probleme mit trockenen Schleimhäuten.

In den letzten Monaten fühlt sie sich von den vielen Anfragen neuer Patienten überflutet. Deren Not würde wie eine Lawine über sie „schwappen". Patienten und deren Angehörige würden sehr fordernd und sogar beleidigend auftreten. Reicht man ihnen nur den kleinen Finger, würden sie alles verlangen und eine Absage nicht akzeptieren. Sie bräuchte einen Damm oder eine Grenze, die diese Flut abhalten würde. Dabei streckt sie beide Arme mit den Handflächen nach vorne aus. Die Patientin beschreibt diese Geste, als ob etwas sie total herunterdrücken und zusammenstauchen würde. Sie fühlt sich eingeengt und ihr wird übel. Dabei überkreuzt sie ihre Arme vor dem Brustkorb und macht sich klein, als würde sie bei eisiger Kälte eine warme Jacke eng an sich ziehen. Sie hat das Gefühl, etwas würde an ihr zerren und ihr die Energie rauben. Dies macht sie aggressiv und sie würde am liebsten die Eltern ihrer Patienten anschreien, dass sie ihre Erziehungsprobleme selbst lösen müssen, weil das nicht in ihrer Verantwortung läge.

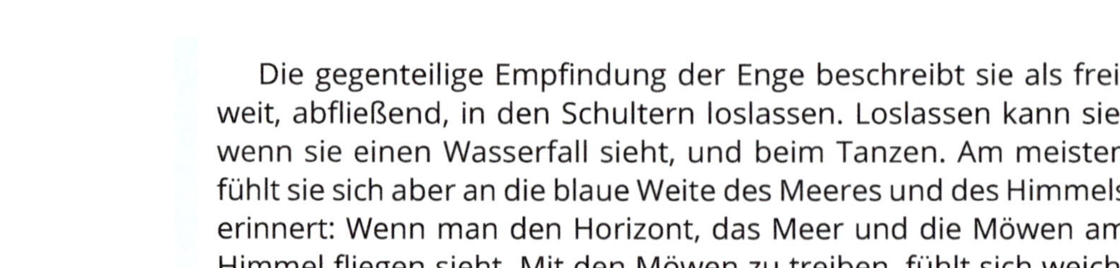

Alle zerren an mir, reicht man ihnen den kleinen Finger, wollen sie alles.

Die gegenteilige Empfindung der Enge beschreibt sie als frei, weit, abfließend, in den Schultern loslassen. Loslassen kann sie, wenn sie einen Wasserfall sieht, und beim Tanzen. Am meisten fühlt sie sich aber an die blaue Weite des Meeres und des Himmels erinnert: Wenn man den Horizont, das Meer und die Möwen am Himmel fliegen sieht. Mit den Möwen zu treiben, fühlt sich weich, luftig, lachend und freudig an. Sie breitet ihre Arme weit aus wie zu Flügeln, atmet tief durch, ihr Brustkorb weitet sich, ihr Gesicht entspannt sich und sie lächelt.

Schon seit ihrer Kindheit will sie immer wieder ans Meer, vor allem an die raue See in der Bretagne. Sie liebt den Rundblick von einer Felsenklippe, wenn die Meeresbrandung gegen die Felsen klatscht, die Gischt hochschäumt und der Wind einem um die Ohren bläst. Ähnlich frei und losgelöst fühlt sie sich nur beim Skifahren, wenn sie durch den Schnee gleitet, oder beim Tanzen.

Sie liebt zarte Pastelltöne und Weiß. Als Lieblingsfarbe wählt sie dieses Mal Rosa (7A). Früher wählte sie meist Türkis (18C und 17/18B). Sie trägt auch meist Kleidung in Pastell- oder Weißtönen. Diesmal trägt sie außerdem eine weiße Uhr und sie trägt als Schmuck Rosenquarz und Perlmutt.

Analyse

Als Therapeutin fühlt sie sich von der Flut der neuen Anfragen überhäuft und eingeengt, was in Verbindung mit ihren immer wiederkehrenden Nackenverspannungen schon ein Hinweis auf eine Vogelarznei ist. Es ist, als würden alle an ihr zerren und keine Ruhe geben. Leichtigkeit und Freiheit erlebt sie vor allem am Meer und wenn sie die Möwen am Himmel beobachtet. Hier kann sie sich entspannen, wird weit, frei, leicht und lächelt. Auch in ihrer Gestik zeigen sich wieder die polaren Vogelthemen von Einengung (verschränkt ihre Arme vor dem Brustkorb) und Weite und Freiheit (breitet ihre Arme zu Flügeln aus). Selbst erwähnt sie die Möwen; und die Beschreibung ihrer Klienten, die erbarmungslos an ihr zerren und alles fordern, sobald man ihnen auch nur den kleinen Finger reicht, erinnerte mich in der Tat an eine Schar nimmersatter Möwen, die keine Ruhe geben.

Zuletzt gab ich ihr die Silbermöwe (*Larus argentatus*), die Lachmöwe (*Larus ridibundus*) und den Rotschwanzbussard (*Buteo jamaicensis*) in die Hand. Nur bei der Lachmöwe spürte sie ein angenehmes Kribbeln in ihrer Hand, so als würde sie sich entspannen und öffnen.

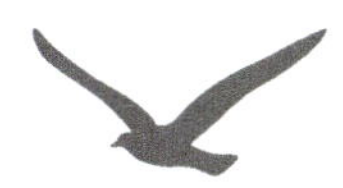

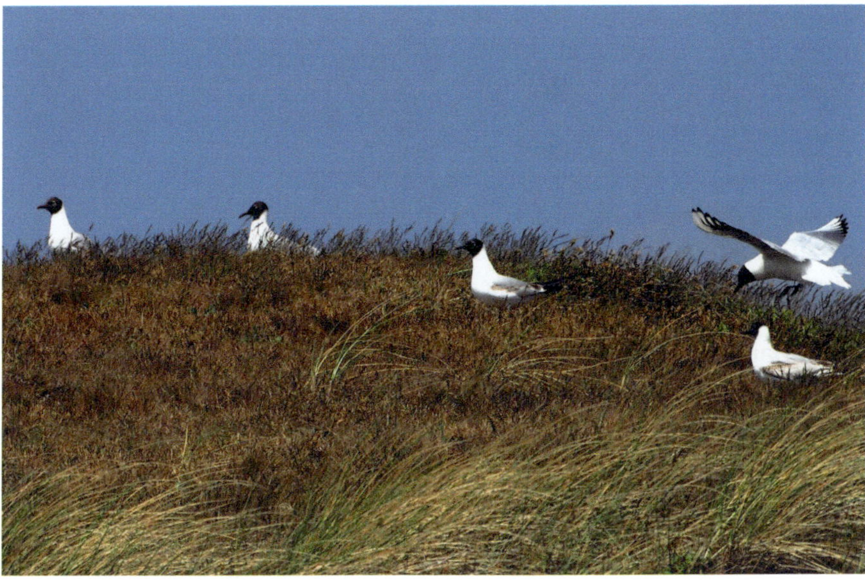

Lachmöwe (*Larus ridibundus*)

Verlauf

Nach Gabe von *Larus ridibundus* M fühlte sie sich augenblicklich leicht und befreit und nicht mehr so überflutet. In der Folgezeit blieben seltsamerweise Anfragen besonders fordernder Patienten aus. Ihre Arbeit machte ihr wieder mehr Freude und sie hatte das Gefühl, wieder im Fluss zu sein. Sie konnte besser schlafen und ihre morgendliche Übelkeit war auch viel besser.

Die Mittelwirkung hielt insgesamt acht Wochen an, dann musste sie nach einer unruhigen Nacht mehrfach erbrechen und ihr war auch wieder übel. *Larus ridibundus* M wurde wiederholt und die Beschwerden waren schon am nächsten Tag verschwunden. Wiederum fühlte sie eine totale innere Leichtigkeit.

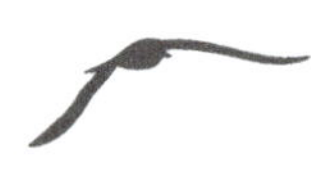

Allgemeines

Es gibt drei homöopathische Möwen-Mittel, von denen bisher nur die Silbermöwe geprüft wurde.

- Lachmöwe *Larus ridibundus*
- Silbermöwe *Larus argentatus*
- Sturmmöwe *Larus canus*

Die Lachmöwe ist die kleinste einheimische Möwe. Sie ist etwa so groß wie eine Haustaube und deutlich kleiner als die Silbermöwe (*Larus argentatus*). Es ist unklar, ob sie ihren Namen von dem an Lachen erinnernden Geschrei oder wegen ihrer Vorliebe für flache Gewässer, sogenannte Lachen, erhalten hat. Sie ist ein häufiger Vogel an den Küsten Nordeuropas. Ihr Verbreitungsgebiet reicht von Island bis nach Ostsibirien. Im Wattenmeer ist sie der häufigste Brutvogel. Es gibt dort Kolonien von mehreren tausend Vögeln. Ihr gellendes Geschrei kann ohrenbetäubend sein. Die erwachsenen Vögel tragen von Frühling bis Mitte Sommer ein Prachtkleid (s. S. 188 oben) und sind dann leicht an der auffallenden dunkelbraunen Kopffärbung zu erkennen. Von August bis März fehlt diese dunkelbraune Gesichtsmaske und sie haben im Schlichtkleid (s. S. 188 unten) nur einen schwachen bräunlichen Fleck hinter dem Auge. Es sind sehr gesellige und reinliche Vögel, die ausgiebige Gefiederpflege betreiben. Ihre Nahrung ist sehr vielseitig und besteht neben kleinen Fischen, Insekten und Würmern auch aus Abfällen von Müllkippen. Sie jagen sich oft gegenseitig in der Luft ihre Beute ab. Man kann sie auch beobachten, wie sie Fischkuttern folgen und sich auf die Fischabfälle stürzen. Es sind schnelle, gewandte Flieger, die mithilfe ihrer Schwimmhäute zwischen den Zehen auch sehr gut schwimmen und tauchen können.

Prüfung

- In einer Markthalle wird Fisch versteigert. Marktschreier versuchen sich mit ihren lauten Stimmen gegenseitig zu übertönen.
- Zwei Hunde streiten sich um einen Knochen. Jeder hat ein Ende des Knochens im Maul und zerrt daran.
- Eine Gruppe von lärmenden Frauen streitet sich beim Schlussverkauf um Billigangebote. Sie reißen sich gegenseitig die Ware aus

der Hand. Die Massen sind kaum zu bändigen und drängen gegen die Glastüren.

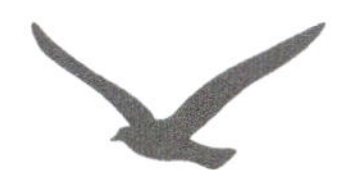

- Jahrmarktstimmung. Ein fröhliches Durcheinander von lachenden, lärmenden und essenden Menschen. Die Hauptattraktion ist eine Flugschau. Doppeldecker fliegen Loopings und andere Kapriolen.

- Plötzlich wird alles ruhig. Der Blick schweift über das weite Meer. Im Hintergrund ist leise die Meeresbrandung zu hören.

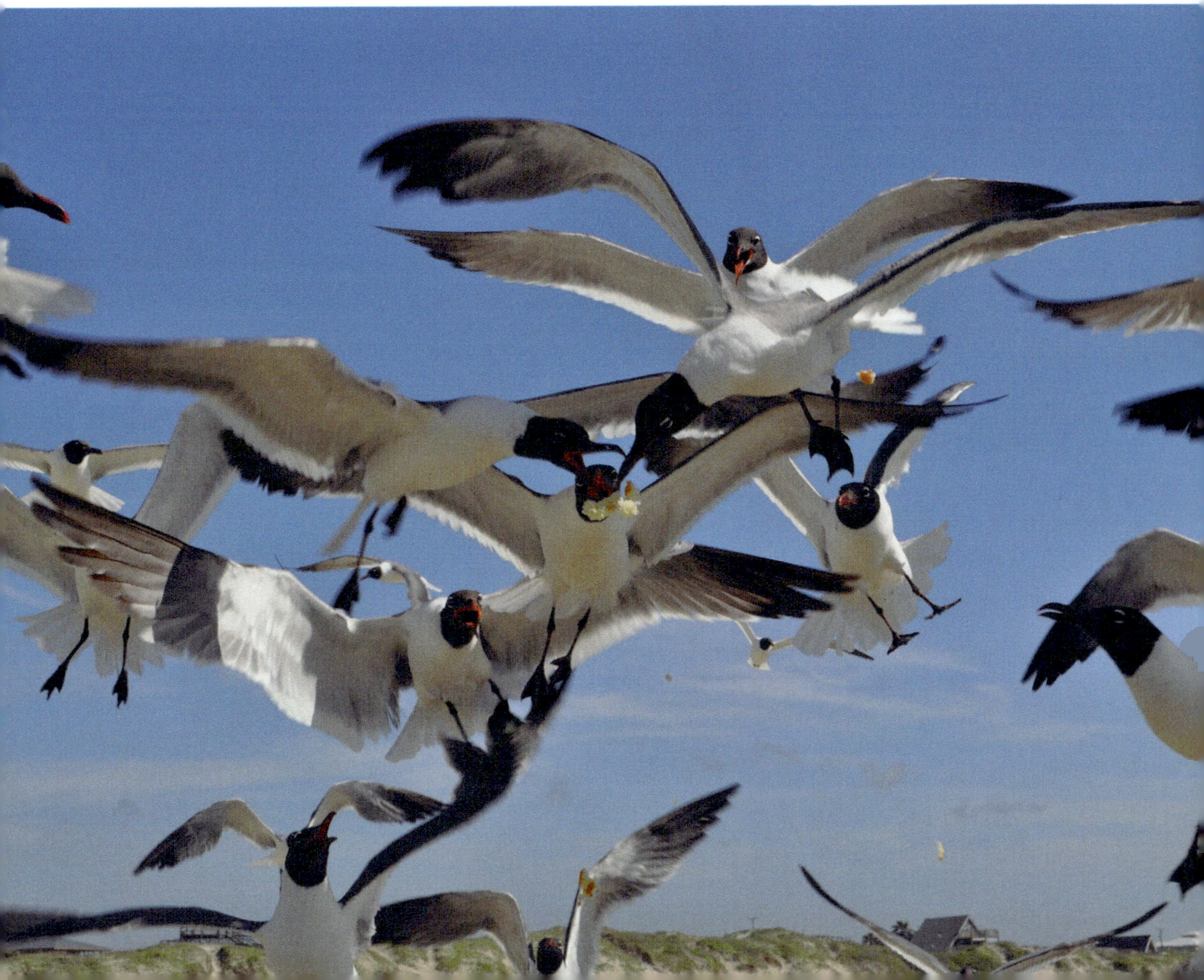

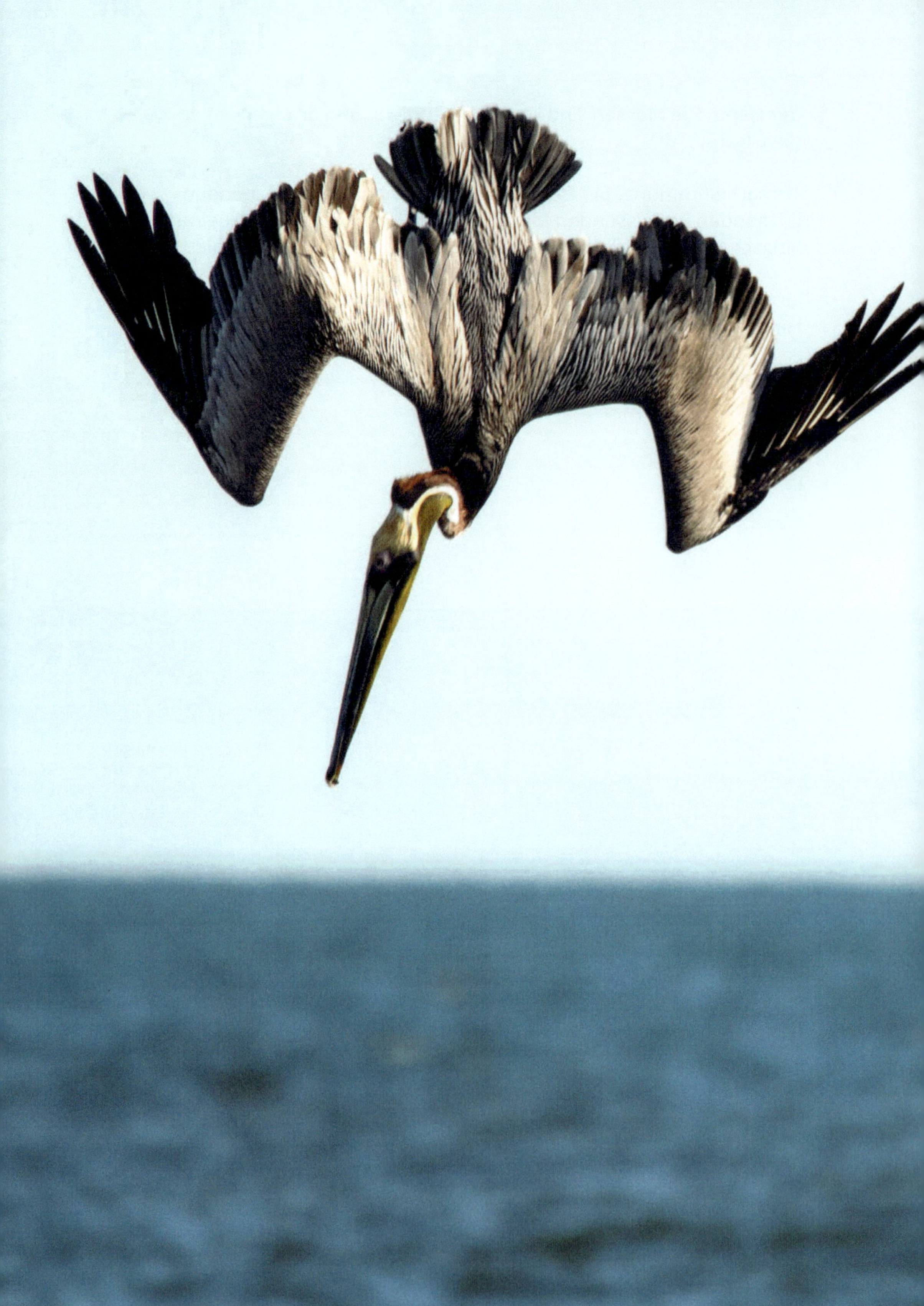

6.3 Braunpelikan

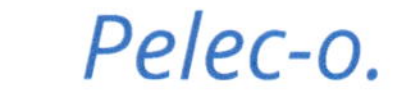

Pelecanus occidentalis *Pelec-o.*

Ordnung: Ruderfüßer (Pelecaniformes)

Familie: Pelikane

Frei sein vom Urteil anderer, sich nicht in den Strudel der Emotionen und weltlichen Belange reinziehen lassen. Innerlich unabhängig bleiben. Gefühle, alles richtig machen zu müssen, regeln, was falsch läuft. Sie sind sehr gewissenhaft und haben eine Angst zu erblinden.

Fall: 54-jährige Frau – Venenverschlüsse beider Augen mit Angst zu erblinden

Mandy ist 54 Jahre alt, sie ist sehr schlank, hager, ja fast knochig, ihre Schlüsselbeine ragen deutlich hervor. Die Brust ist sehr flach. Aus einem langen, schmalen Gesicht schauen mich wache Augen fürsorglich an. Sie ist freundlich zugewandt und um einen guten Kontakt bemüht. In den Folgekonsultationen fragte sie auch immer nach meinem Befinden. Sie kommt wegen einer massiven Sehverschlechterung beider Augen durch Venenverschlüsse. Der Visus beträgt nur noch 10 %, und sie hat Angst zu erblinden. Es begann plötzlich während eines Urlaubs, als sie ständig das Gefühl hatte, es würden ihre Haare oder Blätter im Gesichtsfeld hängen und sie wollte sie immer wegwischen. Sie wurde als Notfall in die Augenklinik aufgenommen und bekam dort durchblutungsfördernde Infusionen. Ursache ist eine seit Jahren bestehende arterielle Hypertonie, die mit einem ATII-Blocker behandelt wird.

Durch einen Umzug habe sie viel Stress gehabt. Die erwachsenen Söhne seien zurückgeblieben. Sie hat das Gefühl, als sähe sie alles wie aus der Ferne, als ob alles weiter weg sei. Im Freien ist es besser, im Haus schlimmer. Sie und ihr Mann arbeiten für ein großes internationales Unternehmen und waren von der Süd- auf die Nordhalbkugel umgezogen. Der Umzug fiel ihr schwer und sie hatte Schwierigkeiten, sich im neuen Land einzurichten. Sie empfand das Leben dort als „kommunistisch". Alles war durchgeplant und einengend. Eigentlich wollte sie sich als Homöopathin niederlassen.

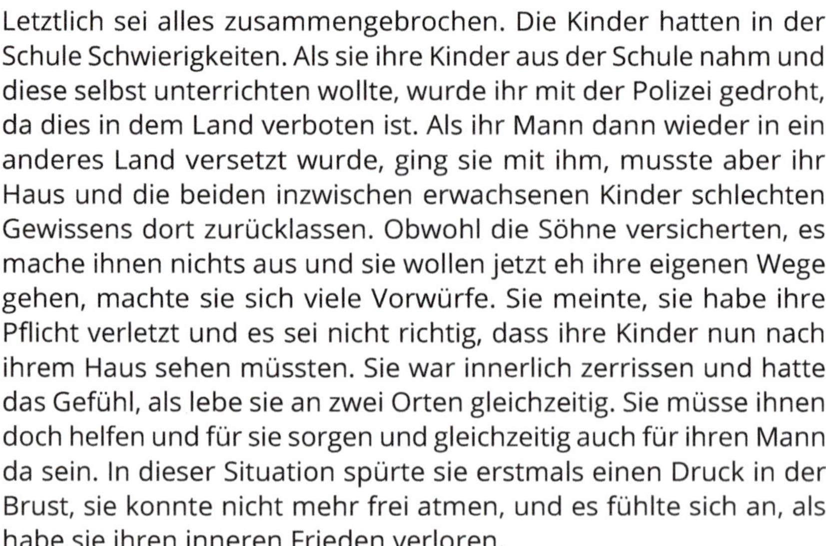

Letztlich sei alles zusammengebrochen. Die Kinder hatten in der Schule Schwierigkeiten. Als sie ihre Kinder aus der Schule nahm und diese selbst unterrichten wollte, wurde ihr mit der Polizei gedroht, da dies in dem Land verboten ist. Als ihr Mann dann wieder in ein anderes Land versetzt wurde, ging sie mit ihm, musste aber ihr Haus und die beiden inzwischen erwachsenen Kinder schlechten Gewissens dort zurücklassen. Obwohl die Söhne versicherten, es mache ihnen nichts aus und sie wollen jetzt eh ihre eigenen Wege gehen, machte sie sich viele Vorwürfe. Sie meinte, sie habe ihre Pflicht verletzt und es sei nicht richtig, dass ihre Kinder nun nach ihrem Haus sehen müssten. Sie war innerlich zerrissen und hatte das Gefühl, als lebe sie an zwei Orten gleichzeitig. Sie müsse ihnen doch helfen und für sie sorgen und gleichzeitig auch für ihren Mann da sein. In dieser Situation spürte sie erstmals einen Druck in der Brust, sie konnte nicht mehr frei atmen, und es fühlte sich an, als habe sie ihren inneren Frieden verloren.

In einem Traum ist sie im Wasser. Sie kommt aber nicht vorwärts, weil das Wasser so trübe ist. In einem anderen Traum ist sie verreist, jemand wird vermisst, sie kann ihn aber nicht finden.

Die Patientin hat außerdem eine Venenschwäche und wurde an beiden Beinen wegen Krampfadern operiert. Bei beiden Geburten verlor sie viel Blut, hatte Blutergüsse in der Scheide und brauchte Transfusionen. Ihre Schwester leidet an juvenilem Diabetes und hat ebenfalls Augenprobleme. Ihr Vater ist dement. Sie bezeichnet sich als kontaktfreudig – wenn Freunde sie anrufen, hat sie oft kurz zuvor an sie gedacht.

Als Kind hatte sie eine Ente als Haustier. Außerdem mag sie Rotkehlchen, Krähen und Singdrosseln. Sie singt in einem Chor, wandert gerne draußen in der freien Natur und beobachtet Vögel oder kümmert sich um ihren Garten. Als Lieblingsfarben suchte sie sich Hellgrün (22B) und Gelb (2C) aus.

Analyse

Nach der Anamnese dachte ich bei ihr schnell an ein Vogelmittel. Ihre Hauptbeschwerde ist ein Augenproblem, eine Sehstörung durch Verschluss der Augenvenen. Sie singt gerne, liebt es Vögel in der freien Natur zu beobachten und hatte eine Ente als Haustier. Von ihrer Statur her ist sie hager. Vom Wesen freundlich zugewandt, empathisch. Sie hat viele Freunde, verlor bei der Geburt viel Blut und bekommt leicht Blutergüsse. Diese Merkmale würden auch zu *Phosphorus* passen.

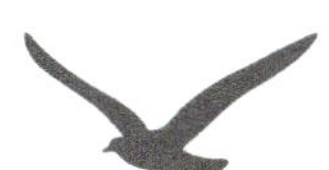

Krank wurde sie, als sie ihre Kinder und ihr Haus zurückließ und ihrem Mann ins Ausland folgte. Dadurch fühlte sie sich innerlich zerrissen, sie hatte das Gefühl, ihrer Versorgungspflicht nicht nachgekommen zu sein. Als erstes Mittel erhielt sie *Columba palumbus* MK, die Ringeltaube, da ihre Geschichte mich an den Fall eines Kollegen erinnerte, der mit *Columba* einer Frau helfen konnte, die sich von ihren Alltagspflichten eingeengt fühlte und Asthma entwickelt hatte. Außerdem lagen bei ihr auch keine Hinweise auf einen Raubvogel vor, wie etwa der stechende Blick, stechende Schmerzen wie von einem Dolch oder die Gestik der krallenden Hand.

Verlauf

Den ganzen Heimweg über hatte sie geschlafen. Auch am nächsten Tag war sie sehr müde und erleichtert, dass sie jemandem alles erzählen konnte. Sie konnte mit dem linken Auge kleinere Zeichen besser erkennen. Der Blutdruck war allerdings in den letzen Tagen auf 140/90 gestiegen. Eine Nacht träumte sie, wie sie ihrem Vater bei einer Rede vor der UNO-Vollversammlung assistierte. Das Thema war der Frieden in Libyen. Es war wie eine Riesenaufgabe und sie war froh, dass alles klappte.

Im weiteren Verlauf entwickelte sich ein Retinaödem, die Patientin konnte mit dem linken Auge wieder Schatten erkennen, warf aber öfters Gegenstände um, die sich außerhalb ihres Gesichtsfeldes befanden. Die Augenärzte der Uniklinik wollte im Rahmen einer Studie ein neues Medikament bei ihr anwenden, was sie jedoch wegen der unsicheren Erfolgsaussichten ablehnte. Die Patientin schlief besser und ihre jüngere Schwester war von weither angereist, um sie zu unterstützen. Die Schuldgefühle wegen ihrer Söhne waren nicht mehr so belastend. Dennoch hatte sie immer noch große Angst zu erblinden.

Interessant war ihr Traum von der Friedensrede vor der UNO-Vollversammlung, gilt doch insbesondere die weiße Taube allgemein als Symbol des Friedens. Insgesamt also ein guter Start. Die starke Müdigkeit nach Mittelgabe ist meist ein gutes Zeichen für eine Mittelreaktion. Sie fühlte sich entspannter, bemerkte eine leichte Sehverbesserung und einen Rückgang ihrer Schuldgefühle.

Da ihre Angst zu erblinden aber nach wie vor sehr stark war, ihr Blutdruck als Ausdruck ihres inneren Drucks gestiegen war, entschloss ich mich, nach einem noch besser passenden Vogelmittel zu suchen und stieß bei der Prüfung vom braunen Pelikan auf die Wahnidee, er/sie würde erblinden.

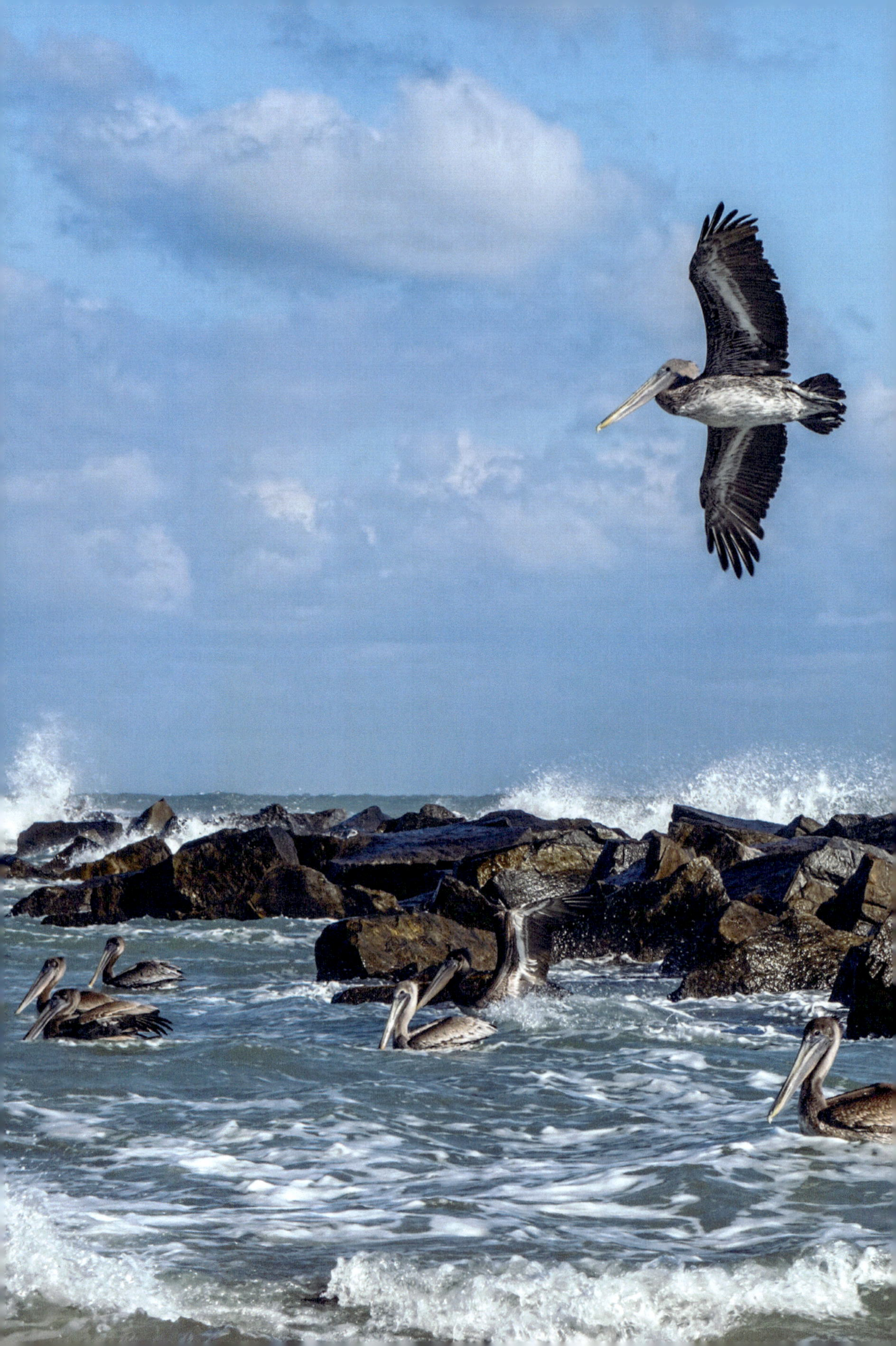

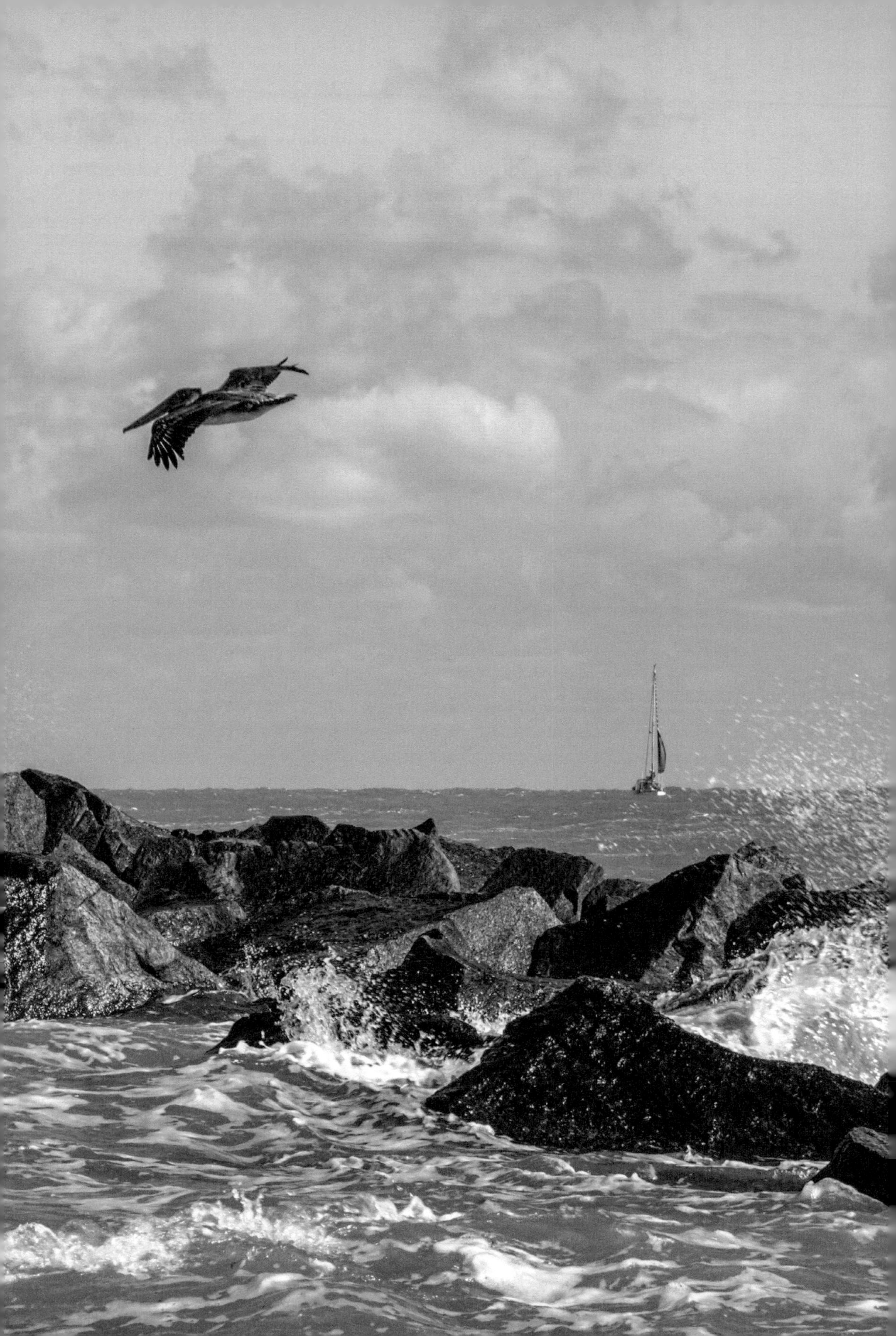

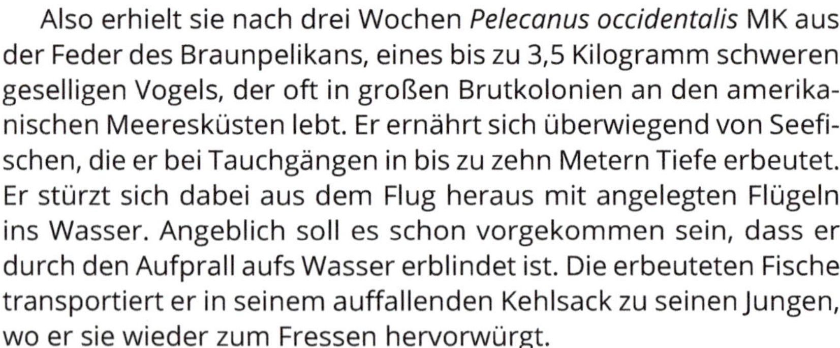

Also erhielt sie nach drei Wochen *Pelecanus occidentalis* MK aus der Feder des Braunpelikans, eines bis zu 3,5 Kilogramm schweren geselligen Vogels, der oft in großen Brutkolonien an den amerikanischen Meeresküsten lebt. Er ernährt sich überwiegend von Seefischen, die er bei Tauchgängen in bis zu zehn Metern Tiefe erbeutet. Er stürzt sich dabei aus dem Flug heraus mit angelegten Flügeln ins Wasser. Angeblich soll es schon vorgekommen sein, dass er durch den Aufprall aufs Wasser erblindet ist. Die erbeuteten Fische transportiert er in seinem auffallenden Kehlsack zu seinen Jungen, wo er sie wieder zum Fressen hervorwürgt.

Der weitere Verlauf nach *Pelecanus occidentalis* in seltenen Einzelgaben war erstaunlich. Binnen zwei Wochen verbesserte sich die Sehkraft auf 30 %. Die Patientin fühlte sich innerlich viel entspannter und glücklicher und ihr Schlaf wurde erholsamer. Kurz nach der ersten Gabe hatte sie einen Traum, in dem sie in ein anderes Land umzieht, dort aber ihre ganze Familie vorfindet und ihr wurde im selben Moment bewusst, dass sie – egal wo sie hingeht – die Menschen, die ihr wichtig sind und die sie liebt, in ihrem Herzen bei sich trägt.

Das Gefühl, ein Haar vor den Augen zu haben, trat weniger auf und sie hatte zudem das Gefühl, ihre Augen arbeiteten wieder besser zusammen. Die Retinaschwellung war bei der Kontrolle nach drei Wochen nicht mehr nachweisbar. Die Professoren und sie waren erstaunt. Hatten sie ihr zu Beginn doch gesagt, dass dies nicht möglich sei. Der Berg, den die Patientin vor sich sah, war nun nicht mehr so groß wie der Mount Everest, sondern hatte nur noch die Größe eines kleinen Hügels. Sie hatte ihre innere Mitte wiedergefunden. Jedes Mal, wenn sie das Mittel einnahm, spürte sie eine innere Entspannung. Ihr wurde bewusst, dass sie sich selbst unnötigerweise Sorgen gemacht hatte. Ihre Kinder hatten sie sogar ermutigt, mit ihrem Mann ins Ausland zu ziehen, um ihren Horizont zu erweitern. Nun konnte sie die Situation akzeptieren wie sie war und hielt regelmäßig Kontakt zu ihren Kindern. Mittlerweile konnte sie ihr Blutdruckmittel reduzieren. Sie konnte sogar wieder stricken und das lästige Gefühl, dass die Haare vor dem Auge hängen, war verschwunden. Im weiteren Verlauf von eineinhalb Jahren erholten sich ihre Augen fast vollständig und zuletzt war die Sehschärfe wieder bei 90 %. Vor dem Mittel sei sie kurz davor gewesen, ihren Mann zu verlassen und zu den Kindern zurückzukehren. Die Leute hätten denken können, sie hätte sich nicht gekümmert und ihr Haus in einem Durcheinander hinterlassen. Sie hatte ihren inneren Frieden wiedergefunden.

Zwei Jahren vergingen – es ging ihr gut, sie wurde inzwischen Großmutter. Wieder bemerkte sie eine Sehverschlechterung und

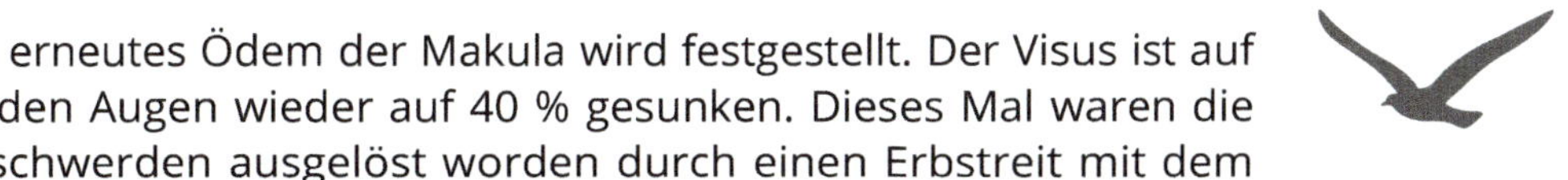

ein erneutes Ödem der Makula wird festgestellt. Der Visus ist auf beiden Augen wieder auf 40 % gesunken. Dieses Mal waren die Beschwerden ausgelöst worden durch einen Erbstreit mit dem Bruder. Nach dem Tod des Vaters hat er sich den Familienbetrieb gegen dessen letzten Willen unter den Nagel gerissen. Am meisten schmerzt sie, dass mit ihm keine normale Kommunikation möglich ist und sie ist im inneren Zwiespalt. Um den letzten Wunsch ihres Vaters zu erfüllen, müsste sie sich als Älteste um die Familienangelegenheiten in ihrem Heimatland kümmern, andererseits möchte sie aber gegen den eigenen Bruder nicht gerichtlich vorgehen. Sein Vorgehen sieht sie als Respektlosigkeit gegenüber dem verstorbenen Vater. Sie meint, die Leute erwarten von ihr, dass sie ihrer eigenen Kinder wegen um das Erbe streitet. Innerlich fühlt sie sich so unter Druck, dass auch der Blutdruck wieder steigt.

Pelikan wird im Plussingverfahren wöchentlich wiederholt. Binnen vier Wochen normalisiert sich der Blutdruck. Der Visus verbessert sich wieder auf 80 % und die Probleme mit dem Bruder machen ihr nicht mehr so zu schaffen. Innerlich fühlt sie sich wieder viel ruhiger.

Prüfung

- Als würde das Kinn und der Hals nach vorne gezogen und nach unten hängen.
- Pulsieren in den Augenhöhlen.
- Druck in der Stirn.
- Vibrieren im Kehlkopf.
- Das ganze Gesicht vibriert und fühlt sich an, als sei man hart auf Wasser aufgeklatscht.
- Kopfsprung vom 5-Meter-Turm. Knalle hart auf und tauche tief ein. Die Augen schmerzen. Menschen stehen am Beckenrand und schauen zu. Sie denken vielleicht, man ist nicht richtig eingetaucht.
- „Seemannsköpfer", Kopf voraus ins Wasser springen. Die Arme seitlich am Kopf angelegt.
- Passagiere springen von einem sinkenden Schiff ins Meer.

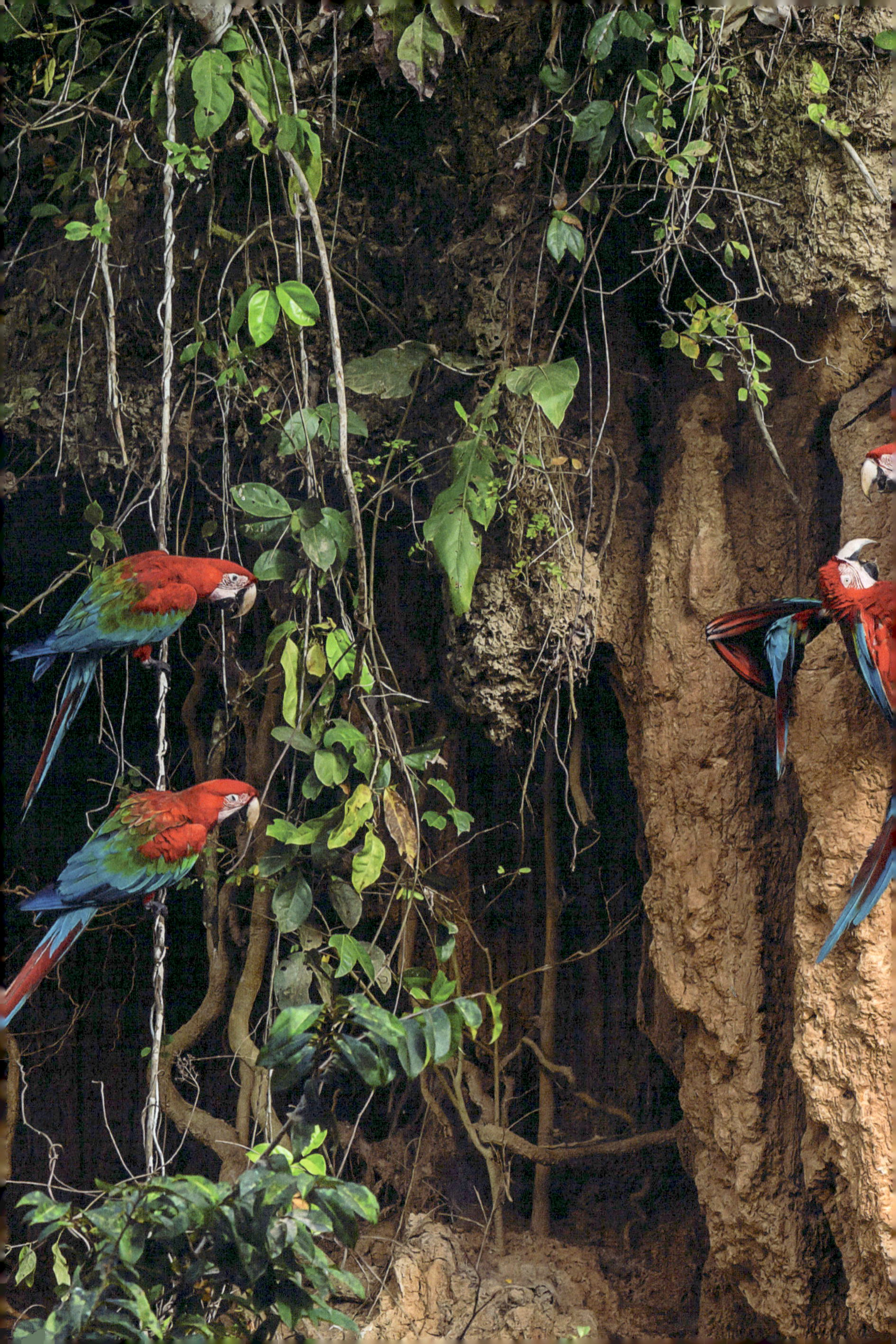

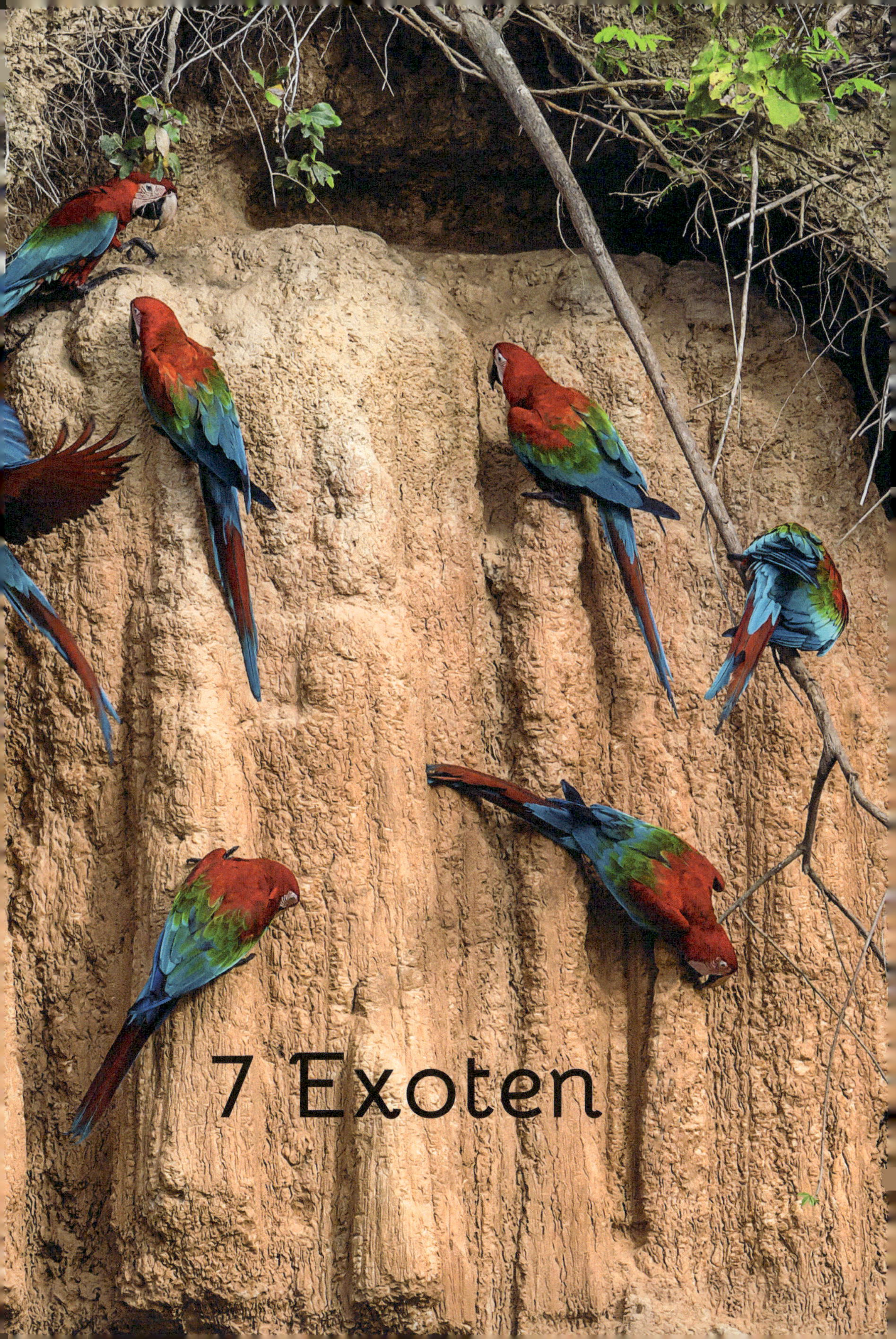

7 Exoten

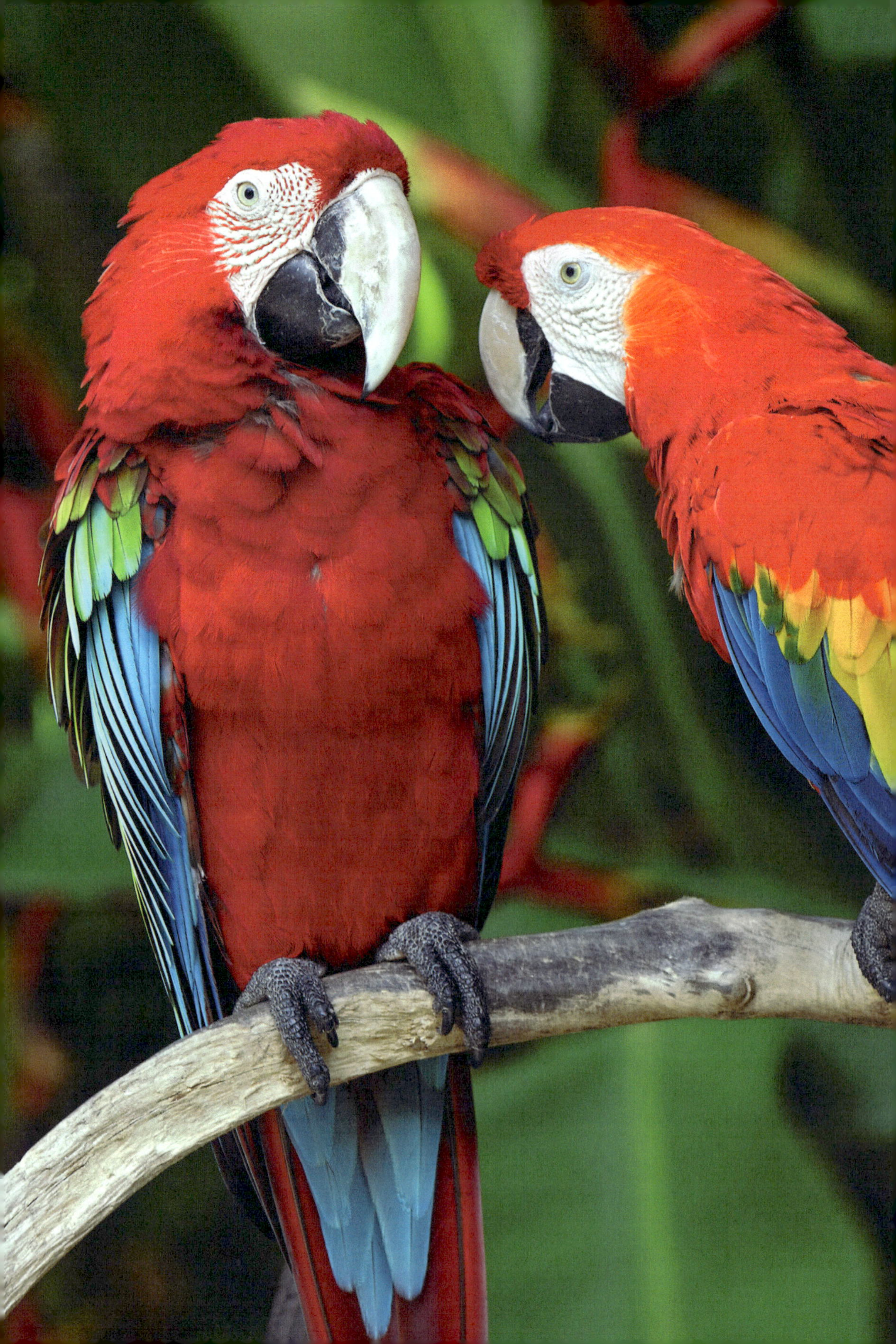

7.1 Hellroter Ara

Ara macao *Ara-m.*

Ordnung: Papageien (Psittaciformes)

Der Exot und Außenseiter in der Familie .

Fall: 43-jährige Frau – klimakterische Beschwerden

Klara ist eine 43 Jahre alte Eventmanagerin, eine lebensfrohe, aktive Frau mit burschikosem Kurzhaarschnitt. Vom vielen Rauchen hat sie eine raue, krächzende Stimme. Ihr Gesicht ist etwas aufgedunsen. Beim Sprechen neigt sie den Kopf oft zu einer Seite in Richtung Schulter. Sie spricht schnell und betont ihre Ausführungen mit wilden, ausfahrenden Gesten. Sie wirkt wie jemand, der es gewohnt ist, kräftig anzupacken. Meist kommt sie ganz in schwarz gekleidet. Ihr Auto ist ebenfalls tiefschwarz, ein sportlicher Wagen mit Turbomotor. Aufgewachsen ist sie auf einem Bauernhof und sie betreibt neben ihrem Job zusammen mit ihrem Mann noch eine kleine Landwirtschaft. Viele Jahre war sie Filialleiterin eines Drogeriemarkts und ehrenamtlich als Vorstand eines Vereins tätig. Zum ersten Mal kam sie wegen Gewichtsproblemen und Gelenkbeschwerden. Innerhalb eines Jahres hatte sie, trotz regelmäßiger sportlicher Aktivität, zehn Kilogramm zugenommen. Sie fühlte sich unattraktiv und ausgelaugt. Ihr Motor laufe nicht mehr rund. Oberhalb der Gürtellinie war alles wie gestaut, es fließe nicht mehr richtig und sie hätte das Gefühl, gleich zu platzen. Alles engte sie ein und sie fühlte sich eingeschränkt. Sie war ganz verzweifelt. Egal was sie mache, sie könne einfach nicht abnehmen. Alles zu erzählen würde aber den Rahmen sprengen.

Das Leben machte ihr keinen Spaß mehr. Nichts konnte sie mehr mit Genuss essen. Wenn sie in der Sonne lag, hatte sie das Gefühl zu ersticken. „Sonne schwemmt mich auf." Dabei griff sie sich mit beiden Händen an die Gurgel, so als würde sie sich selbst würgen. Sie mochte auch keine Rollkragenpullover, die sie am Hals einengen. Morgens hatte sie Gelenkbeschwerden, vor allem die Sprunggelenke und die Achillesferse waren heiß und geschwollen. Sie laufe dann

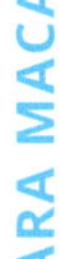

wie eine Ente. Nach fünf Minuten und fortgesetzter Bewegung ging es besser.

Vor zwölf Jahren waren ihre Gebärmutter und die Eierstöcke entfernt worden, nachdem bei einem Routinecheck beim Frauenarzt Gebärmutterhalskrebs diagnostiziert worden war.

Selbst bezeichnet sie sich als lebensfrohen, heiteren Menschen, immer gerne in Gesellschaft und am Lachen. Zuletzt hatte sie aber eine Abneigung gegen viele Leute, vor allem, wenn sie durcheinanderredeten. Sie trank täglich 6-8 Tassen Kaffee und rauchte eine Packung Zigaretten.

Ein starkes Verlangen hat sie nach Fettem. Sie mag gerne Nudeln mit Soße, Käse und saftigen Braten. Salziges und Scharfes mag sie lieber als Süßes. Sie salzt meist nach und isst vielleicht drei Stück Kuchen im ganzen Jahr. Milch mag sie nicht und verträgt sie auch nicht. Schon nach wenigen Schlucken würgt es sie.

Ihre Lieblingsfarben sind Schwarz, Blau (15CD) und Rot (10C).

Analyse

Auffallend fand ich ihre Vorliebe für die Farbe schwarz. Sie war ganz in Schwarz gekleidet und fährt ein tiefschwarzes Auto. Sie war ganz verzweifelt und hatte fast ihre Lebensfreude verloren, konnte gutes Essen nicht mehr genießen oder wie früher sich einfach in die Sonne legen. Schwarz ist eine Verneinung aller Buntfarben: Alles wird dunkel, schwarz, eintönig oder gar leblos und tot. Schwarz ist nicht zufällig die Farbe der Trauer. Im Farbrepertorium fand ich bei den Mitteln mit der Farbvorliebe Schwarz neben *Argentum nitricum, Lycopus virginicus*, den Wolfstrapp – eine Pflanze aus der Familie der Lippenblütler. Der Wolfstrapp ist ein Mittel für nervöse Herzbeschwerden bei Schilddrüsenerkrankungen, für ödematöse Gelenkschwellungen und Salzverlangen. Die Entscheidung für *Lycopus* fiel vor allem wegen der Schriftähnlichkeit mit einer anderen Patientin, die mehrfach sehr gut auf *Lycopus* angesprochen hatte. Passend für die Lippenblütler fand ich auch ihre eigentlich heitere, lebensfrohe Art.

Differenzialdiagnostisch dachte ich noch an folgende Arzneimittel:

- *Lachesis*: Tiermittel, fühlt sich unattraktiv, überbordender Redefluss, klimakterische Beschwerden. Abneigung gegen Einengung am Hals (Rollkragen), gestaut „wie zum Platzen".

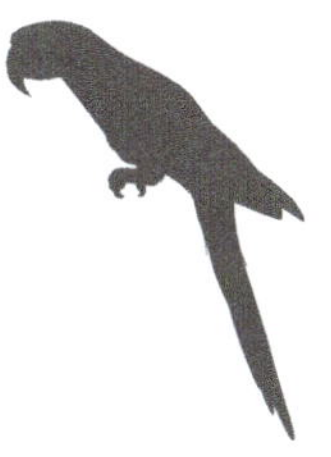

- Nitrogeniumverbindungen (z. B. Arg-n, Amyl-n): Themen sind Enge, Ersticken, Platzen, Sprengen, Verlangen nach Fettem, Genuss.
- *Aurum muriaticum*: Gebärmutterhalskrebs, verantwortlich in leitenden Positionen (Filialleiterin, Vereinsvorsitzende).

Verlauf

Nach der Einnahme von *Lycopus* MK über drei Tage und später als LM 6 (einmal täglich fünf Tropfen) fühlte sie sich nach einer Woche schon viel leichter. Sie konnte sich besser bewegen und spürte ein starkes Kribbeln in ihren Waden und Achillessehnen, als würde dort etwas brechen. Das Engegefühl im Oberkörper war etwa 30 % besser. Der ständige Gedanke an das, was sie nicht essen darf, um nicht noch mehr zuzunehmen, war verschwunden. Nach einer weiteren Woche hatte sie fünf Kilogramm abgenommen. Die Enge in Hals und Oberkörper bestand nicht mehr. Ihre Handgelenke waren abgeschwollen und sie konnte wieder aufrecht gehen. Ihre Kraftlosigkeit und ihre Lustlosigkeit waren verschwunden und bis auf eine leichte Nackenverspannung hatte sie wieder das Gefühl, sie selbst zu sein. Inzwischen konnte sie auch wieder die Sonne vertragen. Zuvor sei alles erfolglos gewesen, egal was sie probiert hatte. Verschiedene Diäten, intensiver Sport, einfach nichts hatte geholfen.

Nach weiteren acht Wochen hatte sie weiter abgenommen, inzwischen zehn Kilogramm. Auch die Beine waren jetzt ganz abgeschwollen. Die Enge in der Brust war nicht wiedergekommen. Sie kam nun akut wegen eines grippalen Infekts mit Muskelschmerzen und einer Abneigung gegen Essensgerüche. Sie hatte stechende, wandernde Gelenkschmerzen, die Gelenke fühlten sich wie trocken und entzündet an. Sie kam kaum mehr die Treppen hinauf. Auffallend und neu waren eine ungewöhnliche Weinerlichkeit und eine Verschlimmerung beim Berichten ihrer Symptome. In der Blutentnahme fielen eine beschleunigte Senkung von 50/76, eine Lymphopenie und ein CRP von 81 (normal < 5mg/dl) auf. Ihr Vater lag mit einer schweren Lungenentzündung im Bett. Sie erhielt Wobenzym und wegen der auffallenden Weinerlichkeit, den wandernden Gelenkschmerzen und der Schriftähnlichkeit zusätzlich *Pulsatilla* D6 – jede Viertelstunde eine Gabe. Am nächsten Tag ging es ihr bereits viel besser. Die Gelenkschmerzen waren weg. Inzwischen waren auch die restlichen Blutergebnisse eingetroffen. Die AK für Mykoplasmen

waren ebenfalls leicht erhöht. Die Serolgie für Borrelien, Parvo- und Enteroviren sowie die Antinuklearen Antikörper waren unauffällig.

Nach diesem akuten Intermezzo ging es ihr zwei Monate gut, bis es bei einem erneuten finanziellen Engpass zu einem Rezidiv ihrer ursprünglichen Beschwerden kam. In den folgenden drei Jahren musste *Lycopus* MK fünfmal wiederholt werden, die jeweils über mehrere Wochen Erleichterung verschafften. Wegen zunehmender klimakterischer Beschwerden mit quälenden Hitzewallungen erhielt die Patientin zwischendurch versuchsweise andere Mittel: u. a. *Argentum nitricum*, *Kalium bromatum*, *Amylenum nitrosum*, *Neodymium nitricum*, *Follikulinum* und *Lachesis*. Sie hatte immer wieder das Gefühl, als sei nicht genug Platz in ihrem Körper und sie wollte sich am liebsten schälen und ihre Haut abstreifen. Gleichzeitig wurde die Enge am Hals immer unerträglicher: In ihr sei ein Gift, das raus müsse. Alles sei so eng und es fühle sich an, als würde sie platzen. Keines der Mittel wirkte anhaltend, so nahm sie von sich aus immer wieder *Lycopus* in LM 6, da es ihr subjektiv am besten geholfen hatte.

Erneute Fallaufnahme und Verschreibung von Ara macao

Fünf Jahre nach dem Erstkontakt kam sie erneut in die Praxis. Dieses Mal klagte sie über Stauungsbeschwerden in den Fingern, Knien und beiden Fersen. Es fühlte sich an, als würde man etwas auseinanderziehen, ja regelrecht daran reißen – gerade so, als würde man ein Kilogramm Fleisch mit all seinen Fasern auseinanderreißen. Zudem bestanden stechende Schmerzen, als würde jemand ein Messer hineinstechen. Nachts glühten ihre Knie, sodass sie diese entblößen musste.

Auf die Frage nach dem schlimmsten Erlebnis in ihrem Leben erzählte sie unter Tränen, dass sie nach dem Unfalltod ihres jüngeren Bruders zu einer Tante kam, da ihre Mutter mit zwei kleinen Kindern, der Trauer und der vielen Arbeit überfordert war. Am schlimmsten sei aber die Rückkehr nach Hause einige Jahre später gewesen. Die inzwischen geborene jüngere Schwester und der ältere Bruder waren sich ähnlich und hielten fest zusammen. Sie fühlte sich außen vor. „Ich war der Exot, der außerhalb stand." Als ich sie fragte, woran sie spontan denke, wenn sie von einem Exot spreche, nannte sie den Papagei. Der sei farbig und fröhlich, alleine, eigenständig, total flexibel und er sei mal hier und mal dort. Wie immer erzählte sie dies in einem Wortschwall mit ausfahrenden

Gesten. Schon früher hatte ich den Eindruck, dass sie durch ihre lustige, ja fast überdrehte Art und das viele Erzählen eigentlich nur dazugehören wollte und innerhalb ihrer Gruppe und Familie genau so anerkannt werden wollte wie ihre Geschwister.

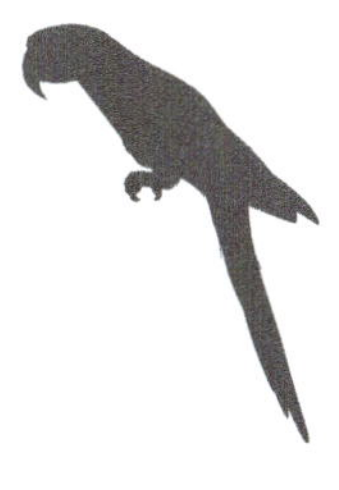

Ich bin der Exot in der Familie.

- Da sie sich selbst als Exot in der Familie bezeichnete und spontan den Papagei damit in Verbindung brachte, gab ich ihr diesmal *Ara macao* MK.

- In der Arzneimittelprüfung von Jonathan Shore von *Ara* war der Hauptkonflikt dieses Mittels, innerhalb einer Gruppe seine Individualität zu bewahren. Man will dazugehören, aber doch eigenständig bleiben und nicht auffallen. *Ara-macao*-Patienten können kommunikativ sein wie *Phosphor*, dürfen aber ihre Meinung und die Wahrheit nicht aussprechen, weil sie sonst aus dem Rahmen der Gruppe herausfallen.

- Merkwürdig ist, dass der *Ara* nur für sich alleine eine bunte, exotische Erscheinung hat. In großen Gruppen – und in diesen leben die Papageien – sehen alle Vögel gleich aus und der einzelne Vogel sticht trotz seines bunten Gefieders nicht aus der Gruppe heraus.

- Während der Verreibung von *Ara* hatten die Prüfer ständig durcheinandergeredet. Merkwürdig ist auch, dass in einem anderen *Ara*-Fall, den Linda Johnston im Spektrum der Homöopathie (Heft 3/2010, Vögel, Eine neue Arzneigruppe) beschrieb, die Patientin ebenfalls ganz in Schwarz gekleidet kam. Sie trug immer Schwarz, um nicht aufzufallen. Auch sie hatte ein Gefühl, als sei im Körper alles geschwollen.

Verlauf

Nach drei Monaten und drei Gaben von *Ara macao* M berichtete sie, dass sie jedes Mal nach der Einnahme eine Erleichterung verspüre. Der Druck hinter der Brust sei schon am nächsten Tag viel besser gewesen. Sie hatte viel weniger Gelenkschmerzen und

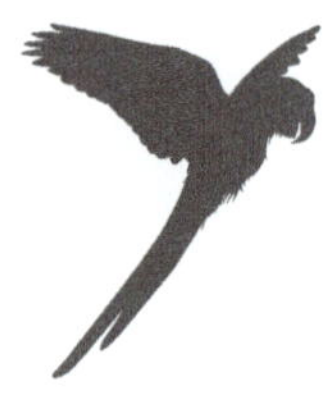

wiederum zehn Kilo ausgeschwemmt. Alles fühle sich leichter und freier an. Davor hatte sie immer das Gefühl gehabt, „wie in einem Käfig gefangen“ zu sein. Jetzt könne sie sich wieder „frei entfalten“. Sie fühlte sich bunter, beweglicher, lustiger und kreativer. Nachts schlief sie meist durch, während sie zuvor regelmäßig um 1 und 4 Uhr aufgewacht war. Ihre alte Energie war wieder da und sie fühlte sich jeden Tag fitter. Sie hatte plötzlich das Bedürfnis, sich ganz bunt oder weiß zu kleiden und nicht immer nur schwarze Kleidung zu tragen. Am schönsten sei aber, dass sie nicht mehr so viel erzählen müsse. Es sei einfach gut, so wie es ist, und die anderen würden sie trotzdem mögen. *Ara macao* MK wurde nach einem halben Jahr wiederholt, weil sie nach einer Magen-Darm-Grippe nachts wieder öfter aufwachte. Vier Jahre später geht es ihr gut.

Materia Medica

- Muss lustig sein und viel erzählen, um zur Gruppe dazuzugehören.
- Eigentlich bunt, lebensfroh und aufgedreht, kleiden sich schwarz, um nicht aufzufallen.
- Stauungsgefühle, als würden sie gleich platzen.
- Abneigung gegen Einengung am Hals, wie Rollkragenpullover.
- Fühlen sich getrennt von der Gruppe, abgeschnitten von der Kommunikation, wollen dazugehören.

Prüfung

- Stechende Schmerzen rechts temporal.
- Gefühl, als seien die Arme und Beine dick angeschwollen.
- Verlangen Erdnüsse zu knacken.
- Verlangen sich an den Fingernägeln zu zupfen.
- Ein buntes Familienfest, alle reden fröhlich durcheinander. Nur einer sitzt abseits und ist traurig.

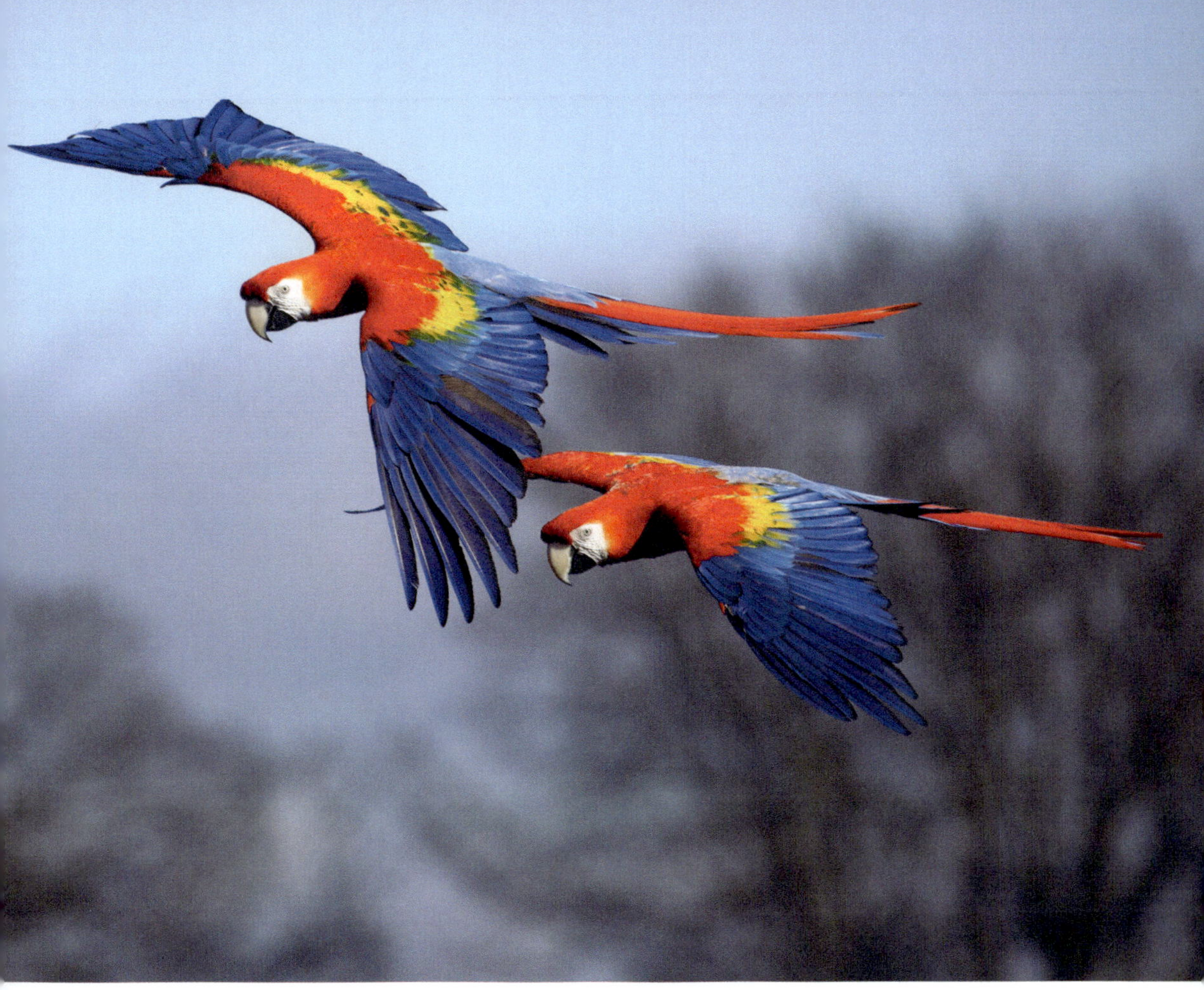

Hellroter Ara (*Ara macao*)

- Gefühl nicht zu den anderen dazuzugehören.
- Ein vergilbtes altes Bild wird mit frischer Farbe aufgefrischt.
- in einer alten Scheune steht ein altes Auto auf dem sich bereits eine dicke Kruste aus Staub und Dreck abgelagert hat. Die Scheiben sind matt. Die ursprüngliche Farbe ist nicht mehr zu erkennen. Nach gründlicher Reinigung kommt ein alter feuerroter Rennwagen zum Vorschein und erstrahlt in neuem Glanz.

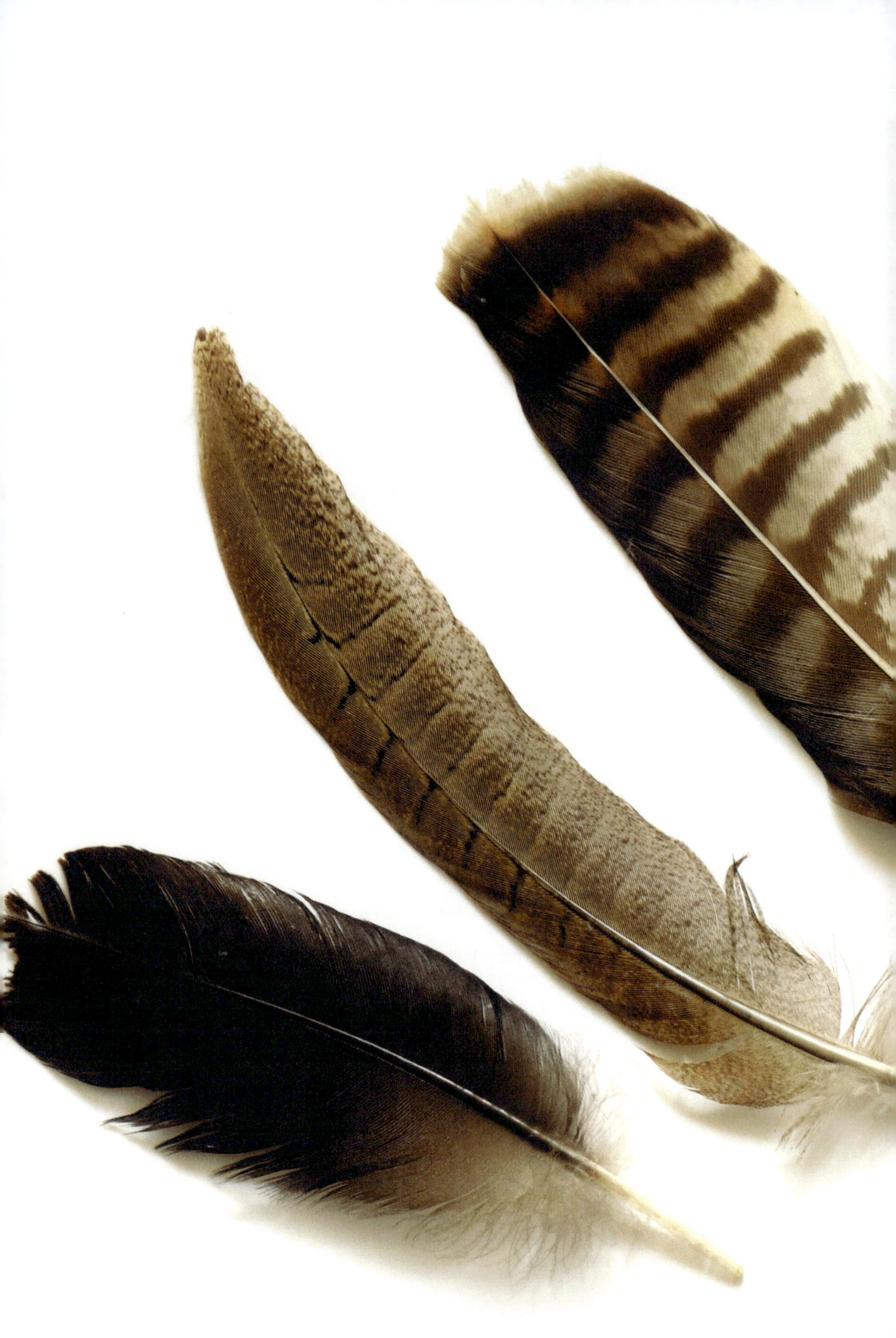

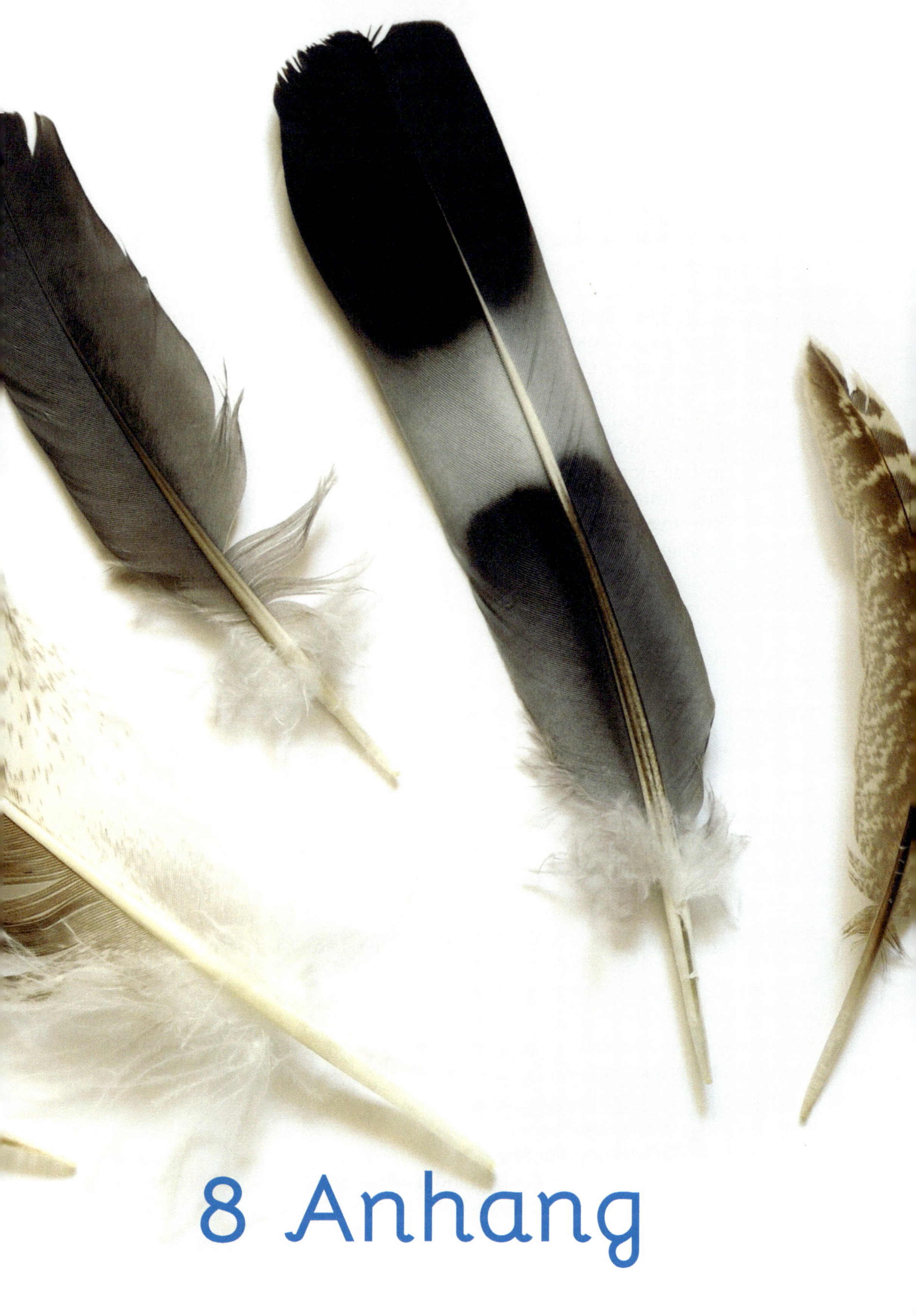

8 Anhang

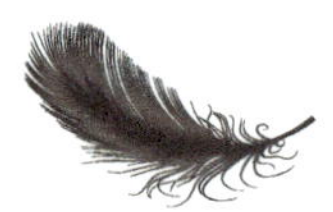

Lieblingsfarben der Vogelmittel

Mit der Lieblingsfarbe kann man einen Hinweis auf ein bestimmtes Vogelmittel bekommen oder verschiedene Vogelmittel voneinander differenzieren.

Bisher sind folgende Lieblingsfarben bei Patienten, die gut auf Vogelmittel angesprochen haben, beobachtet worden. Die Codierung richtet sich nach der Farbtafel von Dr. Ulrich Welte in Farben in der Homöopathie. Die vollständige Farbliste mit allen bisher zugeteilten homöopathischen Mittel ist frei im Internet unter http://www.homeo.de/de/colorremedy.htm verfügbar und wird regelmäßig aktualisiert.

Farb-/Mittelliste

Weiß		cyg-c, cyg-o, lar-r
Schwarz		cico-n, *cyg-a*, *cyg-c*, cyg-o
Gelb	1C	*aqui-c*, corv-c
	3C	buteo-j, calyp-a, corv-c, diom-e
Orange	4-5C	accip-n, aquil-h
Rosa	6-11AB	*col-p*
Rot	8-10D	*eri-r*, ovi-v
Violett	12-14DE	tyto-a
Hellblau	15-16B	ara-m, *buteo*, **buteo-j**, *cyg-o*, falco-ch
Blau	15-16C	calyp-a, gallus, gyps-h, *haliae-l*
Dunkelblau	15-16D	aqui-c, *falco-p*, falco-t, **haliae-l**
	17C	accip
Türkis	17DE	anser, branta
	19C	ara-h, ara-m
Hellgrün	20-22AB	cyg-o, *pele-o*
	23-24AB	falco-ch
Oliv	23-24E,1-3DE	cyg-b, corv-c

Graduierung der Mittel

Buteo-j – gut bestätigt, mindestens 3 gute Fälle mit ähnlicher Schrift / *Col-p-* zwei Fälle mit ähnlicher Handschrift / accip-n – ein guter Fall, Mittel unter Prüfung

Mittel-/Farbliste

accip-n	Accipiter nisus	Sperber	Orange (4-5C)
accip	Accipiter gentilis	Habicht	Türkisblau (17C)
anser	Anser anser	Graugans	Türkis (17DE)
aquil-c	Aquila chrysaetos	Steinadler	Gelb (1C), Blau (15-16C)
aquil-h	Aquila heliaca	Kaiseradler	Orange (4-5C)
ara-h	Anodorhynchus hyacinthinus	Hyazint Ara	Türkis (19C)
ara-m	Ara macao	Hellroter Ara	Blau (15-16B), Türkis (19C)
branta	Branta canadensis	Kanadagans	Türkis (17DE)
buteo	Buteo buteo	Mäusebussard	Hellblau (15-16B)
buteo-j	Buteo jamaicensis	Rotschwanz-bussard	Gelb (3C), **Hellblau (15-16 AB)**
calyp-a	Calypte anna	Ana-Kolibri	Gelb (3C), Blau (15-16C)
cico-n	Ciconia nigra	Schwarzstorch	Schwarz
col-p	Columba palumbus	Ringeltaube	Rosa (6-11AB)
corv-c	Corvus corax	Kolkrabe	Gelb (1C), Oliv (1-3DE)
cyg-a	Cygnus atratus	Trauerschwan	Schwarz
cyg-b	Cygnus bewickii	Zwergschwan	Grün 23-24E
cyg-c	Cygnus cygnus	Singschwan	Weiß, Schwarz
cyg-o	Cygnus olor	Höckerschwan	Weiß, Schwarz, Hellblau (15-16B), Hellgrün (20-22AB)
diom-e	Diomedea exulans	Wanderalbatross	Gelb (3C)
eri-r	Erithacus rubecula	Rotkehlchen	Rot (8-10D)
falco-ch	Falco cherrurg	Sakerfalke	Hellblau (15-16B), Hellgrün, (23-24 AB)
falco-p	Falco peregrinus	Wanderfalke	Blau (15-16D)
falco-t	Falco tinnunculus	Turmfalke	Blau (15-16D)
gallus	Gallus gallus domesticus	Haushuhn	Blau (15-16C)
gyps-h	Gyps himalayensis	Himalayageier	Blau (15-16C)
haliae-l	Haliaeetus leucocephalus	Weißkopfsee-adler	**Blau (15-16CD)**
lar-r	Larus ridibundus	Lachmöwe	Weiss
ovi-v	Ovi vitellus	Hühnereidotter	Rot (8-10D)
pele-o	Pelecanus occidentalis	Braunpelikan	Hellgrün (20-22AB)
tyto-a	Tyto alba	Schleiereule	Violett (12-14DE)

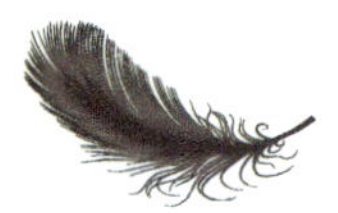

Quellenverzeichnis

Homöopathie

Boericke William, *Handbuch der homöoopathischen Arzneimittellehre*, Kandern: Narayana 2015

Chauhan Dinesh, *Die homöopathische Fallaufnahme bei Kindern*, Kandern: Narayana 2011

Fraser Peter, *Vögel in der Homöopathie – Freiheit in den Lüften*, Kandern: Narayana 2013

Gawlik Willibald, *Arzneimittelbild und Persönlichkeitsportrait*, Stuttgart 1990

Hahnemann Samuel, *Organon der Heilkunst, 6. Auflage*, Kandern: Narayana 2004

Lee Alicia, *Homeopathic Mind Maps remedies of the Class Aves Birds*, Auckland 2010

Le Roux Patricia, *Schmetterlinge in der Homöopathie*, Kandern: Narayana 2012

Müller Karl-Josef; *Wissmut Materia Medica Müller 2.0*, Zweibrücken 2009

Reichenberg-Ullmann Judyth, Ullmann Robert, Luepker Ian, *Das verschlossene Kind. Die homöopathische Behandlung von Autismus, Asperger Syndrom und hochbegabten Kindern*, Kandern: Narayana 2006

Sankaran Rajan, *Homöopathie für eine neue Welt. Entdecke dein anderes Lied*, Kandern: Narayana 2012

Sankaran Rajan, *The Spirit of Homeopathy*, Bombay 1991

Scholten Jan, *Geheime Lanthanide*, Kandern: Narayana 2014

Scholten Jan, *Wunderbare Pflanzen. Eine neue homöopathische Botanik*, Kandern: Narayana 2015

Sherr Jeremy, *Dynamic Provings Volume One*, Haliaeetus leucocephalus, Malvern 1997

Shore Jonathan, *Vögel. Homöopathische Mittel aus dem Vogelreich*, Kandern: Narayana 2010

Spektrum der Homöopathie, Heft 03/2010, *Vögel – eine neue Arzneigruppe*, Kandern: Narayana 2010

Voegeli Adolf, *Leit- und Wahlanzeigende Symptome der Homöopathie*, Heidelberg 1984

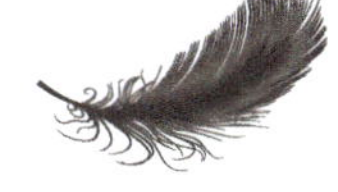

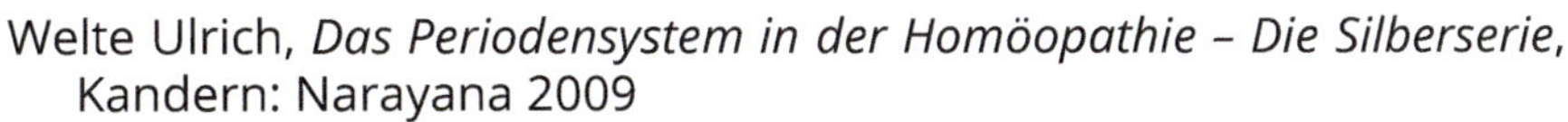

Welte Ulrich, *Das Periodensystem in der Homöopathie – Die Silberserie*, Kandern: Narayana 2009

Welte Ulrich, *Farben in der Homöopathie*, Kandern: Narayana 2015

Welte Ulrich, *Homöopathie und Handschrift*; Kandern: Narayana 2005

Vögel allgemein

Bach Richard, *Die Möve Jonathan*, Berlin 1985

Barthel Peter H., Dougalis Paschalis, *Was fliegt denn da?* Stuttgart: Kosmos 2006

Hume Rob, *Die europäische Vogelwelt*, München: Dorling Kindersley 2010

Mikosch Claus, *Charlie und der Traum von Freiheit. Eine Geschichte aus der Vogelperspektive*, Freiburg im Breisgau: Herder 2015

Müller Ralph, *Die geheime Sprache der Vögel*, München: AT Verlag 2010

Preussler Ottfried, *Krabat*, dtv 1998

Strauss Daniela, *Gartenvögel lebensgroß*, Kosmos 2015

Süßkind Patrick, *Die Taube*, Zürich: Diogenes 1987

DVDs

Attenborough David, *BBC DVD The Life of Birds*

Bergmann Hans Heiner, Engländer Wiltraud, *Die Kosmos Vogelstimmen-DVD*

Zimmermann Hans-Jürgen, *Deutschlands wilde Vögel, Teil 1 und 2*

Zimmermann Hans-Jürgen, *Die Jagd nach dem fliegenden Diamanten*

Vogelmittel sind erhältlich bei:

LEONARDO APOTHEKE
Mittelweg 30, 20148 Hamburg, www.leonardo-apo.de

SALVATOR APOTHEKE
Mag. pharm. Robert Müntz KG, Hauptstraße 4, A-7000 Eisenstadt, Österreich, www.remedia.at

HELIOS HOMOEOPATHY LTD
8 New Row, Covent Garden, UK London WC2N 4LJ, www.helios.co.uk

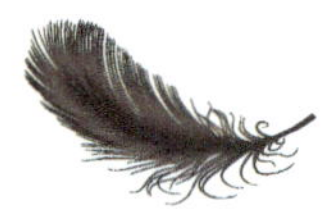

Danksagung

Besonders danken möchte ich meinen Eltern für ihre Liebe und ihre Unterstützung. Sie gaben mir immer die Möglichkeit, mich frei zu entfalten. Von Herzen danke ich meiner Frau Ulrika und unseren beiden Töchtern. Von ihrer Liebe fühle ich mich getragen.

Danken möchte ich meinen Praxiskollegen Herbert und Katrin Sigwart sowie Ulrich Welte. Ohne ihre wiederholte Ermutigung, meine Erfahrungen mit den Vogelmitteln niederzuschreiben, wäre dieses Buch nicht entstanden. Sie gaben mir den Freiraum, neben dem Praxisalltag, dieses Projekt zu verwirklichen. Danke für den täglichen Gedankenaustausch und die konstruktive Kritik.

Herzlichen Dank an alle Mitarbeiter des Narayana-Verlages für ihren unermüdlichen Einsatz und die schöne Gestaltung des Buches. Erst die vielen fleißigen Helfer im Hintergrund machen aus einem Rohmanuskript ein lesbares Buch.

Danke an all diejenigen, die Vogelmittel geprüft und für die Homöopathie zugänglich gemacht oder durch ihre Fallveröffentlichungen einen Beitrag zu deren Verständnis geliefert haben.

Vielen Dank an alle Patienten, die mir einen Einblick in ihre Geschichten gewährt haben. Durch ihre persönlichen Beschreibungen wurden die Mittelbilder erst richtig lebendig.

Danke an alle, die mit ihren Werken die Homöopathie bereichert haben: Hahnemann, Bönninghausen, Kent, Nash, Boericke, Gawlik, H. V. Müller, Hardy, Klein, Mangialavori, Sankaran, Scholten, Welte...

Für das Vorwort danke ich Jan Scholten. Er ist eine Quelle andauernder Inspiration.

Über den Autor

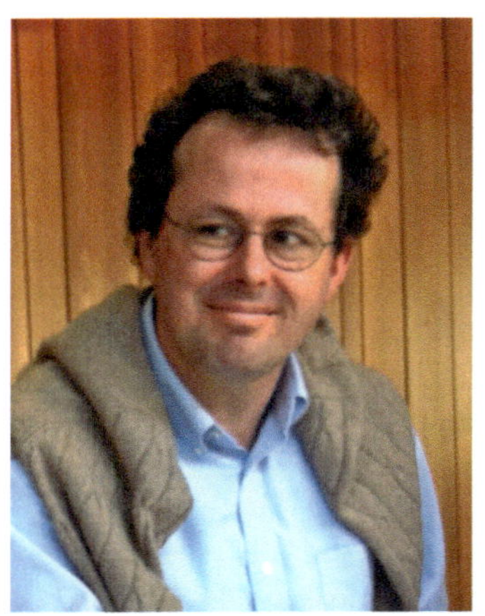

Markus Kuntosch ist Facharzt für Allgemeinmedizin, Homöopathie und Naturheilverfahren. Er verfügt über langjährige Erfahrung mit dem Einsatz neuer Mittel wie den Actiniden und Lanthaniden und ist einer der Vorreiter bei der homöopathischen Verschreibung von Vogelmitteln. Bereits während des Medizinstudiums war er Leiter des studentischen Arbeitskreises für Homöopathie an der Universität Mainz. Er war Mitbegründer des Wilseder Forums, dem 1. bundesweiten Treffen studentischer Homöopathie-Arbeitskreise. Es folgten mehrere Jahre klinische Tätigkeit in internistischen, chirurgischen und psychosomatischen Krankenhäusern. Seit 1999 arbeitet er in der hausärztlichen Gemeinschaftspraxis mit Ulrich Welte und Herbert Sigwart in Kandern. Wesentliche Bereicherungen der homöopathischen Fallanalyse waren für ihn die Hinzunahme von Lieblingsfarbe und Handschrift nach Hugbald Müller sowie der Ansätze von Jan Scholten und Rajan Sankaran. Markus Kuntosch ist ein beliebter Redner und gibt regelmäßig Seminare in Deutschland, der Schweiz, Slowakei und Polen. Er ist Autor von homöopathischen Artikeln für *Spektrum der Homöopathie* und *Interhomeopathy*.

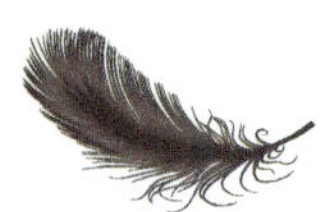

Arzneimittel-Index

8 ANHANG

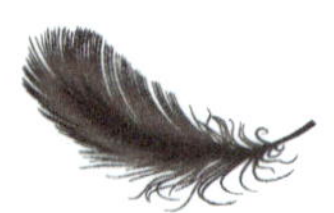

Stichwort-Index

8 ANHANG

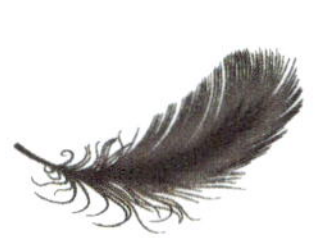

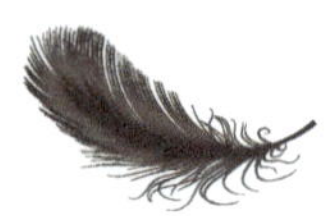

H

I

J

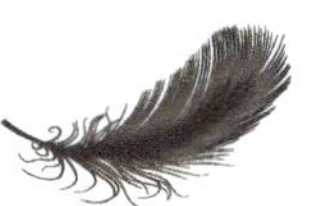

K

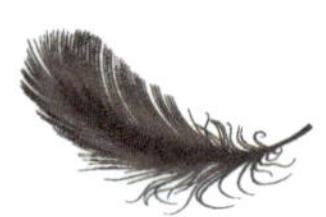

S

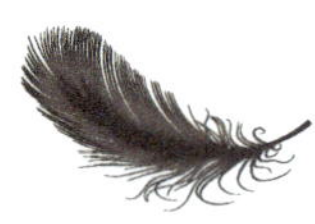

T

U

V

W

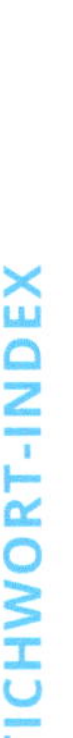

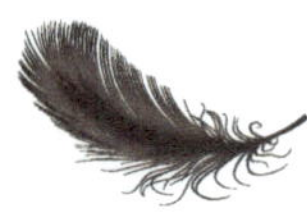

Z

Abbildungsverzeichnis

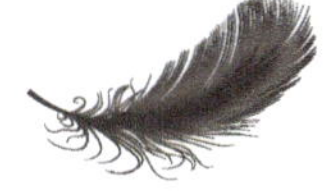

Seite 20, 21, 88, 91, 191, 219: Markus Kuntosch
Shutterstock:
Seite ii: © Vishal shinde
Seite 1: © muratart
Seite 12: © Melinda Fawver
Seite 14, 188: © Ondrej Prosicky
Seite 19: © Rodrigo Garrido
Seite 24: © Piotr Krzslak
Seite 26: © Mark Medcalf
Seite 29: © Florian Andronache
Seite 33: © KOO
Seite 34: © morvai szilard
Seite 36, 39: © Vladimir Kogan Miachael
Seite 40: © Andrew M.
Seite 47: © Neil Burton
Seite 48: © outdoorsman
Seite 52: © Don Mammoser
Seite 61: © Anatoliy Lukich
Seite 62: © Sue Robinson
Seite 69: © schafar
Seite 70: © Antonio Gravante
Seite 71: © Martin Hejzlar
Seite 72: © ppl
Seite 85: © Ana Gram
Seite 78: © Iakov Filimonov
Seite 79: © Stephen Lew
Seite 80: © jo Crebbin
Seite 83: © visuelldesign
Seite 86: © Igor Kovalenko
Seite 96: © Dennis Jacobsen
Seite 107: © Christian Schoissingeyer
Seite 108: © Delams Lehman
Seite 110: © Martin Fowler
Seite 115: © Terrance Emerson
Seite 116: © David Brian Williamson
Seite 120: © Four Oaks
Seite 126: © r. L. Webber
Seite 128: © TFoxFoto
Seite 132, 139: © The Len
Seite 140: © Valery121283
Seite 146: © Smit
Seite 148: © Eric Gevaert
Seite 155: © StockPhotoAsur
Seite 156: © Victor Tyakht
Seite 162: © Vishnevskiy Vasily
Seite 163: © Borislav Borisov
Seite 164: © Connie Barr
Seite 169, 170: © Bachkova Natalie
Seite 172: © John Navajo
Seite 175: © BGSmith
Seite 176, 179: © Bildagentur Zoonar GmbH
Seite 180: © Frank L. Junior
Seite 182: © Christian Wilkinson
Seite 186: © Hugh Lansdown
Seite 187: © antantarctic
Seite 188: © Edwin Buttler
Seite 193: © Courtney L. Cunningham
Seite 194: © Paul St. Clair
Seite 198: © Rudy Umans
Seite 202: © ostill
Seite 204: © Dima Fadevv
Seite 211: © Alan Jeffrey
Seite 212: © ultimathule
Singvogel Silhouette: rechts © Gallinago Media, links © Vitaly Ilyasov
Hühner Silhouette: © Alexey Pushkin
Gänse Silhouette: rechts © basel101658, links © yyang
Adler Silhouette: rechts © oorka, links © Gallinago Media
Möwen Silhouette: © Sparrowbh
Papageien Silhouette: © SPYDER
Feder Silhouette: © Roman Malyshev

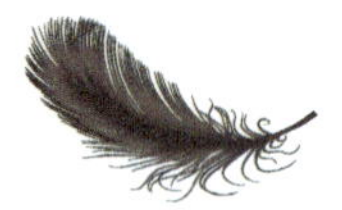

Impressum

Markus Kuntosch
Frei wie ein Vogel
Vogelmittel in der homöopathischen Praxis

1. Auflage 2016

2. Auflage 2023

ISBN 978-3-95582-098-5

Layout und Satz: Narayana Verlag

Coverlayout: Narayana Verlag

Coverabbildungen: Shutterstock © zza_studio; Steve Horsley; mysteria; Christian Musart; dwphotos; Eric Isselee; Ondrej Prosicky; Juli Hansen

Herausgeber:
Narayana Verlag GmbH, Blumenplatz 2, 79400 Kandern
Tel.: +49 7626 9749700
E-Mail: info@narayana-verlag.de
www.narayana-verlag.de

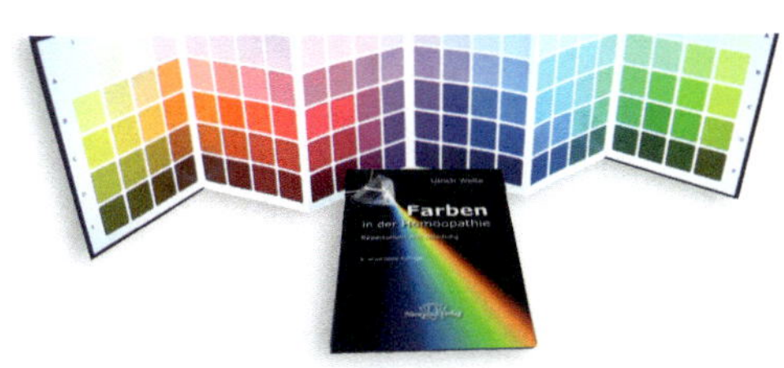

Ulrich Welte

Farben in der Homöopathie

Farbtafeln mit 112-seitigem Buch,
€ 48.-

Farbrepertorium mit 120 brillanten Farbtafeln zur genauen Bestimmung der Farbvorliebe. Das Farbsymptom dient der verfeinerten homöopathischen Diagnostik und hat weltweit in vielen Tausenden von Fällen zur korrekten Mittelwahl beigetragen. Die Farbtafeln und das Repertorium sind als vollständiges praktisches Werkzeug konzipiert. Sie erleichtern die Differenzierung bekannter Mittel und lassen uns auch an seltene Mittel denken, die man sonst leicht übersieht. Das Werk wird weltweit als homöopathischer Farbstandard verwendet und von verschiedenen Schulen eingesetzt.
Die 7. Auflage des Textbuches enthält erstmals ein Farbrepertorium, das die Mittel nicht nur in alphabetischer Ordnung anführt, sondern auch nach Serien ordnet. Damit ist eine Repertorisation nach Scholten leichter geworden. Für die pflanzlichen Mittel wird auch der botanische Code nach Scholten genannt. Diese erweiterte Sicht lässt mehr Spielraum bei der Mittelfindung.

„Die Farbvorliebe ist ein Ausdruck der inneren Verfassung. Damit ist sie homöopathisch verwertbar. Sie ist ein individuelles und tiefes Symptom der Person. Meist ist sie einfach zu bestimmen. Als zusätzliche Information kann sie für jede homöopathische Richtung nützlich sein. Die Farbtafeln von Ulrich Welte sind die praktischsten, die ich bisher gesehen habe. Alle Farben sind klar und genau standardisiert, so dass sie als eindeutiger Standard verwendet werden können.“ Jan Scholten

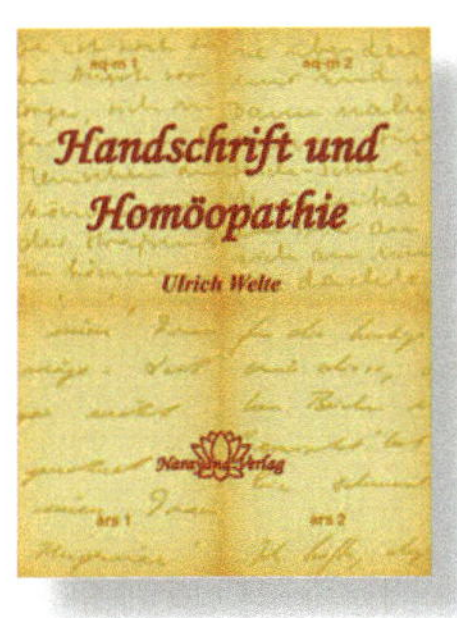

Ulrich Welte

Handschrift und Homöopathie

344 Seiten., geb., € 58.-

Dieses Werk ist die erste Publikation, die die Handschrift geheilter Patienten in Originalgröße wiedergibt und sie alphabetisch nach Heilmitteln ordnet. Nun kann jeder Homöopath die Handschrift seines Patienten, bei dem er ein Mittel in engere Wahl zieht, mit den Schriftbildern von Patienten vergleichen, die mit eben diesem Mittel geheilt wurden.

Das Buch ist kein grafologisches Werk und deutet keine Schriftzeichen. Das Schriftbild wird ganz homöopathisch nach der Ähnlichkeitsregel als Differentialsymptom verwendet. Es ist damit eine bildhafte Ergänzung unserer Materia Medica und als Nachschlagewerk gedacht.

In mehrjähriger Arbeit wurden über 2000 Handschriften mit den zugehörigen Anamnesen ausgewertet. Über 100 Fallskizzen illustrieren den Nutzen des Symptoms und geben eine praktische Einführung in die Methodik. Allein die Fälle mit teilweise schweren Pathologien machen das Buch schon lesenswert.

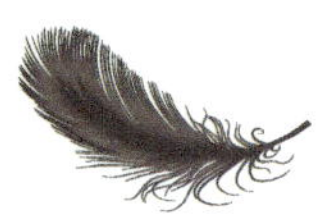

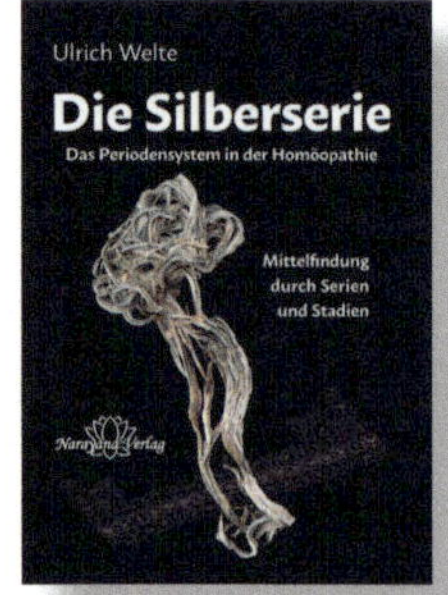

Ulrich Welte

Das Periodensystem in der Homöopathie

Die Silberserie

400 Seiten, geb., € 33.-

Mit 64 lebendigen Falldarstellungen gibt uns U. Welte eine Einführung in die Serien und Stadien. Exemplarisch werden die Elemente der Silberserie dargestellt, die den Künstlern und Wissenschaftlern entspricht, und vor allem neurologische Krankheitsbilder beeinflusst.

Ausgehend von der Symptomatik des Krankheitsbildes wird gezeigt, wie man typische Verhaltensweisen, auslösende Situationen, Berufe oder andere lebensbestimmende Charakteristika der Patienten in die Mittelwahl mit einbezieht. Viele neue Heilmittel sind mit der Theorie der Elemente entdeckt worden. Ferner sieht man die altbekannten Mittelbilder in neuem Licht. Man hat das Gefühl, durch die Oberflächenstrukturen der Symptome auf einen tief darunter liegenden Grund von merkwürdiger innerer Schönheit zu schauen. Das Periodensystem lebt!

„Ulrich Welte hat die Theorie der Elemente weiter entwickelt und sie in eigener Praxis zum Leben erweckt. Die Fälle zeigen, dass er das Wesen der Mittel voll erfasst hat und auch die Probleme kennt, die ihre Unterscheidung bereitet. Besonders die Kapitel über die Differenzierung der Stadien zeigen deutlich, in welcher Tiefe das Thema hier verstanden wurde. Man kann dieses Buch allen empfehlen, die einen praktischen Einstieg in die Theorie der Elemente suchen.“ *Jan Scholten*

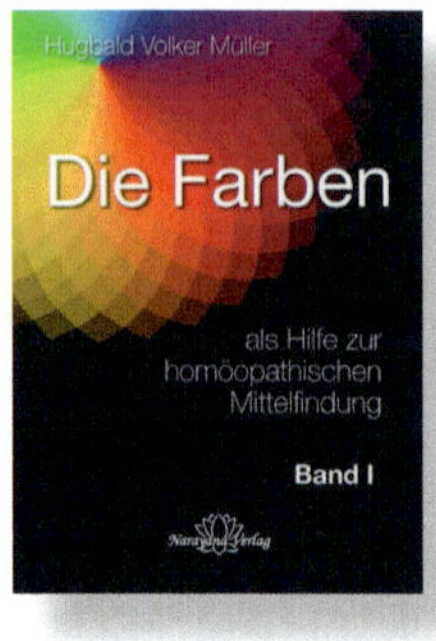

Hugbald Volker Müller

Die Farben als Hilfe zur homöopathischen Mittelfindung - Band 1

344 Seiten, geb., € 35.-

Die Farbtrilogie des bekannten Kölner Arztes und Forschers H.V. Müller ist bereits ein Klassiker. Er entdeckte, was moderne Homöopathen immer wieder bestätigen: Die Farbvorliebe bietet Sicherheit beim Finden eines homöopathischen Mittels, das nicht nur oberflächliche Symptome abdeckt.

Die Farbvorliebe kann uns als Rubrik im Farbrepertorium erste Hinweise auf aussichtsreiche Mittel liefern, oder sie kann bei der Differenzierung der Mittel nach der üblichen Repertorisation helfen. Die Farbe liefert uns den emotionalen Hintergrund, auf dem sich die meisten Erkrankungen abspielen.

Nach einer Einführung in die Bestimmung der Farbvorliebe zeigt der homöopathische Pionier an eindrücklichen Fällen hautnah, wie er die Farbvorliebe bei der Mittelwahl mit einfließen lässt. Sei es bei M. Basedow, Depression, Medikamentenabhängigkeit, Zwangsstörungen oder chronischem Ekzem. Schritt für Schritt lernt der Leser, sie bei der Mittelfindung erfolgreich einzusetzen.

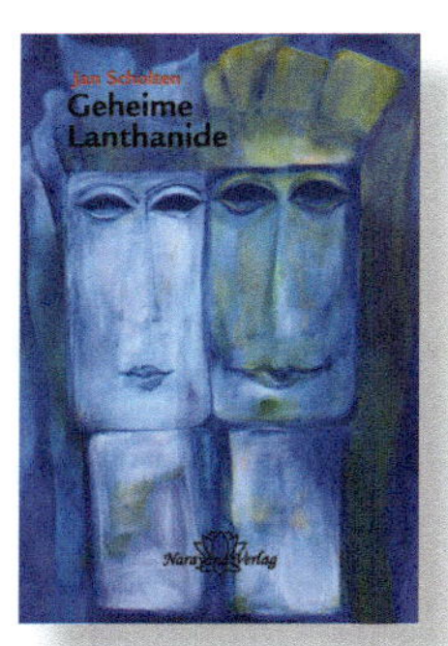

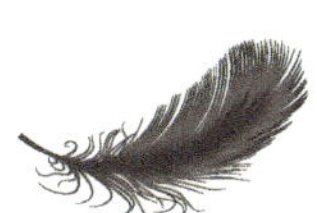

Jan Scholten

Geheime Lanthanide

560 Seiten, geb., € 75,-

Jan Scholten hat hier ein Jahrhundertwerk der Homöopathie geschrieben, das unsere Medizin ebenso nachhaltig beeinflussen wird wie das Organon. Er schenkt uns hier nicht nur den lange verborgenen Schlüssel zur therapeutischen Anwendung der Seltenen Erden, sondern präsentiert uns gleichzeitig eine abgerundete Methodik zur Mittelfindung aller anderen Elemente des Periodensystems, deren allgemeine Tragweite für eine Gesamtsystematik der homöopathischen Mittel man erst zu ahnen beginnt.

In 79 Fallbeispielen wird gezeigt, dass viele schwer therapierbare Krankheiten unserer Zeit nun durch diese Mittel bessere Erfolgschancen haben: Autoimmunkrankheiten, Migräne, Legasthenie, zahlreiche Augenkrankheiten, chronische rheumatische Erkrankungen, Morbus Crohn und Colitis ulcerosa sind nur einige Indikationen.

Den Abschluss bildet ein Kapitel mit den Prüfungssymptomen aller Lanthanide und ein besonders wertvoller Tabellenteil, der alle vorgestellten Themen im Überblick wiedergibt. Ein Meisterwerk!

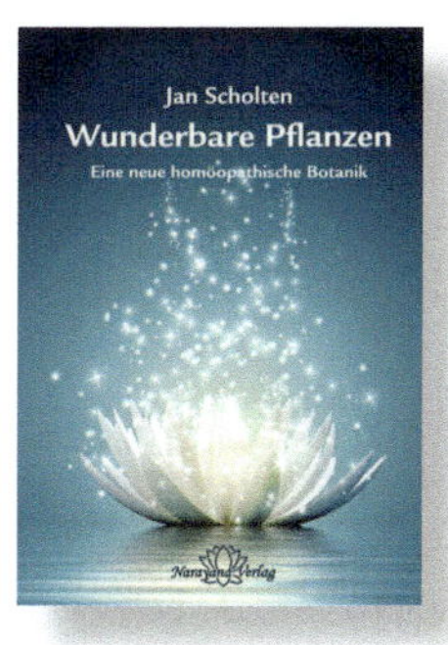

Jan Scholten

Wunderbare Pflanzen

Eine neue homöopathische Botanik

952 Seiten, geb., € 180.-

Dieses Werk wird das große Standardwerk über Pflanzen in der Homöopathie werden. Es ist das erste, das nicht nur einzelne Familien, sondern auch die komplette übergeordnete Baumstruktur beschreibt – von den ursprünglichen Algen und Farnen bis zu den hochentwickelten Asterngewächsen.

Jan Scholten gibt die Themen der großen Abteilungen wie der Blütenpflanzen, der Klassen und Ordnungen bis zu den einzelnen Familien und den zugehörigen Pflanzen. Diese wiederum teilt er einzelnen Stadien zu und formuliert deren Essenz und gibt kurze Beispielfälle.

Allein der Umfang von über 1.800 Einzelmittel-Beschreibungen machen das Werk zu einer Enzyklopädie. Alte Bekannte wie Lycopodium oder Thuja erscheinen in neuem Licht. Jedoch eröffnet sich auch eine Fülle an bisher völlig unbekannten pflanzlichen Mitteln.

Der eigentliche Wert liegt jedoch in der Entdeckung der Systematik der Pflanzen. Jede Pflanze wird durch ihre botanische Zuordnung in ihren Eigenarten verständlich, wobei Jan Scholten der neuesten auf genetischen Analysen basierenden APG-Klassifikation folgt. Dadurch zeichnet sich eine völlig neue Materia Medica ab, die nicht nur aus Symptomsammlungen besteht.

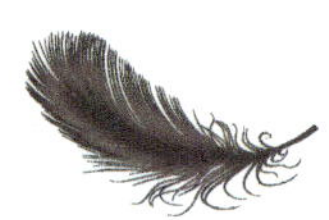

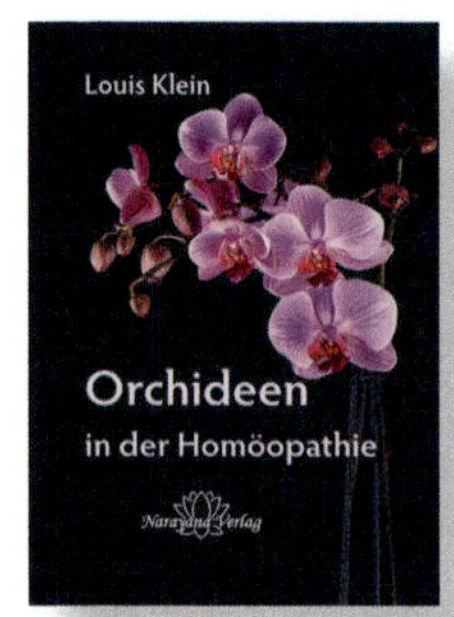

Louis Klein

Orchideen in der Homöopathie

624 Seiten, geb., € 59.-

Orchideen sind eine der größten und faszinierendsten Pflanzenfamilien. In der Homöopathie sind sie jedoch bislang kaum vertreten. Der renommierte Homöopath Louis Klein widmet sich in diesem bahnbrechenden Werk dieser geheimnisvollen Pflanzenfamilie.

Über viele Jahre führte er umfangreiche Prüfungen der einzelnen Mittel durch. Anhand seiner Praxis konnte er daraus prägnante Mittelbilder und klinische Indikationen ableiten. Entstanden ist ein klares Bild dieser Familie mit Themen wie Konflikt zwischen Spiritualität und Materialismus, verbunden mit starker Sexualität und Perfektionsstreben.

Orchideenmittel haben sich als wirksame Arzneien bei der Behandlung von Kindern mit ADHS, Dyslexie, Sprachstörungen und anderen Lernbehinderungen erwiesen. Sie haben sich auch besonders bei Kindern mit autistischen Störungen oder Asperger-Syndrom bewährt, die unter dem Einfluss der allgegenwärtigen Technik leiden. Außerdem haben sie einen Bezug zu den Fortpflanzungsorganen, Füßen und Körperöffnungen und umfassen ausgeprägte neurologische Symptome sowie Pilzinfektionen und Allergien.

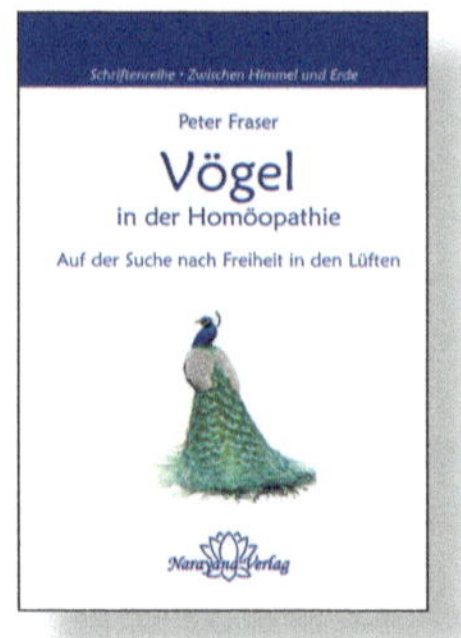

Peter Fraser

Vögel in der Homöopathie

Freiheit in den Lüften

336 Seiten., geb., € 34.-

Die Vogelmittel haben sich rasch zu einem bedeutenden Teil der homöopathischen Praxis gemausert und sich u. a. bei Augenleiden, Schulterbeschwerden und tiefen psychischen Problemen bewährt. Das allgemeine Bild der Vogelmittel mag relativ leicht zu erfassen sein, doch die Unterschiede zwischen den einzelnen Arten sind oft nur schwer zu präzisieren. Dieses Buch bietet komprimierte Informationen zu 40 Vogelmitteln, von denen viele fast unbekannt sind.

Peter Fraser gibt zunächst einen Überblick über die vogelspezifischen Merkmale wie das Verlangen nach Freiheit mit gleichzeitig starker Empfindlich- und Verletzlichkeit. Gekonnt grenzt er sie zu ähnlichen Familien wie den Insekten- oder Drogenmitteln ab. Meisterhaft zieht er Parallelen zwischen Verhalten und Lebensraum der Vögel und deren homöopathischen Eigenschaften. Dabei erklärt er einprägsam die oft kaum wahrnehmbaren Unterschiede zwischen den einzelnen Mitteln.

Set: Spinnen, Vögel, Insekten und Schlangen in der Homöopathie
Schriftenreihe „Zwischen Himmel und Erde“
Set mit 4 Büchern, geb., € 84.-

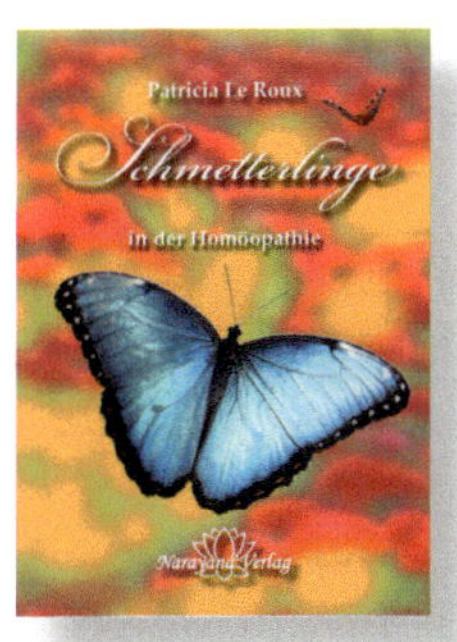

Patricia Le Roux

Schmetterlinge in der Homöopathie

13 Schmetterlinge – Prüfungen, Essenzen und Fälle

152 Seiten., geb., € 28.-

Die bekannte französische Kinderärztin Patricia Le Roux begibt sich in diesem Werk auf das fast unbekannte Territorium der Schmetterlingsmittel in der Homöopathie. Sie hat diese u. a. mit großem Erfolg bei hyperaktiven Kindern (ADHS) eingesetzt.

Ein weiteres Thema bei diesen Mitteln ist die Verwandlung, der Wunsch sich zu verkleiden – zu „verpuppen". Das Buch beinhaltet Prüfungen, Essenzen und Fälle von 13 Schmetterlingen: Kalifornischer Eisvogel, Schwalbenschwanz, Fliederspanner, Prozessionsspinner, Goldafter, Zitronenfalter, Totenkopfschwärmer, Blauer Morphofalter, Tagpfauenauge, Goldener Scheckenfalter, Großer Kohlweißling, Kleiner Fuchs und Brombeerspinner.

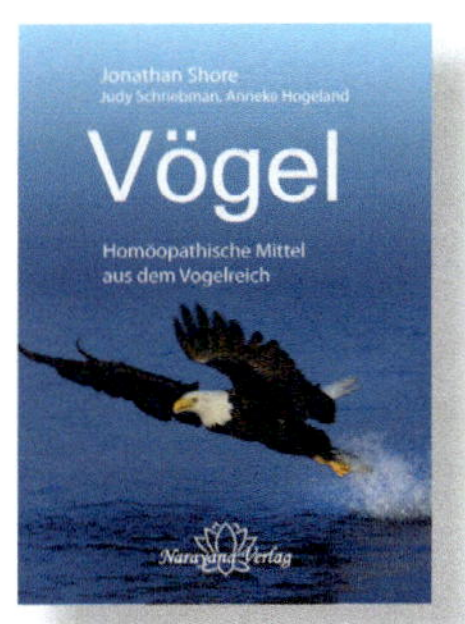

Jonathan Shore

Vögel

Homöopathische Mittel aus dem Vogelreich

512 Seiten, geb., € 49,-

Das Standardwerk über Vogelmittel von Jonathan Shore ist ein Meilenstein in der Homöopathie. Es eröffnet uns eine völlig neue Welt dieser wichtigen Mittelgruppe und gibt uns fundiertes Wissen über 16 Vogelmittel.

Neben den allgemeinen Vogelthemen werden zu jedem einzelnen Vogelmittel jeweils die Schlüsselmerkmale, Prüfungen und Fälle dargestellt. Neben der Essenz geben Informationen zur Biologie, Symbolik und Mythologie und die wichtigsten Rubriken einen hervorragenden Überblick über jeden einzelnen Vogel.

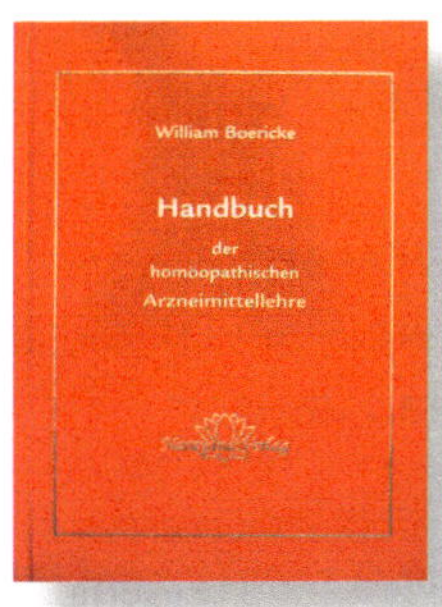

William Boericke

Handbuch der homöopathischen Arzneimittellehre

808 Seiten, geb., € 35.-

„Der Boericke" ist eine sehr umfangreiche Arzneimittellehre, die in der Anzahl der beschriebenen Mittel auch von mehrbändigen Enzyklopädien oft nicht erreicht wird und trotzdem handlich geblieben ist. Erreicht wurde dies, indem sich der Autor bei jedem Mittel kurz fasste und auf das Wesentliche konzentrierte. Für die neue 8. Auflage wurden weitere neue Mittel aufgenommen, darunter 4 wichtige Lanthanide, die sich inzwischen häufig bewährt haben wie z .B. Neodymium sulfuricum.

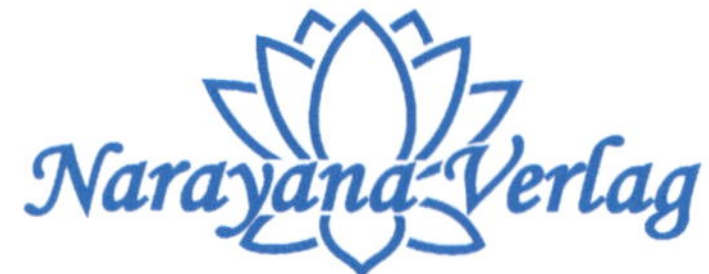

Blumenplatz 2, D-79400 Kandern
Tel: +49 7626-974970-0, Fax: +49 7626-974970-999

info@narayana-verlag.de

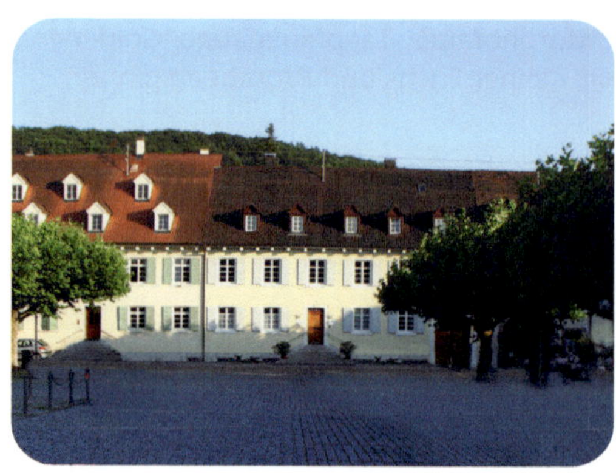